U0110712

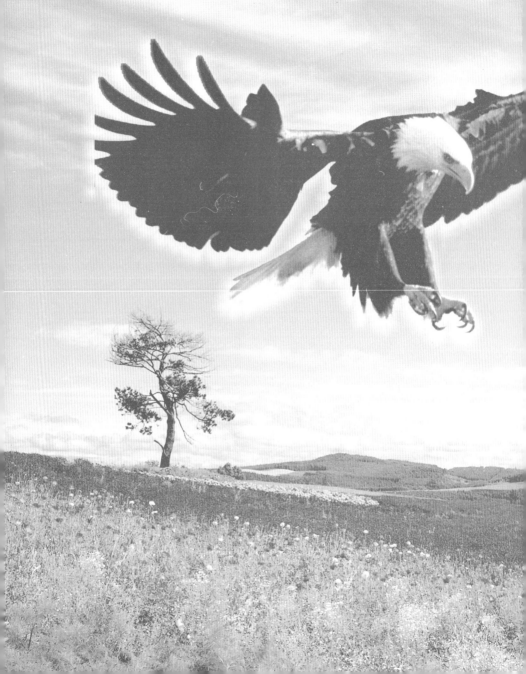

大展好書　好書大展
品嘗好書　冠群可期

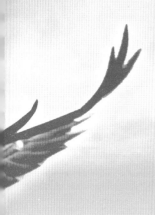

大展好書　好書大展
品嘗好書　冠群可期

中醫保健站：111

換個方法學中醫

——中醫開方速成法

主編　陳勝威

編著　劉　凱　袁堂霞

　　　蔡雲浩　呂　瑩

　　　牛英杰　李堯垚

大展出版社有限公司

內容提要

　　本書作者以中醫整體觀、系統論為依據，將臨床上常用的 300 多個方劑整合為 30 多個，並用 30 年來的實踐證明其行之有效。系統化的通治方優於常規的「分型論治」，既簡化了辨證論治，又減少了辨證論治中的失誤。

　　本書以五臟為中心，內科、外科、婦科、兒科、五官科、腫瘤等各科疾病均採用通方系統論治法，對各級臨床醫生、中醫院校的學生及西學中醫務人員、廣大愛好者都是一本難得的工具書和參考書。只要學會系統化的辨證方法，即可以駕馭各科臨床雜病，本書將為您快速進入臨床實戰助一臂之力。

序言一

　　中醫的辨證施治，自《傷寒論》首開先河，至今已應用近 2000 年不衰。從表面上看，仲景的三陰三陽、六經辨證法也並非很難，所以，清代傷寒派醫家柯韻柏曾言：「仲景之道，至平至易；仲景之門，人人可入。」但因臨床病機十分複雜，典型的案例並不多見，許多疑難雜症往往是本虛標實、寒熱夾雜、燥濕相混、痰氣交阻，一方一藥很難奏效，臨床應用經方多為複合證候，《傷寒論》中 113 方做到方證相應實屬不易。初習中醫者常常感覺法無定法、方無定方、量無定量，中醫歷代方劑數萬首，千頭萬緒，很難掌握。

　　一個名醫一生大概也要靈活應用方劑 300～500 首才能得心應手。古代大師級名家能背誦 600～800 個古方、名方，但現代人學中醫熟練掌握 200 個方劑者也算上乘。中醫系統論治法把數百個常用經方、古方、時方、專方系統歸類，優化選粹，使中醫學子只要熟練掌握 30～40 個複方，即可以通治內、外、婦、兒、五官、皮膚及腫瘤等各科常見病、多發病及其他疑難雜病。

　　辨證施治是中醫的精髓，任何人也動搖不得，但辨證的方法論就值得大家研究，六經、八綱、臟腑、三焦等各種辨證方法，都是一個審機識證的過程，本書所探討的是

一種全新的辨證施治的方法——「中醫系統辨證論治」，只要粗通中醫基礎，不論中醫藥大學的學子、西學中醫師，還是社會上的諸多中醫愛好者，認真品讀一下本書，就可以領會通方系統論治的精神，很容易學會中醫臨床操作，不為數百首方劑所迷惑。

「用藥如用兵，治病如打靶」，實踐證明中醫系統辨證體系治病的命中率普遍高於分型論治的辨證方法。中醫系統論治是根據中醫的整體觀、系統論，按整體＞部分之和的原理進行研究，系統化的複方是一種整合功能，系統化的通治方不是單味藥的君、臣、佐、使，而是一個系統分類的君、臣、佐、使，通方系統論治是站在巨人的肩膀上，按照「藥有個性，方有合群之妙」，把「分而治之改為合而治之」。不僅避免了辨證論治的失誤，而且使療效大增，中醫系統論治抓住了疾病的本質，因為一切疾病均為陰陽失衡所致。

因此《黃帝內經》云：「謹察陰陽之所在，以平為期。」補與瀉、寒與熱、燥與濕、動與靜、剛與柔、升與降，在辨證遣方中都是一個協調、平衡的過程，中醫治病總是在做「調和致中」。

中醫系統論治是以五臟為中心，以八綱為基礎的系統化辨證方法，中醫系統化處方是在多年的臨床實踐中把數百個經方、時方、專方、驗方經過「濃縮提煉」而成，對初涉中醫者尤為可貴。中醫易學難精，典籍卷帙浩繁，系統化方劑是中醫之精華所在，是臨床實戰中用之皆效的「乾貨」。

我們這個時代，與 2000 年前的漢代，無論從社會背

景、人們的體質、從醫環境，還是疾病譜系等方面看都發生了巨大的變化。現代人從孩提時起，血管中就流淌著西藥的成分，中醫所面臨的不是瘟疫傳染病、感染性疾病和急救創傷，而是經過現代醫學反覆治療乏效的疑難雜病，患者常常是帶著明確的診斷前來就診的，因此現代中醫與古代有明顯的差別。

21 世紀，無論是臨床還是中醫理論都面臨著機遇和挑戰，時代呼喚中醫不僅要繼承，更重要的是必須創新，跟上時代的步伐，利用現代的系統論、全息論，充分吸收高科技時代大數據的生命訊息為我所用。

我們這一代中醫人應該從繁瑣複雜的漩渦中解脫出來，要認真學習「傷寒之法」，但不拘泥於「傷寒之方」，促進西學中大眾化、系統化、國際化，讓中西醫進一步整合為統一醫學，順利傳遍全球，造福全人類。試想，下一個世紀，中醫也有可能發展成為主流醫學，至少應該以中醫為主，以西醫為輔，中西相融的新醫學將首先在中國實現，隨著傳統文化的復興、《中華人民共和國中醫藥法》的實施，中醫將迎來一個明媚的春天。

秩　新

2017 年 7 月

序言二

　　「換個方法學中醫」的宗旨是加快中醫的傳播速度，改變學中醫成才緩慢的現實。凡有志學習中醫者，不論是本科或研究生畢業，還是在崗的西學中臨床醫生及確有專長的中醫愛好者都可以快速學會中醫。「中醫系統療法」把古今臨床應用的數百個經方、名方、驗方、專方濃縮成30來個，若能熟練應用，即可執行應戰。

　　臨床發現，「通治方」是研究中醫系統療法的一個突破口，實際上《傷寒論》與《金匱要略》就是一本臨床應用的「方書」，一個醫生的水準高低主要還是取決於遣方用藥的能力。

　　「通治方」是方劑學中精華之所在，常言道，補水者用「六味」，補火者用「八味」，補血者用「四物」，補氣者用「六君」，化痰者用「二陳」，心脾兩虛用「歸脾」，上實下虛用「全真一氣湯」等。

　　「中醫系統療法」就是在廣泛繼承各家門派的基礎上逐漸發展起來的一個學派，這一派筆者稱為「系統派」，兩千年來中醫一直以經方派的傳人為多數，「經方派」治外感用張仲景的理論，內傷法崇尚李東垣，熱病法用劉河間的思想，治雜病首推朱丹溪，扶陽法用鄭欽安的學說等。而系統派是集中醫各門派之大成，統一了由「分而治

之」改為「合而治之」，真正體現了中醫整體觀與現代系統論、全息論等的完美結合。

中醫各門派之間並沒有本質的矛盾，而是協調發展、取長補短，每個門派都有優勢的一面，也有不足取之處，中醫要創新發展必須與時俱進，與時代合流。

中醫歷經兩千多年為什麼發展緩慢？而西醫用了不足兩百年已傳遍全球，成為主流醫學。中醫各門派各自為政，拿不出中國的規範和標準，那外國人如何能學呢？筆者提倡的中醫系統論治就是集合各門派的優勢，形成一個合力，這對中醫的發展至關重要。中醫要創新發展，必須放眼世界，站在全球化的高度去看中醫，各家門派應齊心合力，重鑄中醫之魂。

中醫從「經方派」到 20 世紀之初的「匯通派」，再回到筆者倡導的執簡馭繁的「系統派」是一個由複雜再回歸簡單的過程，讓國人或外國人都能學會中醫。從張錫純的「衷中參西」，到今天的「中西醫結合」，從辨證論治到今天辨證與辨病相結合的模式，還是遠遠不夠的。辨證論治發展的大方向是中醫的系統論治，而非一家一派的分而治之。在中國，中西醫不是結合而是整合，按照中國的國情，醫學應該是「以中統西」，中主西輔才是人間正道，因此中醫急需構建一個系統化的診療模式。

中醫要走向世界，既要發揚國粹，又要融會新知，要吸納現代系統論、全息論、控制論、基因組學、系統生物學等科研成果為我所用，建立一個執簡馭繁的「系統派」是中醫發展的需要。本書乃一家之言，還望中醫界能把中醫系統療法「更上一層樓」。

　　本書在 2016 年動筆，歷時兩年多才完成，其間進行過兩次修訂。

　　陳楊在打印、校正、聯繫出版社方面做了大量工作，學生蔣俊軍、曲敬文、姜濤、梁謙、張鵬也為出版事宜費心不少，在此一併致謝。

秩　新

2019 年 3 月 10 日

前言

　　通方，即通治方，也有人稱為「統治方」，即可以通治一類病的複方。通治方，來源於歷代名方，或臨床驗方、專方，經過「錘煉」總結逐漸成為通治方。通治方抓住了疾病的「共性」，因為每一類疾病都應當有一個最經濟、最有效的優選方劑，這個優化的處方即為通治方。

　　中醫治病是以證統病，從整體去治療局部，但「證」並非是疾病的全貌，所以現代中醫常常是既辨中醫的證，也辨西醫的病，即辨證與辨病相結合的方法，以求得辨證論治的準確性，不誤病機。

　　正如清代徐靈胎曾言：「欲識病者，先識病之名，能識病後而求其病之所生，然後考其治之法；知其所由生，又當辨其生之因各不同，而病狀所由異，然後考其治之法，一病必有一主方，一方必有一主藥。」仲師云：「觀其脈證，知犯何逆，隨證治之。」這 12 個字高度概括了中醫辨證施治的基本原則是查脈識證、隨證加減，而非辨證分型論治。

　　但現代中醫常把某一疾病分為若干證，有時多達 6～8 個證型，過於理想化、公式化，往往與臨床實際不符。眾所周知，現代西醫診病處方常是千人一方，而中醫則是千人千方、一證一方，同病異治司空見慣；也有異病同

治，只要證相同，中醫也可以多病一方，一把鑰匙開多把鎖，但與西醫的千人一方有本質之區別，中醫的多病一方是從證入手，病證合參，系統論治。

速成中醫系統療法是以五臟為核心、八綱為基礎，是「個性」與「共性」、辨證與辨病的結合體，師其法而不泥其方，方隨證變，圓機活法，知常達變。中醫系統論治不去過多地分型，慢性病只分期即足矣！過多的分型使辨證施治趨於僵化，與中醫的整體觀、系統思維觀相悖。人類的疾病病名者上萬種，但對中醫來講疾病只有兩種，一陰一陽；一個外感，一個內傷。要實現快速學會中醫，必須「換個方法學中醫」，必須採用系統化通方論治，才能由博返約、化繁為簡，不論對中醫學院學生，還是在職西學中醫師及外國人學中醫都將大有裨益。

目前，中醫系統論治從 20 世紀 80 年代開始發展已過 30 多年，並沒有一本適宜中醫速成的教材，中西醫結合專業的教材並不適宜在職人員學習，西學中需要一本 3～6 個月即可執行的速成教材，學中醫應打破常規，不能再學十年八年都不會操作，早應換個方法了。

本書的問世只能起拋磚引玉之作用，由簡單到複雜並不困難，但要從複雜的、龐大的中醫典籍再回到簡單是一件很難的事情，所以至今並沒有多少名家去嘗試寫一本速成中醫系統化教材，本書只是一種嘗試，紕漏與謬誤在所難免，還望中醫同仁批評斧正。

目錄

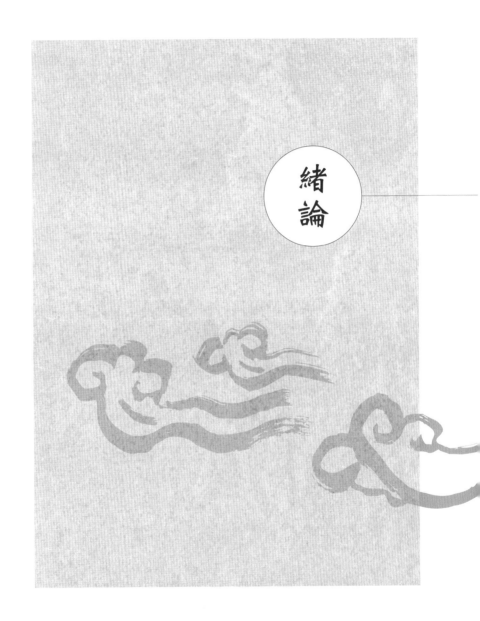

緒論

（一）

構建中醫系統化診療模式

21 世紀之初，中醫迎來了前所未有的發展契機，特別是《中華人民共和國中醫藥法》的頒佈，令中醫界歡欣鼓舞。今逢盛世，當思來之不易。然而面對強勢的現代醫學，中醫也遇到了巨大的挑戰。

現代中醫所面臨的現實是：投醫者的心理、社會背景、投醫環境、疾病種類及現代人的體質狀況等，都與古代人有顯著的差異；現代中醫所接診的病人，不是傷寒病、傳染病和創傷，而是經過西醫反覆治療不癒的諸多慢性病和疑難雜病。

現代醫學都沒治好的疾病，中醫能治好嗎？患者是帶著一大堆診斷報告資料來投中醫的，中醫若沒有真本領能行嗎？中醫確實走進了歷史的拐點，機遇與挑戰並存。中醫的路怎麼走？怎樣正視中醫人才成長緩慢的特點？怎樣解決社會對中醫的需求與人才培養不對稱的矛盾？社會上需要有真才實學的名醫和明醫，不然，如何應對挑戰和機遇呢？

21 世紀開始，人類醫學從分析、還原時代向整體、系統醫學邁進。中醫原本就是整體系統醫學，是否還要經

過還原分析，再進入系統化時代？20 世紀 80 年代之初，諸多專家已經明確了中醫發展的大方向是走獨立自主的整體論系統思維之路，但 30 多年已過，中醫創新不足，主要表現在中醫系統論應用與實踐總結研究欠缺方面。中醫要實現現代化，構建中醫診療系統化模式是一條捷徑。

醫學研究的方法大致有三種，即整體、還原、系統這三種形式。

中醫學的方法屬於整體論的方法，是在古代哲學基礎上發展起來的一門自然醫學。中醫是從整體論、「天人合一觀」、陰陽五行生剋平衡系統，經過數千年的臨床實踐形成的有著深厚理論基礎的原創醫學。

現代醫學的基礎是利用現代生物、物理、化學的方法發展起來的一種以還原論為基礎的純生物醫學。還原論的觀點是整體等於部分之和，對生命體無限度地分割，向無限小的方向發展，這樣即使分析到細胞分子水平，也不可能弄懂生命體的全貌，其結果是越分越細，把一個完整的生命體肢解得七零八碎，正如英國《自然》雜誌主編坎貝爾博士曾言：「目前，對於生命體的研究，仍然停留在局部細節上，尚沒有從整體角度去研究，應當上升至一個整體去研究，因為人體生命是一個整體。」

20 世紀 70 年代西方醫學菁英就發現了現代主流醫學的缺陷，曾提出過「循證醫學」，21 世紀隨著基因組序的研究不斷推進，又提出了「基因醫學」，近年又提出了「精準醫學」「轉化醫學」等。由於現代醫學對諸多雜病治療無效，且西藥的不良反應太大，許多歐美人看重了替代醫學，即「傳統中醫學」及歐洲早年的「順勢自然醫

學」等。如今在美國，政府及社會支持替代醫學的支出已經超過主流醫學的支出總額。

這些事實均已說明現代西醫學的發展也遇到了「瓶頸」。諸多主流醫學菁英也主張醫學應當從還原論向整體論方向發展，未來西醫學的發展方向是按還原─整體─系統的模式默默演變。

中醫原本只有整體思維觀、「天人合一論」、陰陽五行生剋平衡論，並沒有「系統科學」一詞，但從中醫的典籍中可見，理、法、方、藥到處都充滿著系統思維，中醫學應該算最早的系統科學。

中醫學應用系統思維觀於臨床已 2000 多年，而現代系統論是在 20 世紀才提出的，現代學者發現中醫有諸多理論與現代系統科學不謀而合，現代系統論是經過還原論的階段，逐漸上升至完整的系統科學理論，由美籍荷蘭生物學家貝塔郎菲在 20 世紀 60 年代（1968 年）提出，並開始應用於各行各業。

中醫學的整體思維觀重在臨床實踐，雖然沒有經過實驗科學分析，但已應用數千年，中醫學沒必要從整體思維觀，經過還原分析，再進入現代系統醫學時代，中醫學的發展和創新必須突破還原論「以西解中」的束縛，以現代系統論、全息論等理論為依據，構建一個中醫系統化的診療模式，這是中醫現代化的必由之路。

二

醫學從分析還原論向整體觀系統思維轉變

　　主流醫學依賴現代科學技術同步發展，從人體解剖、病理學、神經、細胞分類、影像查驗技術、DNA 的雙螺旋結構，到近年基因組序研究成果斐然，但歸根結底仍然是研究有形的結構，在顯微鏡下，向無限小的方向發展。

　　現代醫學只研究了可視的有形部分，而生命體還有不可見的經絡和精、氣、神，解剖學只是觀察屍體的結構，用來研究活體生命，屬純生物醫學。

　　生命體是由物質和能量兩方面組成，單純去分析物質結構，而忽視了能量的變化是現代醫學的致命缺陷。

　　人體的諸多疾病一開始多為功能變化，即如民間醫生潘德孚所言：「人體有病是生命病了，而非是身體生病。」確切地說，大部分疾病都是因為精、氣、神的功能失調，而非器質性改變。

　　為什麼 50 年來我們對腫瘤的治療效果不好？主要是沒有從生命的功能去研究，檢驗分析生命的量化指標全是結果，而非形成腫瘤的病因。

　　21 世紀，醫學已經從分析時代向系統化時代邁進，醫學的發展模式是還原——整體——系統論，不論中醫還

是西醫，最終發展方向均為整體系統思維。現代系統論是在還原分析的基礎上發展起來的系統科學，因此發展系統論整體醫學是中西醫共同的目標，醫學正從分析還原論向整體系統思維觀轉變。

中醫系統思維與現代系統論不謀而合。現代科學的發展，已從分析時代進入系統化的時代，系統論、控制論、全息論等現代技術都廣泛應用於各個行業。

中醫學在 2000 年前就應用了系統科學，再一次證明中醫學的理論屬超前的科學，西醫學當發現分析還原醫學的缺陷，也將從還原分析法向系統科學靠攏。

中醫的理論基礎，藏象、經絡、理、法、方、藥都滲透了系統的性質，我國著名科學家錢學森院士早在 20 世紀 80 年代初就提出：「人體生命科學研究一定要有系統思維，人體科學的方向是中醫而非西醫，西醫將來也要走到中醫的道路上來。」

現代系統論的創始人貝塔郎菲將系統論定義為：「系統是相互聯繫、相互作用的諸多元素的綜合體，系統就是由若干個相互聯繫、相互作用、相互依賴的不同部分結合而成的有機整體。人體的物質組成與能量組成都由不同層次、不同部分的相互連接和相互作用而成，故均可稱之為系統。」

人體的物質結構與能量運行因其由不同的層次相互連接而成系統，但由於肉眼感官的侷限及研究方法論的差異，則出現了不同的醫學體系。現代系統科學的許多原理，如整體性原理、聯繫性原理、有序性原理、自組織原理、動態原理等都可以在中醫學系統思維中找到證據。

中醫學認為人體是一個整體，不可隨意分割，強調「天人合一」「形神一體」「心物一元」，辨證論治也是整體決定局部，中醫陰陽五行、生剋乘侮、十二經絡、寸口脈法、六經辨證論治皆證實，人體是一個不可分割的整體。中醫看病也是利用「黑箱原理」，不去看解剖結構，而是司外揣內、取類比象，中醫一般不主張剖腹、動刀，用針藥結合的辦法即可解決，不用手術切開的辦法，在中醫的眼裏切割的辦法是違背人體的整體性原則的。

中醫認為人體是縮小了的宇宙，天、地、人是一個穩態平衡，治病就是調和陰陽，使機體達到陰平陽秘、穩態有序，人體則無病；人體生病的原因，現代系統論認為是「失序」而為，與中醫的「失和」意思類似。治病就是調和陰陽、糾正失序，中醫認為陰陽偏頗使系統之間趨於平衡則人體為健康態。

中醫屬形而上醫學，屬道術的結合體，中醫認為：「天不變，道亦不變，中醫是以不變應萬變。」臨證是靈活多變、方隨證變、證變則法變、隨機應變、圓機活法、知常達變。所以中醫治病常常是法無定法、方無定方、量無定量，強調三因制宜，一證一方，與現代系統論的動態原理類似。但只要證相同，中醫也可一把鑰匙開多把鎖，中醫系統化診療模式是抓住了通用系統方的共性，也有辨證論治的「個性」，中醫系統化診療是共性與個性病證合參的結合體。

現代系統論認為，系統是相互聯繫、相互作用、相互依賴的一個有機整體，中醫常說心與小腸相表裏、肺與大腸相表裏，肝與膽、肺與胃都有表裏關係。針刺中的交叉

取穴法，左手臂取穴治療右下肢病，反之，右上肢取穴治左下肢病，與系統論的聯繫性原理很相似。

中醫治病始終不忘整體性原則，與現代醫學思維方式完全不同，如所謂「扁桃體炎」，現代醫學要尋找其扁桃體肥大、化膿、感染的病原體，然後用抗生素予以對抗消殺。而中醫則不去看局部的感染，往往是採用「壯水制火」的方法，治療比西醫更徹底；對急性扁桃體炎，中醫則常採用耳後靜脈放血的辦法，對實證扁桃體炎也很奏效；中醫治頭痛往往是在上、下肢某些穴位循經扎幾針可立即止痛，中醫既看見了「森林」，也看到了樹木，所以中醫的整體療法往往在治療某些疑難雜症方面要優於現代醫學。

中醫古代先賢雖然沒有提到「系統」一詞，但在數千年的臨床實踐中，中醫療法都滲透了系統論的思維，所以說中醫的整體系統思維觀與現代系統論不謀而合。

三

從辨證論治到中醫系統療法

　　辨證論治自古至今都是中醫學的核心內容，也是中醫學的精髓之所在，中醫師治病的難度之一是如何掌握辨證論治的技巧、程序，實際臨床中醫在瞭解《傷寒論》六經辨證原理之後，多數醫生是採用綜合的辨證方法，外感病以六經辨證為主，五臟病則採用臟腑辨證方法，溫病則常用衛氣營血辨證法，系統療法則常採用三焦辨證的方法，但普通疾病還以八綱辨證最普遍，因為八綱已經包括了六經辨證。

　　仲師云：「觀其脈證，知犯何逆，隨證治之。」意為中醫治病首先要查脈識證，審查病機之所在，即所謂要辨別病位、病性、病機、病程、轉歸等，按理、法、方、藥的程序進行，論治則是討論治病之法，使病機與方證合拍，對症下藥。但臨床病機證候十分複雜，典型病例並不多見，往往一些雜病均為複合病，即所謂合病，所以初學者感到暈頭轉向，中醫院校本科畢業還要到臨床摸爬滾打個十年八年才能適應臨床。

　　如已故名醫姜春華曾說：「辨證論治單用幾個框框辨證分型即辨為陰陽、氣血、虛實、寒熱，這種病為陰虛，

那種病為陽虛，百十來種病都有陰陽，而所用之藥補陰陽不過一二十味，這就難說不形成公式化。」

現代中醫往往採用辨證與辨病相結合的辦法中西合參，或乾脆按西醫診斷的病名西病中治，有時療效可觀。臨床醫師不難發現，有時完全按西醫所定之病名往往效果欠佳，反過來把現代的診斷、查驗的量化指標只作為參考，以證統病的辨證方法效果不錯，這說明辨證與辨病相結合的方法並非優選的方法。

中醫的系統診療方法也是在辨證與辨病的基礎上根據病之所需以五臟為中心、八綱為基礎的綜合辨證體系，實際上每一種疾病都應該有一個最優秀的治療方案，這個處方就是優選的系統化處方。

現代的系統科學為中醫的系統診療提供了科學依據，系統療法應該是辨證論治的發展和昇華，使中醫從繁瑣、複雜的辨證論治的漩渦中解脫出來。

中醫原本來自民間，本來很簡單實用，但經過歷代儒醫添枝加葉逐漸趨向複雜，我們這一代人應該讓中醫從複雜再回到簡單，簡單脫胎於複雜，應該是「青出於藍而勝於藍」，用系統化的診療模式可把複雜變為簡單，使中醫大眾化、國際化、現代化，但第一步是先要系統化。

四

重視現代系統論研究，突破還原論束縛

在 20 世紀之初，中醫界對系統論的應用才剛剛開始，30 多年過去了，中醫系統論在臨床研究中成果甚微，對應用中醫系統療法的實踐缺乏總結，沒有形成像傷寒六經辨證方法那樣的理論。中醫理論基礎研究落後，制約了中醫的創新和發展。諸多醫家認為，中醫的理論研究在漢唐時已發展至頂峰，從清末的溫病學研究之後，近代中醫基礎理論研究幾乎沒有任何突破。

近代的創新多表現在中藥製劑、劑型及工藝的進步，中醫藥方劑學研究、證的本質研究、瘀血的本質研究、藏象的本質研究都沒有明確的成果，特別是對經絡的研究基本宣告失敗。

為什麼 50 年來中醫基礎理論研究成果太少？主要是受還原論思維的束縛，過去 50 年來，我們的專家是以西醫學的還原論思維，去尋求經絡的實質存在，當然不會成功；對藏象、證、瘀血本質研究也是用西醫的解剖學、生理學、病理學去研究中醫的五臟，同樣不會成功。

用西醫還原思維去研究中醫，我們稱之為「以西解中」，包括方劑學中的中藥成分提取，如把「小柴胡湯」

「麻黃湯」用萃取的方法提取柴胡、麻黃的有效成分，則「小柴胡湯」和「麻黃湯」就完全改變原貌，就不為中藥了。

研究中醫必須回到用系統思維觀，以中醫藥規律研究中醫，否則用西醫還原論的方法永遠也不會出成果，50年的經驗教訓還不夠多嗎？我們這一代中醫人應當衝破還原論思維的束縛，用中醫去研究中醫！不能再走「以西解中」的老路。

通治方將是中醫系統化診療模式的突破口。中醫認為有是證就用是方，有是方就用是藥，辨證論治的最終落腳點是遣方用藥。無論選用經方、時方、專方、驗方中的哪一類，其目的都是達到方證對應，方與病機、方與藥對應才能奏效。療效才是辨證論治的「金標準」。

所謂通治方，即可以治療一大類疾病的複方，通治方是一種系統化的優選方劑，通治方是以五臟為中心，以八綱為基礎的系統化診療模式。通治方把臨床上經常使用的數百個方劑（約 300 個），包括經方、專方、驗方、時方，經過「錘煉」而成，縮減在 30 個方左右，就可以應付全科臨床診治。

我們這個時代，與 2000 年前的漢代相比顯然發生了諸多變化，患者常常拿著一大堆的現代醫學診斷報告來求中醫診治，這在明、清以前是沒有的。現代中醫往往接診的病人都不是首診，大多經過西醫反覆治療無效才來求中醫，雖然診斷明確，但畢竟與中醫的四診不同，醫者應該以中主西輔的方法，對西醫的診斷只能作為參考，在治療上仍然要靠辨證論治的方法。

　　採用通治方，只要抓住病機，要比普通的辨證方法快速有效。通治方是「師其法而不泥其方」，知常應變、靈活變通，不去過多地分型論治，而是根據病機、主症，抓住陰陽寒熱這四綱，可使辨證論治由博返約，化繁為簡。從哲學層面來講，系統化的診療模式，是把「分而治之」改為「合而治之」，「和」字是中醫系統論治的核心。

　　中醫師的水準，除了紮實的理論功底外，主要是由運用整體論、系統思維觀的能力和悟性的高低所決定。現代的中醫系統療法，採用優選的通治方藥是系統化診療模式的突破口。

　　世界是一個多元複雜的世界，醫學也絕不是一元化的醫學，任何醫學，無論如何「高科技」也不可能包治百病，任何療法也非萬能。醫學不僅僅是治病之學，醫學的本身就包含了哲學和社會學。醫學是還原分析還是整體系統，都是在發展中的各種嘗試，不論傳統與現代還是中醫和西醫最終都將走到整體和系統這條路上來，中西醫的整合是歷史的必然。

　　當今醫學進入一個慢性病、疑難複雜病時代，中醫到了大顯身手的時代，中醫正處在醫學發展的節點上，在全球化的醫學背景下，構建一個中醫系統化模式也是中醫發展的必然趨勢。

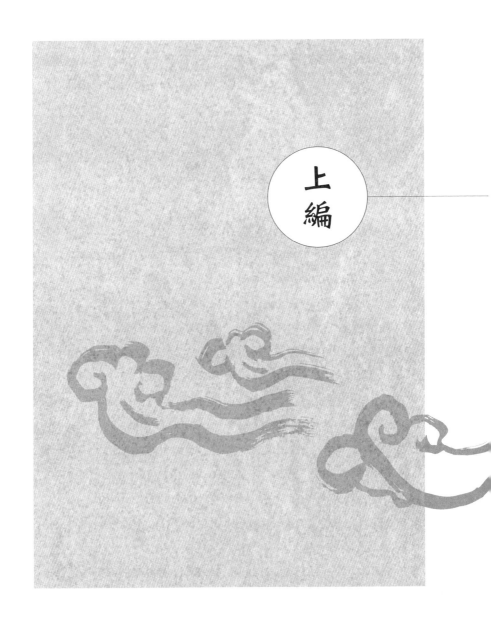

上編

一

中醫學是最早的系統科學

　　系統科學在 20 世紀末開始受到重視，我國著名科學家錢學森教授在 1980 年曾提出：人體生命科學研究，一定要有系統論思維，人體科學的發展方向是中醫而非西醫，西醫將來也要走到中醫的道路上來。錢院士的高瞻遠矚，首先看到了中醫學中廣泛應用系統思維的科學價值。

　　中醫應用系統論思維防治疾病是從《黃帝內經》開始的，至今已經兩千多年，是世界上最早的系統論醫學，《黃帝內經》中接受了道家「氣一元論」、《易經》中的「陰陽學說」「天人合一論」等內容。

　　《黃帝內經》是中醫的開山之作，一開始就是一部研究人體生命規律的系統論醫學；《傷寒論》則是以三陰三陽六經為中心，以經絡為紐帶的一部完整中醫臨床應用系統中醫學；中醫的脈診、寸口脈法、28 種脈象就是一部中醫系統診斷學；中醫的藏象學說的基礎理論，實際上即為中醫的系統生理學、病理學；五行生剋制衡學說研究了五臟六腑之間的關係，是一個完整的中醫系統論；《神農本草經》是一部按上、中、下三品分類的系統中藥學及中醫的方劑學，每個湯頭中的君、臣、佐、使都具有豐富的

系統論思維。中醫的基礎理論藏象學說是以心臟為中心，透過十二經絡、奇經八脈把五臟六腑、四肢百骸、氣血津液、五官九竅有機地聯繫在一起，組成一個巨大的生命網絡系統，所以說「中醫學」實際上就是系統科學的具體應用。

辨證論治是中醫學的核心內容，辨證論治是按理、法、方、藥的程序展開辨證，以明確病因、病機。中醫認為，宇宙、天地是個大系統，而人是縮小了的宇宙，人體的結構與造型與天地息息相關，人體就是天地間的一個子系統。現代系統論也認為，整個宇宙是由多層次的巨大的多級系統組成的。現代系統論只是對系統論明確一下定義、定性和法則，如整體 ≠ 部分相加，即整體 > 部分之和（即所謂非加和原則），筆者不讚同此說。

系統論是某外國人在 20 世紀 90 年代初提出的，國人應用系統論防病治病已越 2000 年，整體 ≠ 部分相加，我想古代人的智慧既然能寫出《黃帝內經》這樣的絕代佳作，就不可能不知道「非加和」的法則，只是沒必要去在書中提出，因為《黃帝內經》研究的是生命哲學而非系統論專著，什麼叫樸素的系統論，什麼叫樸素的辯證唯物觀，古代先哲的自然哲學、系統論思維觀及應用並不亞於現代人；而古人之落後之處是微觀實驗室的化學、物理、還原論、原子、分子論。

古代先哲利用黑箱原理、象思維、整體論、系統論思維創造了完整的中醫藥理論體系，至今也不落後。現代醫學用分析還原法，只看到了人體有形的結構，而無形的氣、藏象、經絡則不可見。現代微觀醫學只研究了人體的

解剖結構，卻忽視了人體的功能，而臨床中發現人體的疾患的機理多為功能失調，現代系統論稱為失序，即人體網絡系統秩序受到破壞，如腫瘤的形成首先是「邪之所湊，其氣必虛」，體虛後免疫機制低下時導致免疫系統紊亂（或稱失序），則形成腫瘤占位病變。

現代醫學是按還原論的方法繼續追求致病的因子，從分子醫學、基因醫學的角度，從 DNA 中去尋找致癌的因子，這樣追下去能否解決諸多疑難雜症，筆者認為向無限小的方向發展前途十分渺茫，因為生命體另一半在中醫無形的系統裏，如腫瘤占位的形成，無不和精神、情志有關，在 DNA 的基因組序中是不可能找到精神、情志的。

現代醫學菁英早已發現以解剖學為基礎的現代醫學的侷限性，諸多疑難雜病利用現代醫學手段只是在查驗、診斷上有諸多進步，而在治療上還遠遠不如古老的、原始的中醫學。現代醫學的發展遇到前所未有的「瓶頸」，對諸多功能性疾病、慢性病的治療不盡如人意，中醫的系統思維觀將使醫學看到一條光明之路，未來的醫學必須在系統論的思維中去尋找答案，也許將來會有一天中醫學的整體論、系統論會顛覆整個主流醫學。

中醫既有道也有術，是形而上之科學，而西醫則屬器和術，是形而下之科學。為什麼中醫在 2000 年前能發現經絡，且應用系統思維、整體論、天人相應論寫出《黃帝內經》，是道家的系統思維──「心物一元論」起了主導作用，現代人的系統科學則晚了 2000 年，因此說中醫學應該是最早的系統科學。

（二）

應用系統論簡化辨證論治

　　清代著名醫家徐靈胎曾言：「醫者之學問，全在明傷寒之理，則萬病皆通。」所謂傷寒之理，實際就是學中醫必須掌握《傷寒論》六經辨證的方法。

　　《傷寒論》是以《黃帝內經》的陰陽學說、天地人相應論為依據，認為天有五運六氣、人有氣之盛衰。

　　《傷寒論》把疾病用陰陽二氣的多少劃分為三陰、三陽，用三、二、一的模式，以時間的順序展開討論，太陽為三陽、陽明為二陽、少陽為一陽，太陰為三陰、少陰為二陰、厥陰為一陰。學懂了也並不算難，但對初接觸中醫者，似乎不太好理解其義，須經過一段時間才能逐步瞭解三陰三陽的本義。

　　辨證論治是中醫的核心內容，也是中醫的精髓所在，學中醫的難度之一是如何掌握辨證論治的程序，其實臨床醫生在瞭解傷寒六經辨證之原理後，多數中醫還是以八綱、臟腑辨證為主，因為八綱中已經包括了六經的內容。

　　經方大家胡希恕曾言：「六經的實質即表裏、半表半裏、三陰、三陽，分為六類證型，六經名稱冠以經絡，實為八綱辨證，六經名稱本來可以廢除。」

　　筆者贊同此觀點，古人以三陰、三陽與經絡掛鉤，使後學者增加學習難度，但臟腑與經絡的關係客觀存在，學生必須瞭解才是。

　　已故著名臨床家姜春華說：「辨證論治單用幾十個框框辨證分型，即辨為陰陽、氣血、虛實、寒熱，這種病為陰虛，那種病為陽虛，百十來種病都有陰陽，而所用之補藥不過一二十味，這就難免形成公式化。」

　　很多臨床家都發現，六經辨證對外感傷寒病可以藥到病除，對諸多疑難雜症則常常力不從心，所以說「萬病中有『傷寒』，『傷寒』中有萬病」的說法有失偏頗。中醫的辨證方法十分靈活，絕不拘泥一法，現代臨床醫生在掌握六經辨證之後，多以八綱辨證、臟腑辨證、三焦辨證、衛氣營血辨證綜合，非單一的「傷寒」六經辨證法。

　　縱觀中醫臨床辨證方法，可用以下的數字表示：8-5-3-2，「8」為《易經》的八卦診療系統，是中醫的最高形式，難度大，歷代也沒有廣泛運用，但學會後神通廣大，不用切脈，一日看病百人沒問題，且診斷準確，應屬陰陽會通型中醫，自古至今能學會者也是鳳毛麟角，歷代名醫、儒醫多數是按「傷寒之路」的六經辨證法行醫；「5」是指以五臟為中心，依據五行生剋制衡的原理，進行臟腑辨證；「3」是以三焦為中心辨證論治，但此法應用者甚少；「2」就是回到以陰陽為本的兩分法，採用整體論、系統論的法則簡化辨證施治，仲師云：「善治者，首辨陰陽。」意為只要把陰陽弄清、大方向搞對，就是打不準，也不會犯大錯。

　　仲師云：「觀其脈證，知犯何逆，隨證治之。」意為

作為一名中醫，首先要查脈識證，審查病在何處，病性是什麼，病往哪裏去？中醫是以證為核心的辨證醫學，辨證就是審查病機，所以有人說辨證論治應改為「審機論治」，也不無道理。辨證是弄清病理，按理、法、方、藥的程序進行診斷，論治是討論治病的方法，使方證合拍，對證下藥。

純中醫應該是以證統病，一證一方，千人千方，因辨證是在對疾病不完全瞭解或是疾病發展中的某一階段，因此傳統的辨證論治把疾病固定在幾個證型中，限制醫生的思路，對初習中醫者增加了難度，辨證起來顯得十分龐雜，中醫藥大學本科畢業，還要在臨床中摸爬滾打十年八年，才能領會這種靈活多變的辨證方法。

筆者拙作《換個方法學中醫》的目的是用中醫的整體觀、系統論去簡化辨證論治，使更多的人學會中醫、應用中醫、推廣中醫。

現代中醫在臨床中完全迴避西醫的診斷，所謂「鐵桿中醫」也不現實，因為中西醫的疾病譜，命名各異，想把辨證與辨病相結合的觀點也並非容易，對現代醫學的診斷，中醫師只能作為參考，臨床中醫都有這樣的體會：即有時完全按照西醫的診斷，用中醫的方法辨證施治效果並不好；反過來以證為核心，不參考西醫的病名效果不錯。這就說明辨證與辨病相結合的方法，並非是優選的辨證方法。

如何簡化辨證論治，筆者認為：中醫的辨證，還必須以證為核心，以證統病的方法不錯，初學者可直接按「八綱辨證」，表裏、虛實、陰陽、寒熱，這四對是相對立的

兩點論，把錯綜複雜的病機都打回原點——以「陰陽」為綱，主辨表裏、寒熱這兩對，弄清病位，最後辨寒熱即可，把五臟六腑的疾病按系統論的歸類法劃分寒、熱兩型就夠了。這樣可以使後學者學習伊始免去對六經三陰三陽名稱的困惑，加快學習速度。

現代系統論認為人體是一個開放的巨系統，人體是宇宙間的一個子系統，人體是一個不可分的「元整體」，這與中醫的整體觀不謀而合，為簡化辨證論治提供了理論依據。目前的辨證方法論，有悖中醫的整體觀、系統論，改革學習中醫的方法是中醫界的當務之急，簡化「辨證論治」是中醫發展的必由之路。

三

從辨證論治到系統療法

　　自漢以來辨證論治近兩千年不衰,辨證論治可謂中醫的法寶,吾以為辨證論治並非是中醫理論的終結,而是中醫在發展中的一塊里程碑,任何學問都不是一成不變的。

　　從中醫藥的發展史可以窺見,金元時期由於疾病譜的變化,產生了金元四大家;到了明清時期溫病流行,又產生了「溫病學派」;清末民初又出現了以鄭欽安為首的「扶陽派」,以適應疾病的變化。

　　現代人的疾病與漢代及明清時又有明顯的差異,現代社會由於自然環境、飲食結構、空氣污染、社會環境的變化等,使現代人的疾病與古代人截然不同,各種傳染性疾病如霍亂、天花、白喉、流行性日本腦炎等幾近絕跡,而高血壓、高血糖、高血脂症、肥胖症、憂鬱症、神經官能症則比任何時代都多起來。

　　朱丹溪曾言:「陽常有餘,陰常不足。」而現代人所患疾病也隨著時代的不同而變化著,辨證論治的範圍和方法也出現了變化。

　　如今天的臨床中醫單純按傷寒六經辨證者不是很多,而臟腑辨證、八綱辨證更為普通,特別是現代中醫接受西

醫的診斷，單純的辨證論治趨向辨證和辨病相結合者逐年增多。辨證論治雖然療效可觀，但畢竟不是每一種病都能辨證清楚。

《傷寒論》中從三陰三陽的角度發現了疾病的傳變規律，如傷寒一日為太陽，二日為陽明，三日為少陽。《傷寒論》是由表及裏或半表半裏，再到三陰裏證，《傷寒論》解密了疾病在發展中的一個動態的規律，總結出六經辨證的理、法、方、藥，一直傳至今天。

隨著中醫的發展，出現了許多流派，把辨證的範圍逐漸擴大，後來又有了八綱辨證、衛氣營血辨證、三焦辨證、臟腑辨證等，越辨越多，把某些病症又分化為五六個證型，再按理、法、方、藥一一論治，把辨證論治引入了複雜艱難的境地。這不僅使初學者暈頭轉向，一些學驗俱豐的名家有時也感到辨證起來十分棘手。

如對「肺癆」（現代醫學稱為肺結核）一病，在明清時代，一些名家也沒有辨證恰當，把「癆病」多按肺陰虛治之，「肺癆」病臨床脈象多為數脈，舌質偏紅，午後顏面潮紅，伴有咳嗽，歷代治療以青蒿鱉甲湯為主，滋陰降火，而把「癆病」以癆蟲作怪為主證拋開，因此明清時代，得肺結核者死亡甚多。

為什麼那麼多中醫都辨證失誤呢？肺癆病的陰虛為越陽之象，按陰虛火旺論治則沒一個治好的，臨床辨證陰虛失誤者不少，因為「證」有真也有假，辨證正確也非容易，辨證論治的方法在某種程度上已經制約了中醫的發展，別說中醫走向世界，就是在國內傳播也感到窘迫。所以說中醫的突破和創新，辨證論治就是一個突破口，但無

論怎樣突破，辨證論治都是中醫的基石，創新大廈只能建立在辨證論治的基礎之上。

中醫的「系統療法」是在辨證與辨病診療方法中逐漸趨於成熟的一種方法，有望替代複雜的辨證分型論治。現代的中醫多以辨病、辨證合參為診療手段，並非單一的辨證。辨證是在檢測手段不發達的古代產生的，「證」不是病的全貌，僅僅是幾個症狀，為什麼只辨證不去辨病，是因為對疾病的認識還比較膚淺，不能確立病名時，才走了辨證施治之路。而現代中醫已經從宏觀和微觀兩方面去識病，對疾病的病因、病機已經十分明確，冠名之後，則以辨病、辨證二者合參。

中醫的系統療法，是在辨病與辨證的基礎上察機和用藥。中醫的系統論隨處可見，如《傷寒論》中的六經辨證就是在總結前人的基礎上形成的一個診療子系統；中醫獨取寸口切脈是因為肺朝百脈，肺為十二經之匯，透過手太陰肺經的搏動可以查知全身之病，因此切脈也是中醫裏的一個子系統；同樣八綱辨證、三焦辨證、臟腑辨證都是系統論中的一些分支。

系統療法是抓住了一些疾病的「共性」，這些「共性」就是系統療法的基礎。雖然條條大道通羅馬，中醫有異病同治，也有同病異治，但每一種病都應該有一個最經濟、最有效的方案，這個方案就是某病的一個優化方案，優化方案產生的處方就是系統療法的主方。

清代徐靈胎就說過：「欲治病者，必先識病之名，能識病名而後求其病之所生，然後考其治之法，知其所由生，又當辨其生之因各不同，而病狀所由異，然後考其治

之法，一病必有主方，一方必有主藥。」因此系統療法也是在辨證與辨病的基礎之上發展起來的。

目前臨床應用還很少，許多係統療法的方劑還沒有規範成熟，有待各家進一步完善，系統療法可否取代辨證論治還要經過臨床證實，醫學是以療效取勝的，只要療效好，方法又簡單，取代辨證論治也是可能的。

現代科學中的全息論、控制論、系統論都為中醫的系統療法提供了科學依據，系統療法應該是辨證論治的發展和昇華，使中醫從煩瑣複雜的辨證論治的桎梏中解脫出來，不僅是一種創新，也可能是中醫又一次飛躍。

中醫本來就是宏觀整體醫學，歷代大家的理論，各個流派之間本無矛盾，中醫原來是從民間走出來的，開始本來很簡單，後來就逐漸走向複雜，辨證論治用了兩千多年，中醫的理論已經成熟，到了該系統化的時候了。

我們的任務應該是再從複雜走向簡單，這可能要比從簡單走向複雜要難，中醫不僅是中國的，也是世界的，中醫要推廣普及，要走向世界，應該執簡馭繁，系統療法將是必由之路。

筆者認為，中醫師不僅要學會辨病與辨證結合的方法，更要走出單純中醫辨證論治複雜的漩渦，學會系統療法。

④

從辨證論治到辨病論治

辨證論治是指按理、法、方藥的程序，第一步是理，第二步是法，第三步是方藥。辨證就是探討病因、病理的過程，中醫把疾病的發生變化的機理稱為病機，所以辨證包括辨病機和辨方證兩部分，辨證就是辨病位、辨病性、辨方證。中醫是透過四診（望、聞、問、切）八綱（陰、陽、虛、實、表、裏、寒、熱）獲得生命訊息，就和偵探家蒐集線索偵破案件一樣，把蒐集來的疾病訊息經過歸納分析去偽存真，辨證本領的好壞直接影響療效，中醫師的優劣關鍵也是由辨證技能高低來決定的。

每種疾病證候都不止一個，有主證，也有兼證，在八綱辨證中主要應明確陰陽虛實這綱，如病人出現畏寒、四肢寒涼，但症狀是口乾、唇紅、便燥、喜冷飲、脈滑數有力等象，其中畏寒、四肢寒涼則為假象，中醫稱為「真熱假寒」；假如四肢冷涼、身不寒、脈微欲絕、煩躁、面赤、咽疼，這種熱象為假熱，中醫稱為越陽，是寒極生熱，實際是「真寒假熱」；如病人脘腹滿悶，煩躁不安、便燥，表象似實證，但查其脈微弱無力、舌胖色淡、精神不振，這種實是假象，中醫稱為「至虛有盛候」；如果某

患者四肢乏力、精神萎靡不振、大便溏瀉，但脈實有力，應為實證，虛為假象；中醫稱「大實有羸狀」。脈重按無力為虛，脈重按有力為實。所以辨證論治，一定要仔細，要抓住主要矛盾，不要被假象所迷惑。抓住了本質，才能做到「治病必求於本」。

《傷寒論》中講了六經傳變，由表及裏，把疾病看成是一個動態變化模式，證變則病變，辨證論治到處都是辯證法的哲理，中醫只要有證即可辨。

辨證論治是古代人在沒有任何儀器、檢測方法時產生的，是被逼出來的一條治病之路。中醫不需要確立病名就可以施治了，這一點與現代醫學截然不同。西醫如果沒有明確診斷，就無法確立治療方案，把許多處於萌芽狀態的疾病都劃在「亞健康」的範圍，延誤了最佳治療時間，這在臨床上經常發生。

如某患者雙腿已經明顯水腫，但化驗血常規、尿常規時一切正常，西醫無法確立病名就無法得到及時治療，而中醫則有證即可施治。辨證論治，即使在現代科技發達的今天，也不失為一種優秀的治病方法。

辨病論治是指疾病的病名確立之後，對疾病的病因、病理、病程全面認識的過程，辨病抓住了疾病的本質特徵，而辨證則是疾病形成過程中的某一階段，辨證是在古代缺乏科學的檢查手段時產生的一種診斷方法，對疾病還是停留在司外揣內、取類比象等膚淺認識上。

現代中醫則不可迴避地接受了現代醫學的病理檢測結果供參考，已經從宏觀到微觀，從兩個角度進行辨病與辨證，利用現代科技手段彌補了宏觀辨證的不足，促使中醫

師用中醫的理論、中醫的思維去認識現代西醫診斷之病。因此現代中醫不僅辨中醫之證,也辨西醫之病。

辨病論治,是西醫常用的方法,現代中醫與古代有所不同,因為在明代以前沒有西醫「入侵」時,中醫只有辨證論治,沒有第二條路可走。

現代中醫因為有西醫診斷的病名作為參考,因此現代中醫常常是用辨病與辨證相結合的方法去論治,辨證是明確病理的過程,辨證是隨著疾病個體的變化去探尋應變的過程,它具有「個性」,而辨病是討論某種病共同的治療方案,它具有「共性」。病為綱,證為目,兩者能相結合是完美的統一診斷法。

辨證與辨病是從屬關係,證依附於病,辨證偏於局部,是疾病發展中的某一個階段,而辨病則是對疾病認識的全過程。

「證」分階段,而病則貫徹始終。如中風病,症狀為頭暈頭疼、肢體麻木、頭重腳輕等為中風先兆,一旦突然昏厥、不省人事則為腦卒中,口眼喎斜、半身不遂、語言不利則為中風後遺症。再如外科瘡瘍化膿感染也分幾個階段,初期紅腫熱痛,成膿期破潰化膿,最後恢復收口,每個階段辨證治法不同,而病則貫徹始終。

現代中醫的一個嚴重傾向是重辨證、輕辨病,導致辨證論治的證型分得太多、太雜,表面上病症分類詳盡,實際應用常脫離臨床,弄巧成拙。如陽痿,辨證施治分為六型,每型都有對應的方劑:

命門火衰型——陽事不舉或舉而不堅、身寒肢冷、神疲乏力、腰痠畏寒、面色㿠白、舌淡胖嫩、舌苔白、脈沉

弦。

心脾兩虛型——無性慾、心悸健忘、寐少納呆、便溏乏力、面色萎黃、舌淡苔白、脈細弱。

陰虛火旺型——陽器易興但乏力，動念即洩。腰膝痠軟、耳鳴、五心煩熱、舌紅少苔、脈細數。

驚恐傷腎——陽事不舉、精神苦悶、膽怯多慮、心悸失眠、舌淡苔白、脈弦細。

肝氣鬱結——情緒抑鬱、煩躁易怒、胸悶脅脹、陽事不興、苔白、脈弦。

濕熱下注——陰囊潮濕、下肢酸重、小便黃赤、舌苔黃白厚膩、脈弦滑。

上面的分型論治，表面上看合情合理，然而到了臨床，哪來那麼多典型的六個證型？因此臨床應用也很難見效。對陽痿一證，現代醫學的病理可以借鑑。

陽痿只有三個要素：一為大腦性神經介質傳導障礙；二為陰莖供血不足；三為內分泌減少所為。因此現代中醫辨證也大致分為三型較為合理，即肝氣鬱結、血瘀及腎虛，與現代醫學的病理基本吻合。三個要素相互依存，若要性神經興奮，必須內分泌充足，陰莖海綿體勃起必須供血充足，三者缺一則易產生陽痿。過去中醫曾講：「五臟俱損，皆可致痿，非獨腎也。」中醫強調肝主筋，肝氣鬱結則宗筋萎軟，如現代中醫常用蜈蚣研粉沖服治療陽痿，正是利用蜈蚣歸肝經，起到介質傳遞的作用。

一證一方使辨證施治趨於複雜化、僵化，單憑幾個證型無法抓住疾病的本質，使處方可重複性降低，不利於整體性、系統化治療。

　　疾病分期、辨證分型不宜過多，辨病、辨證相互聯繫、相互補充、相互依存，兩者應有機結合起來，抓住疾病的本質，才能提高療效。

　　現代中醫的辨證方法，除了六經辨證，還有三焦辨證、臟腑辨證、衛氣營血辨證、八綱辨證等，實際八綱辨證也包括六經辨證。初學中醫者對辨證論治感到頭痛，現代中醫辨證的範圍比《傷寒論》時代趨向龐雜，如上述陽痿一證就是一例。初學者按古方辨證施治確實不易掌握，學會按中醫的思維觀辨證施治大多在學習十幾年後才能熟練應用。

　　常言道：西醫看病是千人一方，而中醫則一證一方。中醫透過辨證論治，同樣一個病，方劑也不盡相同，這稱為「同病異治」，反過來也有「異病同治」之時，因此說中醫的辨證論治方法是較複雜的應變醫學。

　　中醫難在何處？無非是辨證論治及切脈的技巧，因為人體的疾病確實複雜，就是同一個病在不同的個體表現也不盡相同，中醫的辨證論治突出「個性」，因此療效倍增，但難度比辨病論治複雜得多，因此影響了中醫的發展和傳播速度。培養一個西醫師並不難，而培養一個上工中醫師，醫學院畢業後沒有十幾年的時間不太可能。儘管如此，學中醫還必須走「傷寒之路」，學會六經辨證、八綱辨證才是正道，縱觀古今名醫無不是經方大師。

　　中醫普及推廣困難已成為事實，如何突破創新，如何去做規範化、系統化治療是中醫的發展方向，但無論如何發展創新，都必須在「辨證論治」這塊基石上壘起。

五

現代系統論的原理與中醫系統思維觀

　　現代科學的發展，已從分析時代進入系統化時代，系統論、控制論、訊息論、全息論等現代技術都廣泛應用於各個行業，雖然中醫學中並沒有明確係統論的概念，但中醫學中的基礎理論、藏象、經絡、理法方藥都滲透了系統論性質，中醫的思維方式更符合現代科學的發展方向；不論哪種醫學，最終必須向系統論靠攏，否則將沒有前途。

　　中醫向哪裏去？未來中醫的發展與創新必須走系統科學之路，這一觀點是諸多醫學科學家的共識。

　　現代系統科學日臻完善，諸多科學菁英從《黃帝內經》中發現中醫的古典著作中充滿著系統論的思維，古代賢人應用系統論防病治病已越兩千年，但並沒有系統論一詞，卻只是整體思維觀。現代系統科學中有許多原理，如整體性原理、聯繫性原理、動態性原理、有序性原理、自組性原理等。透過系統論的研究，發現中醫學的系統思維觀大致滲透在以下幾個方面。

1. 整體性原理（中醫學的整體思維觀）

　　中醫學強調人體是一個不可分割的整體，強調「天人合一」、形神一體，強調天、地、人相應，人體不是一個

組合體，而是一個整體，整體決定局部。中醫的陰陽五行、生剋乘侮、十二經絡、寸口脈法、六經辨證論治，皆證實人體的不可分割性。所以中醫看病遵循「黑箱原理」，不打開看，而是運用司外揣內、取類比象等思維，因此中醫內科比外科發達，許多疾病中醫不主張動刀，用針灸及服藥完全可以解決，因為疾病伊始均以功能失調為主，切割的方法是違背人體整體性原則的。

中醫還認為人體是一個縮小了的宇宙，天、地、人是一個穩態平衡系統。現代系統科學提出「非加和」理論，即整體≠部分之和，中醫學的整體思維觀就與「非加和」理論很相似，中醫治病一直以整體論為主，頭痛不一定去治頭，往往在腳上扎幾針可立刻治癒。

2. 聯繫性原理

中醫常說心與小腸相表裏、肺與大腸相表裏、肝與膽相表裏、脾與胃相表裏，陰陽五行生剋制衡，針刺療法中的交叉取穴，以及司外揣內、調和陰陽、升降氣機的法則，都具有現代系統論的聯繫原理。

3. 穩態原理

「一陰一陽之謂道，陰陽偏頗之謂病」，中醫認為，治病就是調和陰陽，使機體達到陰平陽秘、穩態有序，人則沒病。

現代系統論稱為有序或失序，失序是失去陰平陽秘則為病態，中醫學在矯正陰陽平衡中，使人體從失序轉為有序，人體則達到無病的穩態平衡。須知，平衡是個大學問，平衡是宇宙間普遍存在的真理，所謂大道歸一，也是歸於穩定平衡，生命體的穩態在於平衡。

4. 動態性原理

現代系統論動態原理是指人體隨著時間發生、發展的各種變化，以及系統對各種變化的反應。生命體的系統不是處於真正平衡的封閉系統，而是處於相對穩定的開放系統。現代系統論動態性原理比較複雜，筆者認為：「天不變，道亦不變，中醫是以不變應萬變。」中醫在臨床中常常是靈活多變，臨證時是隨機應變，法無定法，方無定方，量無定量，即方隨證變，證變則法變。

辨證論治中充滿著一個動態性原理，三因制宜，強調一證一方，一把鑰匙可以開多把鎖，方證統一，圓機活法，類似現代系統論中的動態性原理。

無論什麼時代、什麼病種，只要證相同，方藥是一樣的，同一種病反映在不同人的身上雖然各異，但都具有「共性」，而「個性」就要三因制宜，同時，因地、因人而異，辨證論治，最終達到陰平陽秘。

現代系統論的創始人貝塔朗菲將系統論定義為：「系統是相互聯繫、相互作用的諸多元素的結合體。」系統就是由若干個相互聯繫、相互作用、相互依賴的不同部分結合而成的有機整體。

中醫對生命體的認識與現代醫學截然不同，中醫重視的是臟腑的功能，並不重視人體的解剖結構，中醫治病總是以整體去治療局部。

以糖尿病為例，中醫認為糖尿病是多個臟器受損，最先是肝臟代謝機能減退，使胰島 β 細胞發生變化，胰腺功能減退，胰島素分泌不足影響至脾、胰形成一系列消渴症症狀，如糖尿病病人三多一少，多餐、多飲、多尿，但形

體越來越瘦。

糖尿病的危險在於其併發症，糖尿病從肝、脾、胰逐漸可發展為糖尿病心臟病、糖尿病高血脂症、糖尿病腎病、糖尿病神經病變、視網膜病變、皮膚病變等，因此說任何一種疾病的產生，絕不是孤立存在的，一臟一腑，一個微小的變化都可以產生整體病變。

大家都知道疾病應早期治療，將其消滅在萌芽階段，早期臟腑病變多數為臟腑的功能改變後才逐漸形成器質性病變。中醫著眼於人體無形的能量功能系統的變化，如上述的糖尿病的形成絕不是一朝一夕、一臟一腑，而是多個臟腑受損才逐漸形成高血糖，當發現血糖值超標時，已經從功能性病變發展至某一臟器受損，所以糖尿病等諸多慢性病都應當五臟同調，整體論治，採用系統療法才能徹底治癒。

目前注射胰島素的辦法只是治標，而形成高血糖的病機是五臟皆損，單治胰腺當然不會根治，所以，諸多糖尿病患者須終生注射胰島素，但諸多糖尿病併發症並沒有得到治療。

中醫的整體系統、思維觀促使在治療方法上與現代醫學有很大的區別，如現代醫學在分析病案時往往是著眼於有形的物質結構層次的變化，從顯微鏡下去尋找致病的病原體，如細菌、病毒、病原體等微生物，發現病原體並採取消殺的辦法，把病原體殺死，是屬於局部治療；而中醫則不然，不是採用對抗的辦法，而是變調中和的辦法、疏調氣機和通經絡等方法是整體到局部，中醫不僅「看到樹木，也看到大片的森林」，所以在諸多疑難雜症治療上，

傳統中醫雖然古老，療效仍然超越現代醫學。

中醫的勝出主要是重視了整體，在中醫眼中生命體永遠是一個不可隨意分割的整體，生命體是由物質結構與能量系統兩部分組成的，這兩部分應該是同體、同步的，所以中西醫的關係是互補、各有所長，而非對立的關係。中西醫結合也往往是西醫的查驗中醫的治療，因為中醫的治療比西醫更全面，絕不是只看見一點局部病變。

從上述現代系統論原理可以窺見，古代先賢雖然沒提到系統一詞，但在臨床中已具體應用了 2000 多年，中醫的調整氣機、經絡療法都滲透了諸多係統論思維，所以許多人說中醫的整體思維觀確為超前。

筆者對中醫系統思維觀的評論，只是拋磚引玉，甚望學者批評斧正。

（六）

中醫系統論的中心是一個「和」字

百年中西醫之爭、現代科技大潮的風雨洗禮使中醫歷盡滄桑，但中醫並沒有倒下，在 21 世紀之初，中醫將重鑄中醫之魂，正在一步步走向世界。中醫之所以能立於不敗之地，是由於中醫學有許多正確理論的支撐，如中醫的「天人合一論」「平衡論」「全息論」「系統論」等。時光到了 20 世紀中葉，人們才逐漸發現現代科學的分析還原論的辦法用於醫學並非完美無缺，許多醫學菁英也發現醫學絕不是純粹的生物醫學，生命科學用化學的、物理的方法並不恰當，有人說醫學不完全屬於科學。

現代醫學沿著還原論之路已經分析到了 DNA 的基因水平，但也不可能把所有的疾病都弄明白，如腫瘤、糖尿病、高血壓、牛皮癬、白癜風等雜病的病理都不太清楚，所以治療起來十分棘手，現代醫學對許多疑難病治療並沒有超越古老的傳統中醫。

還原論的分析法把醫學引入了歧途，醫生只相信檢驗的「金指標」，查驗越分越細，藥品越分越貴，所謂高端治療給人類帶來的災難也越來越多。「分而治之」的結果是難分難解，猛然回首才發現，中醫「整體論」的方法並

不比西醫差,對付諸多慢性病,中醫與西醫相比均有過之而無不及。

20 世紀之初,現代醫學的模式也在默默地變化著,先是做起了「循證醫學」,近幾年由於基因組學的進步,又提出了「精準治療」「轉化醫學」等,但無論怎樣改變,其分析還原的本質並沒有改變。

著名科學家錢學森認為,人體科學研究一定要有系統論思維,這正是中醫的觀點,西醫學和整個醫學都要走到這條路上來,中醫現代化的核心內容,也應該是系統科學的應用。中醫一開始就從整體出發,從系統出發,所以中醫的成就正是西醫的缺點和錯誤。錢學森的說法十分中肯,中醫的發展和創新始終不能忘記生命體是一個不可分割的整體,現代系統論也明確指出整體≠部分之和,生命體絕非是一個零部件的組合體,且不可隨意拆開、替換。

中醫藥的方劑中的君、臣、佐、使絕非是 1+1=2 那麼簡單,複方中藥是一種整合功能,中醫沒必要去考察每味中藥具體含有什麼化合物,是哪一味藥起了治療作用。中醫藥是數千年在人體上試驗的,用幾組小白鼠試驗的方法,並不符合中醫系統論的原則。

中醫的一切診療活動,都是以人為本,用「天人合一」、陰陽五行制衡的系統方法使生命體趨於平衡,達到「中和」,即所謂「大道歸一」「陰平陽秘」。中醫學的系統論也是以「和」為中心,「和」的思維廣泛地滲透在中醫的理、法、方、藥中。

中醫藥是數千年傳統文化積澱的產物,中華文化的形成無不與儒、釋、道三家相關。中醫雖源於道,但發展於

儒。老子的《道德經》對中醫的影響最大，道家主張清靜無為，崇尚自然和自由，反對鬥爭，主張人和自然的「和諧」，中醫的「經絡學說」與藥物歸經都是道家氣功師在修練中發現的。到了隋唐以後，印度佛教的傳入使佛教醫學也對中醫產生過影響，但中醫的發展後來主要與儒家關係最為密切，古代是儒、醫相通的，儒醫多為秀才出身，中醫的典籍文獻是歷代儒學家的功勞。

儒家的核心思想為「仁」，後來常說「醫乃仁術」，治病救人需施「仁術」；治國乃「仁政」，儒家認為做人的修身養性最高理念為「中和」，即儒家所謂的「中庸之道」，中庸乃不偏不倚，「中和」乃天下之大道。中醫治病就是以整體思維觀去矯正「失和」「失衡」，中醫認為「一陰一陽之謂道，陰陽偏頗之謂病」，治病就是矯正陰陽之偏頗，以達中庸「和」之境界。

著名哲學家羅素曾言：「中國至高無上的倫理品質中的一些東西，現代世界極為需要，這些品質中我認為和氣是第一位的，若能夠被全世界採納，地球上肯定會比現在有更多的歡樂和祥和。」

一個臨床中醫師的能力，除了掌握紮實的理論功底外，主要是可否運用整體觀、系統論等方法，能否靈活多變地應用系統方法，能否在錯綜複雜的證候病機中抓住疾病的本質，這就要考驗一個醫師的綜合分析辨證能力的高低，決定以「和」為中心，能在數百個方劑中透過系統分析和高超的悟性找到對證的方藥，矯正疾病的偏頗，因此「和」字乃是中醫系統論的中心。

七

從經方向通治方轉變

　　經方，漢方也。《傷寒論》113 方使用了 84 味中藥，單劑平均使用藥在 4～8 味藥之間，經方以小方為多，但效專力宏，「《傷寒論》時代」在東漢末年，當時瘟疫迭起，用小方、大劑量可力挽狂瀾，適應了當時危重急症的需要，如仲景的「四逆湯」：炙甘草二兩，乾薑兩半，生附子一枚（生附子一枚 20～30 克）。

　　現代方劑學則用炙甘草 6 克、乾薑 6～9 克、製附子 5～10 克。

　　古今使用的劑量相差懸殊，漢時的一兩約等於 15.6 克，生附子一枚約等於製附子 60 克，可見漢方雖小，但劑量比現代大得多，所以治療重症瘟疫、傷寒重症立竿見影。《傷寒論》的 113 方中，八味藥的方子約占了 90%。自明清以後，方劑的使用味數逐漸增大，至現代中醫不論哪家中醫院的方劑味數大多為《傷寒論》時代的 3 倍以上，現代國內各級中醫師平均每張方使用味數不少於 15 味，10 味以下者極少。為什麼明清以後方劑逐漸變大，大致有以下幾種原因：

　　一為時代不同，疾病譜的改變，如「傷寒時代」的瘟

疫病，現代已很少發生，傳染性危急重症基本絕跡，若按經方的小方大劑量已不能治好現代人的雜症，現代人以慢病為多，由於環境和人們體質等因素的改變，漢方 4～8 味藥的小方已不適應現代的需要；

　　二為漢方經過 2000 年來的沿革，在劑量上已發生改變，各朝代的「度量衡」改制，使漢方使用劑量逐漸減少，如上方講的「四逆湯」的附子使用 60 克，現代醫生很少能做到，所以曾有人說「傷寒方」不中用了，實際上是劑量問題，而非經方無用；

　　三是經方中的小方在使用時必須辨證精當，否則一旦失誤，危害極大，多數醫生不敢以大劑量小處方去冒風險，所以現代中醫與漢方正好相反，是小劑量大處方，用藥味數普遍在 15～20 味，大處方每劑的總量不比漢方多。

　　清代汪昂曾言：「古人立方是分量多而藥味寡，譬如用勁兵專走一路，則足以破壘擒王。而後世無前人的朗識，分量減而藥味見多，譬猶廣設圍攻，以庶幾一遇也……」張景岳在《景岳全書》中亦言：「治病用藥，本貴精專，尤宜勇敢用藥，但用一味為君，二三味佐使……」現代經方大家黃煌則認為：「經方乃眾方之始祖，經方是臨床之本，經方使用的關鍵是方證相應，傷寒門派雖多，但不論如何創新發展，傷寒仍為中醫之根。」山東省已故國醫大師張志遠曾說：「經方古人用之有效，而現代的氣候、環境、人們的體質都有所改變，古方今用能否達到療效，必須重新研究。」著名中醫學家，已故上海中醫藥大學教授裘沛然曾言：「大複方是廣集寒、熱、

溫、涼、氣血攻補之藥於一方。」裘大師一生專注於對
《傷寒論》的研究，開始也以為傷寒小方精專為優，晚年
時才發現大處方也有一定的優勢。

筆者認為，實際不論哪個時代，方的大小是根據病
情、病機的需要而定，該大者必須大，該小者要小。一般
危急重症劑量應偏大，而慢性病劑量應該小，如急性黃疸
型肝病，黃疸指數超過 300U 以上，茵陳使用 20～30 克
是杯水車薪；筆者在高熱黃疸形成時使用茵陳蒿湯時用量
達單味茵陳 200 克才獲效；施今墨在建國初期在河北治療
腦炎時，石膏單味曾用過 200 克；山西名醫李可在搶救心
力衰竭時生附子 24 小時用過 200 克才能起死回生。

而現代中醫之所以用大複方是因為治些常見的慢性病
如冠心病、高血壓、糖尿病，方劑用藥的劑量均在 9～15
克之間，而味數多超過 15 味，因此現代中醫的時方是大
複方小劑量。

中醫的方劑量大小、味數的多寡，要根據病情及患者
男女、老幼差別而隨機應變，並沒有明確的規定。

筆者研究使用的通治方，平均單劑味數在 15 味左
右，透過臨床辨證加減也不過 20 味，雖然味數為經方的
3 倍，但是適應了現代臨床需要，4～8 味藥的經方對於現
代臨床治病已經力不從心，因此經方從明清後逐漸向大複
方、通治方、專病專方方向改變，這是經方發展的需要，
臨床方劑學的發展趨勢是從經方向通治方轉變。

八

中醫系統療法與方藥組合

　　辨證論治是中醫的精髓，包含著理、法、方、藥，形成了一個完整的中醫藥理論體系。中醫師看病是按中醫的整體思維觀去識脈認證、弄懂病機，即仲師所云：「觀其脈證，知犯何逆，隨證治之。」辨證論治的落腳點是遣方用藥，從證候到方劑的形成，中醫追求的是整體的功效，每個臨床中醫一生都在不停地研究脈、證、方的統一。

　　中醫是以法立方，有是證就用是方，有是方就用是藥，方隨證變，隨證加減。中醫系統方中的君、臣、佐、使，常不是單味藥的組合，而是某一個系統分類的君、臣、佐、使。我們的先輩用了 2000 年才找到中藥組方與證候之間的關係，如太陽證用「麻黃湯」「桂枝湯」，陽明證用「承氣湯」，少陰證用「黃連阿膠湯」等。方證相應是經過數億人臨床驗證的，而不是在實驗室中用小白鼠去獲得的。現代醫學所追求的是單味藥中是哪一種化學成分起了主導作用，如青蒿素治瘧疾、麻黃中提取麻黃鹼治喘，這就不屬於中藥製劑，而是西醫的思維方式。

　　中醫藥中的方劑學是研究複方的組合功能，中醫師按整體觀、系統論的方法，從不去追求是哪一種化學成分起作用，任何拆零、化學分析的方法都不屬於中醫療法，如

「麻黃附子細辛湯」證是以表裏俱寒為病機，是這三味藥的組合才有這一功效。若按現代醫學的觀點，就要分析這三味藥中是哪幾種化學成分起了作用，中醫若採用化學分析的方法那就變味了。中醫是採用天然藥物，按藥物偏性（溫、涼、寒、熱），以偏救弊，中醫藥的方劑組合完全遵循中醫的不定量的模糊思維觀、整體觀、不拆開的黑箱方法等基本原理，其方藥組合比化學合成藥物的機制複雜得多，如湯劑在煎煮過程中各種成分之間到底產生哪些化學反應，用現代科技、化學的分析法也無法檢測。

任何一個中藥方劑都是一個複雜的大聯合體，中醫方劑的組合也絕非是單味藥的疊加，而是有序地按病機以法立方，按君、臣、佐、使的順序組方。複方的功效往往是集體的功效，並非是 1+1=2，而多為整體大於部分之和。所以有人曾言：「藥有個性，方有合群之妙。」

西藥的專家是研究化學合成藥物是哪些成分作用於人體哪些部位（靶向），研究如何吸收、分佈、代謝和排泄，中藥雖然也有類似的作用，但其機制比西藥複雜得多。中醫藥有很大一部分是在調理氣機，而非殺菌、抗毒，這令西藥專家無法理解，並誤以為中藥的組合是一鍋「大亂燉」，與西藥比較，中藥的方劑組合是一個非線性的全方位的系統化的方藥組合。

古今中醫研究方藥組合都是按中醫思維施行「陰陽之所在，以平為期」，正如醫家張景岳曾云：「善補陽者，必陰中求陽；善補陰者，必陽中求陰，則陰降陽升，泉源不竭。」陰與陽、補與瀉、升與降、燥與濕、動與靜總是互根互補，陰中有陽，陽中有陰。因此系統化方藥組合也

是方藥中君、臣、佐、使的和諧與統一，是有序的疊加、調和致中，而非雜亂無章的排列。

中西醫是因為思維觀的不同而產生了差異，中醫的基礎是道法自然，「道」是亙古不變的，而「法」是在「道」的規範下產生一套規則體系，中醫的系統療法是在中醫的整體觀、系統論指導下，以法立方，十分靈活多變，中醫是以不變應萬變，所以中醫自古至今留下數萬首方劑，如明代《普濟方》載方六萬餘首。《傷寒論》中載方僅為 113 首，也為系統化的方藥組合，至今應用近 2000 年不衰，我們今天研究的系統化方藥組合其原則、精神、思維觀不變，古方是單味藥的君、臣、佐、使組合的小方占多數，《傷寒論》中方藥平均每方為 8～9 味藥，而現代系統化方藥組方則為 15～20 味之間。為什麼現代化系統化中藥方劑的組合要大一倍呢？因為現代中醫與古代的臨床中醫有明顯的差別，在《傷寒論》時代，患病以外感傷寒較多，到了清代溫病增多，溫病學的建立大大豐富了《傷寒論》的內容。在明清以前，沒有西醫的競爭，而現代中醫的病人是西醫反覆治療沒治好的難症才求中醫，另一個不同是《傷寒論》時代使用天然野生草藥，而現代中醫則用栽培中草藥，其效價與古代根本不同。

《傷寒論》對學中醫者非常重要，但畢竟時過境遷，時代的變化、環境的改變、社會和投醫者的心理及疾病譜都發生了巨大的變化，所以本書所研究的系統化方藥，其目的是適應現代化社會的需要，但《傷寒論》的精神思維觀不變，要學傷寒之法，而勿拘泥其方，中醫藥系統化療法就是在這種時代背景下產生的一種新型的方藥組合。

（九）

發展中醫離不開系統論的宗旨

　　凡學中醫者，都不難發現在古代的中醫文獻中，特別是《黃帝內經》《傷寒論》等名作，字裏行間都表現出系統論的思維觀，中醫的陰陽五行、十二經絡、脈象系統、理法方藥、寸口脈法都滲透了系統論的思維。現代系統論發現，整個世界就是一個多級、巨大的等級系統。古代先賢在治病過程中發現人體結構是一個整體，人體各部分是整體化生而來的，任何疾病的發生都是整體功能失調在局部的反映，中醫治病始終是按系統論思維，注重從整體去治局部，以達到陰陽平衡、陰平陽秘的健康態。

　　整體觀是中醫思維的核心內容，從中醫的理論基礎到藏象、經絡學說、八綱六經辨證論治、理法方藥無一不滲透著整體觀的思維。中醫認為，任何一種疾病的形成絕不是孤立存在的，如中醫治不寐（失眠）一證，須明辨是心血失養還是虛煩不眠、肝鬱化火、心腎不交等，往往心、肝、脾、腎同調才能獲效，絕不是吃幾片安眠藥那麼簡單；再如某人小腿出現凹陷性水腫，中醫認為水腫不僅是腎的問題，透過辨證發現，多數水腫與肺、脾、肝有關，不是一見水腫就去查驗一下尿常規就能確診，單純去利尿

根本不會根治。中醫的整體治療觀把三才天、地、人視為一體，把生理與病理視為一體，把人與社會、環境也視為一體。中醫治病並不去考察顯微鏡下的微生物、病原體，而是把疾病與天、地、四時相連。

中醫的五運六氣學說，就是從天、地、人宇宙場的角度去分析疾病的成因，特別是一些流行病的發生多與一年運氣有關，所以說中醫學屬「四維整體醫學」，而現代醫學是一種線性二維平面醫學，中醫學可用「S」形的曲線來代表，而現代醫學只是一條直線。

許多人認為中醫只關注整體，沒有定量分析，拿不出具體指標，診斷十分模糊，手段十分原始，這也是對中醫的一種曲解。中醫的八綱辨證、六經辨證、氣血津液的分析，要比顯微鏡下去尋找病原體詳細很多。中醫始終是以人為本，從整體去認識局部，從不去考慮顯微鏡下小小的微生物。現代醫學把一個完整的生命體搞得支離破碎，只看到了血管、神經、組織、DNA，把人體生命的微細部分看得清清楚楚，這是還原醫學微觀分析的成績，然而人體是一個形神共生的整體，用還原論的方法把精、氣、神這重要的人體組成部分給分析沒了！

至今用現代分析的方法研究 50 年也沒有找到經絡，為什麼？2000 年前的先哲們能發現經絡，而現代科技如此發達卻看不見呢，這就是研究中醫犯了方法論的錯誤，違背了中醫經絡的含意，經絡實質是什麼，《靈樞》已交代得很清楚，「靈樞」意為神靈之樞要，神靈當然不可見，但在生命體中確實存在。

發展中醫、創新中醫始終不要把整體思維觀、系統論

拋開，如中醫方劑學研究做單體的提取那就不是中醫了，青蒿素的獲獎者屠呦呦所用的方法也並非是純中醫的方法，仍然屬於中藥西制，最多算中西藥結合，與中醫沾邊的是在晉代葛洪醫師的名作《肘後備急方》，其中可看到用青蒿一握，漬榨其汁飲服之，可治好瘧疾，屠呦呦團隊據此採用乙醚低溫提取法獲得了青蒿素的結晶體。屠呦呦的成功令中醫界欣喜若狂，破天荒地在自然科學領域，中國人首次獲諾貝爾大獎，但在中醫的眼中這並非是中醫的成就，充其量還是一種中藥西制罷了，只是在古人的文獻中找到了靈感而已。筆者認為，未來的中醫藥王國中還有諸多個諾氏大獎，但不一定是一味草藥單方，而應當是一個複方的提取對於某些疑難病的突破。如目前心臟冠狀動脈及頸動脈上沉積的脂質斑塊，若能研究一種複方製劑口服或注射，能迅速把血管壁清理乾淨，那冠心病、心肌梗塞還用得上介入支架嗎？據筆者所知，目前還沒有一種西藥能迅速，哪怕用 3 個月時間溶解血管壁上的脂質、疏通血管。據聞世界級藥物專家、各大製藥商曾投資數十億美元去開發，至今也沒有成功。

已故前衛生部部長陳敏章，雖然是西醫出身，但對中醫有深刻見解，他曾言：「發展中醫要繼承不泥古，創新不離宗。」筆者也認為不管是學習中醫還是發展中醫，首先是繼承，繼承是中醫的根，中醫的根是什麼？說到底，中醫理論基礎的根就是整體觀、系統論，臨床的根就是辨證論治，任何人也動搖不得。創新就沿著陰陽五行系統論、辨證論治下功夫，才能做到創新不離宗，發展中醫絕不能離開系統論的宗旨。

（十）

系統論是辦好、學好中醫的金鑰匙

　　筆者在初學中醫時，是單憑興趣進入，那時還認為中醫沒西醫複雜，中醫只不過是現代醫學的一點補充，一旦進入才發現不是那麼回事，其實中醫並不簡單。

　　從 20 世紀初的中西醫匯通到後來的中西醫結合，人們總是想按照西醫的理念去改造中醫，妄想使中醫附和現代醫學，以西解中，一步一步把中醫消化掉，百年中西醫之爭足以證明，無論現代醫學的口張得多大，無論現代科技如何發達，也無法吞下中醫這個龐然大物。反過來，有可能當現代醫學發展至一定階段，回過頭才能發現醫學最終還要再回到中醫這條路上來。

　　常言道，中醫藥博大精深，對初習者並沒有深切體會，數十年後才發現，不論是廣度還是難度，中醫都要比西醫難些，其原因是中醫屬模糊生命哲學，用黑箱原理，抽象的東西太多，老師不易講明白，學生似懂非懂，只能靠自己去體悟，就算中醫研究生畢業，仍然不會中醫操作，一旦進入臨床才曉得中醫的水很深，要學好實在不易，因此有人總結：「中醫易學難精。」就一個脈診，沒有幾年臨床實戰的功夫，是不可能掌握的。

　　中醫是傳統文化的典型代表，其中的天人合一整體觀、系統思維觀，若學習者能充分領會，學中醫就可能變得簡單。「系統論中醫學」可使學生少走彎路，學了幾年中醫基礎理論，一旦明白系統論的中醫理念，就可以迅速進入中醫這個寶庫裏。

　　不管學中醫還是辦中醫藥事業，都要符合中醫自身的發展規律。中醫自身的規律是什麼？說到底中醫的基本規律是整體論、系統思維觀。目前辦中醫學校，把中醫、中藥分開兩個系是否符合中醫藥的規律？畢業了不中不西，考上研究生、博士，文憑到手，還不會臨床中醫操作，是否是違背中醫的自身規律？中醫藥大學中藥系畢業生去製藥廠不懂製藥工藝，不會使用製藥機械，到醫院、藥店當中藥調劑員又心理不平衡，沒幾個中藥系的本科生、研究生甘心在藥房幹一輩子。

　　中醫藥大學首先把中醫、中藥分了家，是否也是違背了中醫藥的自身規律？筆者一直認為，中藥系畢業生到藥房當調劑員是一種極大的浪費！

　　20 世紀 80 年代初，我們曾投入巨資科研經費以西解中，妄想從某些中藥材中提取某種有用的化學成分創新中醫，除了屠呦呦還沒幾個人做出什麼名堂，倒是德國人看中了中藥的提取物，從中國進口心血管類生物製劑行銷數十個國家，每年創匯達 16 億美元；日本人從中國大量進口中藥材原料，其中成藥出口額占全球 90%，而我們只占 4%。作為中醫藥大國，我們的中醫藥出口還不及別國，是哪些環節出現了問題？這樣辦中醫藥事業是否也違背了中醫藥的自身規律？那些年我們做中醫經絡研究轟轟

烈烈，最終也沒取得什麼成果。妄想用現代科學實驗的方法發現經絡的實質行得通嗎？

舊時代的藥房是製藥、賣藥、看病系統化的一條龍服務，十分方便，是中醫藥經營的自身規律。那時沒有中醫學院，藥房小學徒後來都成了中醫專家，其水準絕不亞於今天的研究生。據報導我們高等中醫藥教育已經辦了 60 年，累計培養各種中醫藥人才 200 多萬，成績斐然，但現在從事中醫的醫師還不足 50 萬人，那另外 150 萬人都去哪裏了？在人才培養上我們是否合乎中醫藥的自身發展規律？現代臨床中醫已經發現，按經方用藥屢用無效，是《傷寒論》有問題還是中藥材不合格？種植中藥材無限制地施肥增產是否也違背了中藥生長的規律？

筆者認為，歸根結底是一個觀念問題，把中醫的整體觀、系統論忘得一乾二淨，腦子裏老是想用現代科學去改造中醫，這種觀念不除，中醫藥就不可能發展。

「通人文，讀經典，重臨床」這句話已成為中醫界的共識，通人文應該是打好中醫的基礎，把傳統文化的文、史、哲弄通；讀經典是學《黃帝內經》《傷寒論》《難經》《神農本草經》，目的是把打開中醫藥寶庫的鑰匙拿到手；重臨床就應該拿著金鑰匙把門打開。但我們的本科生、研究生拿著這把金鑰匙就是打不開寶庫的門，也許是年代太久，這鑰匙已經鏽跡斑斑，無法把門鎖打開。

筆者沿著傷寒之路，集 30 多年經驗寫的這本書是重新配製的寶庫門鑰匙，希望您能試用一下，用新鑰匙把中醫藥寶庫的門打開。

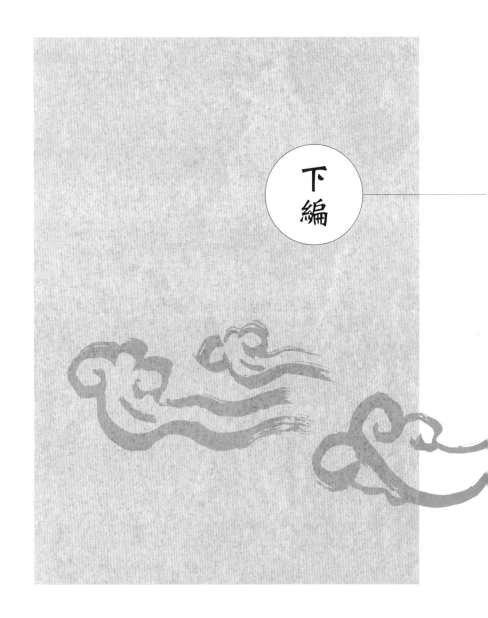

下編

（一）

腦病的系統論治

◆ 概述

　　本文所涉及的腦科系列疾病包括現代醫學所謂的腦血管意外，即腦出血、腦梗塞、腦血栓，中醫統稱為「中風」；腦病系還包括癲癇症、精神分裂症、抑鬱症、腦萎縮、老年痴呆、帕金森氏症、腦動脈硬化症、癔症、蛛網膜下腔出血症，以及中醫的不寐、眩暈、頭風、厥證等，至於腦科占位病變將另有專門論述。

◆ 病機

　　現代醫學證實，腦血管意外（腦卒中）發病前多有腦動脈硬化、腦血管畸形病史，也有些是高血壓、糖尿病及腦梗塞多發者，素日症狀並不明顯，只是一般的頭痛、頭眩、耳鳴、腦鳴、口苦、口乾、少寐、便燥、面赤等輕症，表現並不嚴重，一般患者也不甚重視，一旦肝陽上亢、風火上擾時，將出現「中風」危急症狀，因此「腦中風」一類危症是「冰凍三尺非一日之寒」，是逐漸發展而形成的。

　　現代醫學把「中風」一證劃分為兩大類：一為出血型

中風，即「腦溢血」，此為「真中風」；二為缺血型中風，如腦梗塞、腦血栓等，屬於「類中風」。

《黃帝內經》云：「血之於氣並走於上，則為大厥（厥者阻塞之意），氣復則生，不復返則死。」「大厥」即相當於現代醫學的「類中風」，腦中風是由風、火、痰、瘀、氣機逆亂而致，古今雖有內風、外邪之說，筆者認為還以內風為主，兼有外邪，中風一證多由氣血虧虛、情志不調、飲食不節、勞累過度、形神失養致臟腑陰陽失調，氣血運行不暢而發「中風」。

中醫把中風分為風中經絡和風中臟腑兩大類型，二者證候有別，但大同小異，只是中風程度不同而已。風中經絡症狀較緩，也稱為「淺中風」或「類中風」，而出血性中風發病急驟，中醫稱為「脫證」，瞬間可昏迷不醒、口眼喎斜、半身癱瘓、瞳孔散大、二便失禁、鼾睡、牙關緊閉，是腦中風出血之危候。

中風一證以中老年人發病為多，而蛛網膜下腔出血多發於青壯年人，是先天動脈血管瘤破裂或是腦血管畸形在用力過度時瘤體破裂，血液直接流入蛛網膜下腔，起病急驟，有劇烈頭痛，但一般無意識障礙。

精神分裂症相當於中醫的「癲狂」，《素問‧至真要大論》講：「諸躁狂越皆屬火。」《靈樞‧本神》曰：「悲哀動中則傷魂，喜樂無極則傷魄。」癲狂乃秉性乖戾、七情內傷、臟腑失調、陰陽逆亂，癲者以氣鬱痰迷為主，狂者以火熾痰壅為要，氣血凝滯可發癲，熱痰互結可發狂，本病涉及心、肝、肺、腎諸臟。

「癲狂」大致分兩類，一為起病急驟，表現為胡言亂

語、毀物傷人、不思飲食，俗稱為「武瘋子」；二為抑鬱型精神病，表現為表情淡漠、情緒低落、喃喃自語、語無倫次、悲喜無常，俗稱「文痴」，而常見的「憂鬱症」則表現為焦慮少眠、情緒低落、少言寡語、悲觀多疑、自感空虛、厭世乏味，有自殺傾向。

抑鬱症（即憂鬱症）是躁狂抑鬱性精神病的一個分支，中醫屬「鬱證」範疇，中醫稱鬱證有六鬱，即氣鬱、血鬱、痰鬱、火鬱、食鬱、濕鬱，肝氣鬱結、心神不寧、心脾兩虛、肝腎虧損是抑鬱症的主因，抑鬱症涉及心、肝、肺、腎諸臟，即氣、火、痰、血皆可致鬱。

現代醫學所謂的癲癇症，屬中醫的癇證範圍，俗稱「羊癲瘋」，分原發和繼發兩種。現代醫學認為是腦部興奮神經元過度放電而為，是一種發作性大腦功能紊亂綜合徵。中醫認為，原發性癇證多與先天性因素有關，古人認為與胎兒在母腹中受驚有關。癇證可見突然昏倒、不省人事、肢體抽搐，短暫即醒，醒後如常人，反覆發作，由風、火、痰、驚導致心、肝、脾、腎等臟腑功能失調引起腦功能紊亂，肝鬱化火、情志失調、飽食不節、驚恐傷神是形成癇證的主因，驚恐則氣亂，氣亂則痰蓄，氣逆痰火隨風而動，致本病反覆發作，經久不癒。

神經衰弱，屬中醫不寐、失眠、頭痛等範疇，神經衰弱是大腦功能活動長期過度緊張，導致腦內抑制過程減弱，以精神易興奮與腦力思維易疲勞為特徵。本文重點討論其失眠部分，睡眠應該是大腦抑制過程，若多慮、恐懼、煩惱、緊張、情緒亢奮則大腦呈興奮狀態，則易造成失眠。陽盛陰衰、心腎不交、心火亢盛、肝鬱化火、熱痰

擾心、心脾兩虛等皆可致失眠。

「癔病」（歇斯底里）是一種神經機能性疾病，多在精神因素後發病，病人表現為精神障礙，症狀複雜，屬中醫「鬱證」「臟躁病」範疇，涉及心、肝、脾、腎諸臟，以心肝氣鬱、痰氣交阻為多見。

帕金森氏症（震顫麻痺）則為肝腎不足引起的肝風內動，表現為頭搖手顫、神情遲鈍、步履蹣跚或四肢震顫，是一種原因不明的錐體外系統慢性退行性疾病，與腦炎、腦外傷、腦動脈硬化、中毒等有關。西醫認為是腦黑質神經末梢多巴胺不足，乙醯膽鹼的作用相對增強而發病，中醫屬「內風」「震顫」範疇。

眩暈，相當於現代醫學的梅尼埃病、腦動脈硬化、低血壓、神經衰弱等症。《素問・至真要大論》云：「諸風掉眩，皆屬肝。」《丹溪心法・頭眩》中則認為：「無痰不作眩，以治痰為先。」《景岳全書・眩暈》中說：「無虛不作眩，當以治虛為主。」

眩暈涉及心、肝、脾、腎諸臟，風、火、痰、虛皆可致眩，臨床以血虛、痰濁者偏多。

中醫把頭疼稱為「頭風」，把三叉神經痛稱為「雷頭風」，頭痛劇烈偏於一側者稱為「偏頭風」。

頭為諸陽之會、清陽之府、髓海之地，五臟精華之血、六腑清陽之氣皆上注於腦。

風為百病之長，外感頭痛是風夾寒濕逆亂於腦而生頭痛，內傷頭痛是由於肝、脾、腎三臟功能失調而生頭痛，如情志不和、肝失疏泄、肝鬱化火、上擾清空，或腎水不足、水不涵木致肝陽上亢、上擾清竅皆可生頭痛。

◆ 辨證論治

中風一證臨床證型分類十分複雜，一般分中臟腑和中經絡兩大類，中臟腑又分為陽閉、陰閉、脫證，為中風之急危病症，一般閉證宜先開竅醒神，陽閉治以涼開，陰閉施以溫開，脫證以溫陽固脫、回陽救逆。臨床閉證以陽閉多見，是腦出血重症，救治陽閉證應化痰清熱、通腑瀉濁、開竅醒神，常用安宮牛黃丸辛涼開竅，陽閉者常為腑實大便秘結，用導痰湯加大黃通腑瀉濁則可轉危為安。

腦出血，臨床常按急性期、恢復期及後遺症期論治。風中經絡症狀較輕，多為缺血性中風的「腦栓塞」或「腦血栓」，分為風痰入絡、風陽上擾、肝腎陰虧、氣滯血瘀、風痰阻絡等型，臨床根據不同的證候選用不同的湯頭論治，如陰虛陽亢、風陽上亢常用張錫純的鎮肝熄風湯化裁論治；若氣滯血瘀、風痰阻絡、手足麻木、半身不遂、語言不利、口眼喎斜則選用孫思邈的小續命湯溫經通陽、扶正祛風。腦出血恢復期常用地黃飲子化裁，配合針刺對恢復功能有利。

癲狂中醫在辨證中把癲與狂分開論治，癲症以解鬱化痰為主，狂症以瀉火降痰為主，癲狂根據臨床表現及脈象、舌苔即可分開，但二者也不可截然分開，癲症脈多弦滑，舌淡苔白；而狂症脈多弦數，舌質紅，苔多黃膩，癲症以虛證為多，而狂者多為實證。

癲症中醫常辨證為氣鬱痰迷型，常用順氣導痰湯化裁，心脾兩虛型常用養心湯化裁，對青春期妄想型癲症可選用十味溫膽湯。

狂症分為火熾痰壅和火盛傷陰兩型，常用生鐵落飲或礞石滾痰丸及「二陰煎」、定志丸等化裁。

憂鬱分為心脾兩虛、情志不遂、肝氣鬱結、痰瘀阻絡等型，辨證論治以豁痰解鬱、安神養心為大法，常選用溫膽湯、逍遙散、六鬱丸等辨證應用。

癲癇（癇症）治法以行氣豁痰、熄風定癇、化痰開竅、鎮心安神為主，常選用定癇丸、溫膽湯加味，大發作期應當先選擇西藥控制病情，待病情穩定後再逐漸改為中藥調理，因癇症非急切可以收功，故多加工成丸、散治之。

神經衰弱，在中醫講主要是失眠和頭疼。失眠在臨床頗為多見，中醫辨證論治分為心腎不交、體虛不寐、心脾兩虛、肝鬱化火、熱痰擾心、心火亢盛、肝血瘀阻、心腎兩虛等型，十分複雜。

治失眠要記住一個法則，就是把動轉為靜，皆離不開養心安神、交通心腎和補益心脾等治則，常選用酸棗仁湯、歸脾湯、天王補心丹、半夏瀉心湯、硃砂安神丸、黃連阿膠湯、交泰丸等。

頭痛一證分為外感和內傷兩類，外感性頭痛又分為風寒、風熱、風濕，分別用川芎茶調散、菊花茶調散、羌活勝濕湯加減治之；內傷性頭痛分為肝陽、痰濁、血瘀、氣虛、陽虛等型，分別用天麻鉤藤飲、半夏白朮天麻湯、通竅活血湯、八珍湯等。

三叉神經痛也是按風寒、風熱、瘀血、肝火等型論治，常選用清空湯化裁治之效果頗佳。

眩暈，中醫認為風、火、痰、虛皆可致眩，常用的湯

頭有天麻鉤藤飲治肝火上升的眩暈，天麻半夏白朮湯治痰濁眩暈，歸脾湯治血虛虧損眩暈，腎虧眩暈也常用左歸丸、右歸丸加味治之。

帕金森氏症及腦萎縮、老年痴呆症均為退行性病變，病人以老年人居多，帕金森氏症中醫分為氣血兩虛、肝鬱痰滯、虛風內動、肝腎不足、氣滯血瘀等型，其中以肝腎不足、虛風內動為主，患者常有高血壓、腦動脈硬化病史，臨床常以驗方天麻鉤藤飲或鎮肝熄風湯、三甲復脈湯化裁治之，常用天麻、鉤藤、龜甲、龍骨、牡蠣、珍珠母祛風鎮靜，配以何首烏、山茱萸、桑寄生、熟地黃、白芍、當歸、牛膝滋陰補腎養血。

老年性腦萎縮是一種由體衰、腦動脈硬化、腦體積縮小為特徵的腦退行性病變，可見肢體萎軟、步履不穩、反應遲鈍、手足震顫、記憶力減退等一系列衰弱症狀，中醫屬「虛勞」「萎證」「震顫」範疇。老年痴呆症兼有腦血管神經病變及記憶力、認知能力缺失，並可伴有焦慮、抑鬱，也有腦萎縮表現，中醫劃分在鬱證範圍。二者治療在中醫來說相差無幾，老年痴呆與腦萎縮均應補腎益氣、活血化瘀、健腦增智。

癔症屬反應型精神病，辨證為肝氣鬱結、痰氣交阻、心腎虧虛、心脾兩虛等型，心脾虛用歸脾湯化裁；肝氣鬱結用柴胡龍牡湯化裁；心神恍惚、哭笑無常用甘麥大棗湯化裁。

◆ 方藥分析

中風常用方藥：清心開竅用至寶丹、安宮牛黃丸、羚

角鉤藤飲等；回陽固脫用參附湯、獨參湯；肝陽上亢用天麻鉤藤飲；豁痰醒神用導痰湯、溫膽湯、解語丹；祛風通陽用大秦艽湯、小續命湯；平肝熄風用鎮肝熄風湯；益氣通絡用補陽還五湯；滋陰熄風用大定風珠湯；滋腎養陰用地黃飲子；育陰潛陽用三甲復脈湯；中風不語用石菖蒲、白附子、炙遠志、天麻、鬱金；豁痰開竅用製半夏、膽南星、橘紅、竹茹、茯苓、竹瀝、大皂角；平肝熄風用代赭石、石決明、龍骨、牡蠣、地龍、全蟲、蜈蚣、白芍、鉤藤、蒺藜、豨薟草；煩躁不寐用酸棗仁、遠志、靈芝、五味子、夜交藤；大便燥結用川大黃、火麻仁、枳實、玄參、生地黃、肉蓯蓉、當歸；醒腦開竅用石菖蒲、蘇合香、川芎、冰片、麝香、安息香；高熱昏迷用牛黃、羚羊角、廣犀角、天竺黃；氣滯血瘀用當歸、川芎、赤芍、三七、丹參、紅花、土鱉蟲、水蛭、虻蟲；上肢偏癱用薑黃、羌活、桂枝；下肢偏枯用杜仲、牛膝、獨活、桑寄生、川續斷；口眼喎斜用全蟲、蜈蚣、殭蠶、白附子。

1. 中風常用方

（1）鎮肝熄風湯：

懷牛膝 30 克、代赭石 30 克、生龍骨 20 克、生牡蠣 20 克、生龜甲 20 克、白芍 15 克、玄參 15 克、天冬 15 克、川楝子 10 克、生麥芽 10 克、茵陳 15 克、甘草 6 克。

（2）天麻鉤藤飲：

天麻 10 克、鉤藤 20 克、石決明 30 克、梔子 10 克、黃芩 15 克、杜仲 15 克、懷牛膝 15 克、桑寄生 20 克、益母草 20 克、茯神 20 克、夜交藤 30 克。

（3）羚角鉤藤飲：

羚羊角粉 6 克（另服）、鉤藤 20 克、桑葉 10 克、川貝母 10 克、竹茹 15 克、生地黃 20 克、白芍 30 克、菊花 15 克、茯神 15 克、甘草 6 克。

（4）補陽還五湯：

黃耆 120 克、當歸 10 克、赤芍 10 克、桃仁 10 克、紅花 10 克、地龍 10 克、川芎 10 克。

（5）地黃飲子：

熟地黃 30 克、山茱萸 15 克、石斛 10 克、麥冬 20 克、五味子 10 克、石菖蒲 10 克、遠志 10 克、茯苓 15 克、肉蓯蓉 15 克、肉桂 10 克、炮附子 10 克、巴戟天 15 克。各等分，研粉，每服 10～15 克。

（6）大定風珠湯：

白芍 20 克、阿膠 10 克、龜甲 20 克、生地黃 20 克、麻仁 10 克、五味子 10 克、麥冬 20 克、牡蠣 20 克、鱉甲 15 克、炙甘草 15 克、雞子黃 2 枚。

（7）三甲復脈湯：

炙甘草 20 克、熟地黃 30 克、白芍 20 克、麥冬 15 克、阿膠 10 克、鱉甲 20 克、牡蠣 30 克、龜甲 30 克。

（8）大秦艽湯：

大秦艽 15 克、獨活 15 克、羌活 10 克、防風 10 克、白芷 10 克、細辛 10 克、白朮 15 克、茯苓 15 克、甘草 10 克、生地黃 15 克、熟地黃 20 克、白芍 20 克、川芎 10 克、當歸 10 克、黃芩 10 克、石膏 20 克。

（9）小續命湯：

桂枝 10 克、附子 15 克、川芎 10 克、麻黃 10 克、人

參 10 克、白芍 15 克、杏仁 10 克、防風 10 克、黃芩 10
克、防己 10 克、甘草 10 克、生薑 50 克。

（10）安宮牛黃丸：

廣犀角 20 克、牛黃 20 克、麝香 10 克、珍珠 20 克、
雄黃 10 克、黃連 20 克、鬱金 20 克、黃芩 20 克、梔子
20 克、硃砂 10 克、冰片 5 克。本方可加工純安宮牛黃丸
50 丸左右。

2. 腦科雜病常用方

（1）癲狂（精神分裂症）

①十味溫膽湯：枳實 10 克、竹茹 15 克、陳皮 15
克、法半夏 15 克、茯苓 20 克、甘草 10 克、酸棗仁 20
克、五味子 10 克、炙遠志 10 克、石菖蒲 10 克、膽南星
15 克。

【功效】清心、化痰、安神。

【適應證】青春期妄想性精神分裂症，也治其他癲
症。

②生鐵落飲：生鐵落 30 克、膽南星 15 克、瓜蔞 30
克、橘紅 20 克、石菖蒲 10 克、川大黃 10 克、玄參 20
克、黃連 15 克、茯苓 20 克、丹參 20 克、炙遠志 10 克、
麥冬 10 克。

【功效】養陰安神、化痰降火。

【適應證】狂症、躁狂型精神分裂症。

（2）癇症（癲癇）

①加味溫膽湯：天麻 10 克、法半夏 20 克、陳皮 15
克、茯苓 30 克、甘草 10 克、炙遠志 10 克、全蟲 6 克、
殭蠶 15 克、膽南星 15 克、鬱金 15 克、白附子 10 克、石

菖蒲 10 克、黃連 10 克、龍齒 20 克、琥珀 10 克。

【功效】祛風、豁痰、安神。

【適應證】痰迷心竅、風痰上逆型癇症。

②天麻 10 克、法半夏 15 克、膽南星 10 克、鬱金 15 克、全蟲 6 克、殭蠶 10 克、蜈蚣 2 條、合成牛黃 0.5 克（沖服）、明礬 1 克、石菖蒲 10 克、黃連 10 克、天竺黃 15 克。

【功效】祛風、清熱、化痰。

【適應證】各型以小發作為主的癇症，病情穩定後可加工成丸、散口服。

（3）**失眠（神經衰弱）**（自擬）

生地黃 15 克、玄參 15 克、黃連 10 克、白芍 20 克、肉桂 6 克、五味子 10 克、酸棗仁 20 克、柏子仁 10 克、茯神 20 克、丹參 20 克、百合 15 克、殭蠶 10 克、龍齒 20 克、靈芝 10 克、夜交藤 20 克、合歡皮 15 克、大棗 15 克、炙甘草 10 克。

【功效】養心安神、交通心腎。

【適應證】各型失眠（神經衰弱）。

（4）**頭痛**

①「**清空湯**」**加味**（自擬）。

川芎 30 克、柴胡 10 克、黃芩 20 克、川羌活 15 克、防風 10 克、黃連 6 克、甘草 10 克、鉤藤 20 克、天麻 10 克、石決明 30 克、白芍 20 克、蒼耳子 10 克。

【功效】祛風、勝濕、止痛。

【適應證】各型偏正頭痛。

②川芎 30 克、羌活 10 克、細辛 10 克、白芷 10 克、

白芍 20 克、生地黃 15 克、地龍 15 克、牡蠣 30 克、龜甲 30 克、鱉甲 15 克、石決明 30 克、玄參 15 克、牡丹皮 20 克、丹參 30 克、天麻 15 克、防風 10 克、鉤藤 15 克、全蟲 6 克。

【功效】祛風、鎮靜、止疼。

【適應證】高血壓、三叉神經痛。

（5）眩暈症

「半夏白朮天麻湯」加味：

天麻 10 克、薑半夏 20 克、茯苓 20 克、陳皮 15 克、炙甘草 10 克、桂枝 10 克、炒白朮 15 克、澤瀉 10 克、龍骨 30 克、牡蠣 30 克、大棗 15 克、生薑 10 克。

【功效】祛風、化痰、止眩。

【適應證】各型眩暈症。

（6）憂鬱症

「逍遙散」合「溫膽湯」加味：

柴胡 10 克、當歸 15 克、白芍 15 克、茯苓 20 克、法半夏 15 克、炙甘草 15 克、炙遠志 10 克、枳殼 10 克、竹茹 15 克、陳皮 10 克、川芎 10 克、酸棗仁 15 克、知母 10 克、炒梔子 10 克、靈芝 10 克。

【功效】疏肝解鬱、豁痰安神。

【適應證】肝氣鬱結、痰火擾心等型抑鬱症。

（7）腦萎縮、老年痴呆症（阿茲海默症）（自擬）

黃耆 30 克、當歸 15 克、川芎 15 克、丹參 20 克、鬱金 15 克、鉤藤 20 克、龍骨 20 克、牡蠣 20 克、龜甲 15 克、天麻 10 克、茯神 20 克、石菖蒲 10 克、炙遠志 10 克、膽南星 10 克、地龍 10 克、生地黃 15 克、菊花 10

克、五味子 10 克。

【功效】袪風醒神、補腎益氣、健腦增智。

【適應證】各種類型老年痴呆症及腦萎縮、腦動脈硬化、口齒不清、中風後遺症等。

（8）蛛網膜下腔出血

天竺黃 20 克、黃芩 20 克、枳實 10 克、珍珠母 30 克、法半夏 15 克、代赭石 30 克、全蟲 6 克、蜈蚣 2 條。

【功效】平肝潛陽、化痰、袪風、止痛。

【適應證】蛛網膜下腔出血急性期，恢復期用「補陽還五湯」化裁。

（9）帕金森氏症（震顫麻痺）（自擬）

天麻 15 克、鉤藤 20 克、生地黃 20 克、白芍 15 克、龜甲 30 克、牡蠣 30 克、龍骨 30 克、石決明 30 克、山茱萸 20 克、山藥 25 克、牡丹皮 20 克、桑寄生 15 克、懷牛膝 15 克、澤瀉 10 克、茯神 30 克。

【功效】育陰潛陽、平肝熄風。

【適應證】帕金森氏症（震顫麻痺）、舞蹈症等。

◆ 系統論治法

中風一證，起病急驟，病情危急，恢復緩慢，急性期陽閉常用安宮牛黃丸、至寶丹，陰閉者用蘇合香丸灌服。開竅醒神這類丸藥中，多含有麝香、蘇合香、安息香、冰片，均有醒腦開竅之功；高熱昏迷則用牛黃、羚羊角、廣犀角、天竺黃；豁痰醒神用石菖蒲、膽南星、橘紅等；平肝熄風必用鉤藤、代赭石、石決明、地龍、白芍、龍骨、牡蠣等。

所以，凡是風中臟腑的腦出血（腦中風）閉證、脫證恢復期皆可系統論治，在臨床辨證遣方用藥上，比過去的辨證施治簡單易學，療效亦佳。

1. 中風全息湯

鉤藤 20 克、天麻 10 克、石菖蒲 10 克、膽南星 10 克、炙遠志 15 克、當歸 15 克、川芎 20 克、生地黃 30 克、白芍 20 克、赤芍 20 克、龍骨 30 克、牡蠣 30 克、桃仁 10 克、紅花 10 克、烏梢蛇 20 克、全蟲 10 克、地龍 20 克。

【用法】煎湯濃縮 24 小時內不間斷灌服，或分 4～6 次鼻飼，直至意識恢復。

【功效】豁痰開竅、平肝潛陽、活血化瘀。

【適應證】風中臟腑、陽閉、陰閉、脫證，凡腦出血恢復期皆可隨證加減應用。

臨證加減化裁：高血壓加合成牛黃 3 克（灌服）、川牛膝 15 克、龜甲 20 克、豨薟草 30 克；高熱昏迷加天竺黃 20 克、竹瀝 50 克、黃芩 20 克；瘀血偏多加水蛭 5 克、西紅花 5 克（灌服）；大便不通加大黃 20 克、枳實 15 克、火麻仁 15 克；口眼喎斜加殭蠶 20 克、白附子 10 克、蜈蚣 2 條；脫證加人參 10 克、附子 10 克、玳瑁 15 克（單獨灌服）。

【方解】本方由天麻鉤藤飲、桃紅四物湯、地黃飲子化裁而成。其中天麻、鉤藤、石菖蒲、膽南星、炙遠志為腦科的主藥，在腦科疾病中這五味藥使用頻率最高，因此筆者稱之為「腦科五味」。本方以天麻、鉤藤、白芍、全蟲、地龍平肝熄風；配伍石菖蒲、膽南星、遠志化痰開

竅，龍骨、牡蠣配天麻平肝潛陽，桃紅四物活血化瘀，共奏熄風豁痰、平肝潛陽之功，加減後可通治中風、腦卒中諸證，因此本方命名為「中風全息湯」。

2. 腦科全息湯

天麻 10 克、鉤藤 20 克、膽南星 10 克、石菖蒲 10 克、當歸 15 克、川芎 20 克、桃仁 10 克、紅花 10 克、赤芍 30 克、黃耆 50～100 克、甘草 10 克、炙遠志 10 克、地龍 20 克、鬱金 15 克、茯神 20 克、法半夏 15 克、生地黃 30 克、枳實 10 克、全蟲 10 克。

【用法】煎湯口服，每日 2～3 次，每次不少於 150ml。

【功效】養血祛風、清心安神、豁痰開鬱。

【適應證】腦血栓、腦梗塞、蛛網膜下腔出血、癲癇症、精神分裂、抑鬱症、老年痴呆、腦萎縮、眩暈症、頭風、神經衰弱等。

辨證加減：癲癇加明礬 10 克、殭蠶 15 克、蜈蚣 1～2 條、酒大黃 10 克、牛黃 1～2 克（另服）；癲狂加生鐵落 30 克、瓜蔞 20 克、大黃 10 克、黃連 10 克、橘紅 15 克、礞石 20 克、竹茹 20 克；抑鬱症加竹茹 20 克、合歡花 15 克、酸棗仁 20 克、西紅花 3 克（沖服）、柴胡 10 克；腦血栓、腦梗塞加水蛭 6 克、丹參 30 克、烏梢蛇 20 克；蛛網膜下腔出血加代赭石 30 克、枳實 15 克、川牛膝 15 克、天竺黃 15 克、蜈蚣 2 條；腦萎縮、老年痴呆症加菊花 15 克、五味子 10 克、益智仁 10 克；失眠、神經衰弱加黃連 10 克、白芍 15 克、肉桂 10 克、五味子 10 克、靈芝 10 克、合歡皮 15 克；眩暈症加白朮 15 克、澤瀉 15

克、龍骨 30 克、牡蠣 30 克、乾薑 15 克；頭疼加羌活 10
克、黃芩 10 克、石決明 30 克、白芷 10 克、防風 10 克；
帕金森氏症加龍骨 30 克、牡蠣 30 克、生龜甲 30 克、珍
珠母 30 克、桑寄生 15 克、白芍 15 克。

【方解】本方以《醫林改錯》的補陽還五湯為君，因
中風後脈絡瘀阻，經髓不通、氣血不行，常有語言障礙或
者半身不遂等後遺症，補陽還五湯能益氣、活血、通絡；
腦五味的天麻、鉤藤、石菖蒲配伍全蟲能鎮痙熄風化痰；
枳實、半夏、甘草能導痰破氣下行；鬱金、遠志行氣解
鬱、安神益智，所以本方能適宜各種腦科雜症，不僅能治
腦血管意外的中風後遺症、腦梗塞、腦血栓，也能治抑
鬱、癲癇、精神分裂、老年痴呆及神經衰弱等症。

◆ 評按

中醫認為腦為元神之府，與心、肝、腎三臟關係甚
密，腦的功能在中醫藏象中分屬於五臟之中，而沒有單獨
的腦科疾病，因此中醫治腦科病往往是在治心、治肝、治
腎。如中醫治神經衰弱，實際上是在治少陰心、腎，治憂
鬱症實際上是在治心與肝，治老年痴呆、腦萎縮實際上也
在治腎，治帕金森氏症也是在治肝、腎。

《黃帝內經》云：「人始生，先成精，精成而腦髓
生。」《靈樞・海論》中講：「腦為髓之海。」腦髓的強
弱是靠腎精去養護的，所以治諸多腦病常用滋腎、填精、
補髓之法，因為髓通於腦之故。

中風一證，辨證雖然複雜，但不外風、火、痰、瘀，
豁痰化痰貫穿始終，急性期醒神開閉後，主要應豁痰、開

竅、化瘀、潛陽辨證論治，急性期要遵循「治風先治血，血行風自滅」的原則，因此出血期也應適當用點紅花、赤芍、水蛭等，有防再滲血之功，中風恢復期用中風全息湯可簡化辨證論治。

脑科病種有十幾種，中醫遣方用藥在 50 味左右，古今湯頭有十幾個，但用藥的範圍不大，從脑科方藥中可以窺見天麻、鉤藤、膽南星、遠志、石菖蒲、地龍、白附子、全蟲、天竺黃、法半夏等在方劑中應用頻率最高。

筆者按中醫的系統論，抓住主要病機，可使數十個治脑病的方劑變為一方——「脑科全息湯」，幾乎可通治所有脑科疾病，使辨證施治化繁為簡，不僅適宜初學者，有經驗的臨床醫生也可以借鑑。

病案

梁某，男，62 歲，2015 年 11 月 14 日發病，當時患者家中無人，被發現時已不省人事。據患者兒子講：「按父親作息時間應在早餐後即暈倒，他至少已在地板上躺了兩個小時，遂呼叫救護車送醫院。」經檢查發現患者尚有意識，只是左半身偏癱，CT 查驗證實患者脑右側有 50～80ml 溢血，醫院主治醫生主張開顱壓迫止血，家屬主張先用保守療法治一週再說，因為患者發病後意識尚清楚，只是半身偏癱，大小便不能自理。患者住院已兩週，病情並無起色，院方主任醫師說只有開刀取血才能好轉，但患者本人也不同意開顱，20 天後轉入康復科，醫院採用中西醫結合的方法，一邊針灸，一邊按摩，配中藥湯劑，到 2016 年 3 月已能行走，CT 片顯示存血已經吸

收，只是走路跛行，但拄拐可以自理。

從 2015 年 12 月到 2016 年 3 月共服湯劑 100 餘劑，方用中風全息湯加減化裁：天麻 15 克、鉤藤 20 克、石菖蒲 10 克、遠志 10 克、膽南星 10 克、鬱金 15 克、枳實 10 克、當歸 15 克、赤芍 30 克、川芎 20 克、桃仁 10 克、紅花 10 克、全蟲 10 克、川牛膝 15 克、水蛭 10 克、火麻仁 15 克。

用法：水煎，每日一劑，分兩次服。

趙某，男，65 歲，某廠技工，退休後一直身體不錯，曾返聘某單位做技術顧問。2010 年歲末患者並未上班，一日清晨起床後感覺腿腳不靈活，右手無力，口角流涎，但不影響說話，吃早餐時感覺右手拿筷子不好使，遂傳叫兒子來家帶去醫院檢查，做完了血常規化驗、心電圖、腦電圖均無異常，午後又做了一次 CT，診斷為「腦血栓形成」。住院 10 天，每天注射抗栓藥物，曾注射腦塞通、燈盞花素、銀杏葉注射液等，腿走路已沒問題，病情穩定後隨即出院。

患者回家後服過不少中西抗血栓藥物，但說話口齒不清，右手仍然不靈活，其兒子要求繼續中醫治療。患者 12 月 30 日來診，查該患者血壓 150/95mmHg，脈沉弦，右手握力差，說話字眼咬得不清，人中穴向左歪斜，中醫應屬風中經絡一類，治宜疏風通絡、活血化瘀、豁痰開竅，方用腦科全息湯化裁：天麻 15 克、鉤藤 15 克、石菖蒲 10 克、膽南星 10 克、炙遠志 10 克、鬱金 20 克、枳實 10 克、甘草 10 克、當歸 15 克、赤芍 20 克、川芎 20

克、地龍 20 克、全蟲 10 克、桃仁 10 克、紅花 10 克、生地黃 20 克、黃耆 30 克、防風 10 克、茯神 20 克。

用法：每日一劑，分 3 次口服，每次 150ml。

療效：本方連服 4 週後，患者說話已清楚，右手握力增強，人中已正，自覺已經痊癒。

王某，女，20 歲，學生，2000 年 10 月國慶假期時來診。自訴：6 歲以後因受過驚恐，後來就常犯病，每月有數次，每次僅 1 分鐘，表現為目直視後不省人事，跌倒後口角有白沫，一般 1～2 分鐘即恢復意識，口乾，時頭痛。查脈弦滑，舌苔白膩，頭不清醒，有時胸悶、乏力，睡眠常有夢語。

證屬痰迷心竅、痰火上擾清空，治宜豁痰開竅、熄風定痛，方用腦科全息湯合溫膽湯化裁：天麻 10 克、鉤藤 15 克、石菖蒲 10 克、膽南星 10 克、遠志 10 克、鬱金 15 克、法半夏 20 克、全蟲 6 克、枳實 10 克、殭蠶 10 克、茯神 20 克、桃仁 10 克、紅花 6 克、生地黃 20 克、川芎 10 克、當歸 15 克、酒大黃 10 克。

用法：水煎，每日一劑，分兩次服，每次 150ml。

療效：計服 24 劑後，發作次數明顯減少，12 月份僅發作一次，症狀輕，時間短，最後一次僅十幾秒即清醒，其後曾制水丸口服達半年之久，到 2001 年 8 月，每 2～3 個月才發作一次，每次僅幾秒鐘，雖然沒根治但病情已大有好轉。

王某，女，24 歲，1998 年 10 月 25 日晚，因與家人

發生口角，當晚沒吃飯即入睡，第二天清晨突然發病。患者精神恍惚，時哭時笑，語無倫次，不思飲食。第三天半夜奔走呼號，當眾高歌，不避親疏。

其母代訴：患者最近因婚姻問題經常不思飲食，有時夜間靜坐或喃喃自語，曾去精神病院診為精神分裂症。患者服過氯氮平、硝基安定、冬眠靈等，病情時好時壞，一直在家休息，無法工作。

證屬痰氣鬱結、神出清竅，治宜化痰開鬱、清心安神，方用腦科全息湯化裁：天麻 10 克、鈎藤 15 克、石菖蒲 10 克、膽南星 10 克、遠志 10 克、法半夏 20 克、茯神 30 克、陳皮 10 克、酸棗仁 15 克、青礞石 20 克、枳實 15 克、桃仁 10 克、當歸 15 克、川芎 10 克、丹參 20 克、鬱金 20 克、五味子 10 克、生鐵落 30 克。

用法：每日一劑，分 2～3 次口服，每次 150ml。

療效：患者服 1 週後（西藥安神藥沒停）明顯好轉，計服 3 週再未發病，其後曾制丸口服 2 個月，2000 年 3 月回訪，患者早晚不服西藥再沒復發。

（二）

心臟系統疾病的系統論治

◆ 概述

本文所講的心臟系統疾病，相當於現代醫學所指的心血管疾病的總稱。包括心力衰竭、心律失常、病竇綜合徵、風濕性心臟病（風心病）、肺源性心臟病（肺心病）、冠心病、病毒性心肌炎、高血壓心臟病、高血脂症及中醫的不寐、心悸等症。

◆ 病機

現代醫學認為，心臟像一個「泵」，透過大小循環推動血液在血管中周流不息，每分鐘排出 4～5 升血液，每晝夜可排 6500 升血液。血液由動脈排出，靜脈回流，週而復始，為機體各組織提供所需之營養物質。「心泵」一旦發生運行障礙將危及五臟六腑的營養供給，血液循環一刻也不能停頓，否則將會造成心臟猝死。

中醫的藏象學說認為，心臟是人體生命的主宰，為五臟六腑之首，《素問・靈蘭秘典論》云：「心者，君主之官，神明出焉。」心主血脈，心藏神，心臟有思維、意識、情志活動，這一點與現代醫學的理論相悖。心血的充

盈需氣的推動來實現。中醫認為氣為血帥，肺主一身之氣，心、肺關係密切；心主血，脾統血，脾氣健旺，氣血生化有源，則心血充足，若脾失健運，可致心血虛虧；肝為心之母，肝藏血，心血不足則肝無所藏，心血不足可致心悸、面色不華、少寐、爪甲不榮，月經減少等；心屬火，腎主水，心腎升降相因，水生火降，水火不濟、心腎不交可致失眠、頭眩、耳鳴等。

冠心病、高血壓心臟病的形成無不與血壓、血黏度、血脂相關，心力衰竭也是由多種心臟病逐漸發展成為心力衰竭，如風濕性心臟病、肺源性心臟病、心肌病由心律失常逐漸發展為心衰。肺源性心臟病表現為心悸、動則喘促或痰濁壅肺、水氣凌心；心肌炎則心律不整、胸悶、心悸，初期發燒，嚴重的也可發展為心力衰竭；高血壓心臟病會出現頭暈、頭痛、少寐、心煩、口乾、面赤、血壓升高；冠心病會出現胸悶、胸骨後胸前區、背痛、氣短、心絞痛。由此可看出心臟病的病因、病機絕不是獨立的，而是與心、肺、肝、腎息息相關的。

◆ 辨證論治

1. 心律失常

中醫稱為心悸、怔忡。辨證為陰虛火旺、氣陰兩虛、心腎不交、痰火擾心、水飲內停等型，十分複雜。實際心律失常一為陰虛快速型心律失常，包括期前收縮、房顫、房撲及陣發性心動過速等；二為陽虛緩慢型心律失常，包括房室傳導阻滯、竇性心動過緩及病竇綜合徵。

陰虛（快速心律失常）中醫常用三參平律湯——太子

參 30 克、丹參 20 克、苦參 15 克、麥冬 15 克、五味子 10 克、炙甘草 15 克、當歸 15 克、酸棗仁 20 克、炙遠志 10 克、茯神 20 克、琥珀 10 克，本方能益氣養陰、寧心安神，可治各種快速型心律失常。

緩慢型心律失常中醫常用加味陽和湯，藥用熟地黃 20 克、炙麻黃 6 克、附子 10 克、紅參 10 克、丹參 20 克、炮薑 6 克、炙甘草 10 克、桂枝 10 克、白芥子 10 克、黃耆 15 克、茯苓 20 克、紅花 10 克，本方能溫陽益氣、活血通絡，可治各種類型的心動過緩、心力衰竭。

2. 病竇綜合徵

這是心臟竇房結及其周圍組織器質性改變引起的心律失常，心率常在 50 次/分以下，能引起全身一系列症狀，如頭暈少寐、記憶力減退等，重者可產生快速異位性心律失常，心率可突然達 100 次/分以上，中醫治本病以益氣溫陽、養心通絡、活血化瘀等方法為主，方藥用黨參 30 克、黃耆 20 克、麥冬 15 克、五味子 10 克、炙麻黃 6 克、細辛 3 克、丹參 30 克、炙遠志 10 克、柏子仁 15 克、淫羊藿 10 克。

3. 心力衰竭

心力衰竭屬中醫「虛脫」範疇。中醫辨證分為氣滯血瘀、痰瘀痺阻、氣陰兩虛、陽虛水泛等若干類型，實際以心脾兩虛和陽虛水泛為多，心脾兩虛用歸脾湯合生脈飲化裁：黨參 30 克、白朮 15 克、雲苓 30 克、炙甘草 10 克、黃耆 20 克、麥冬 15 克、五味子 10 克、當歸 15 克、桂枝 10 克、木香 10 克、龍骨 20 克、牡蠣 20 克；陽虛水泛型用四逆湯合濟生腎氣湯化裁：人參 15 克、附子 10 克、乾

薑 10 克、甘草 10 克、熟地黃 20 克、山藥 20 克、山茱萸 15 克、桂枝 10 克、澤瀉 15 克、車前子 20 克（包）、葶藶子 20 克（包）。

4.冠心病

中醫稱冠心病為胸痺。臨床辨證分為心脈瘀阻、心氣虛損、心陰不足、痰濁壅塞、心陽痺阻、氣陰兩虛等型，十分複雜。實際上冠心病就是以心肌缺血、缺氧、胸悶、心絞痛為主要病機。治療不外乎以溫陽益氣、活血止痛為大法，可用一基本方統治，筆者用人參瓜蔞薤白湯合桃紅四物湯加減治之效果不錯。

方藥為人參 10 克、瓜蔞 30 克、薤白 20 克、桂枝 10 克、鬱金 15 克、丹參 30 克、赤芍 20 克、紅花 10 克、香附 15 克。可隨證加減，如心絞痛者可加檀香 10 克、延胡索 20 克；心悸少寐加酸棗仁 20 克、柏子仁 15 克、五味子 10 克；高血壓者以黨參易人參；頭暈加龍骨 30 克、牡蠣 30 克、葛根 20 克、澤瀉 30 克。

5.高血壓心臟病

高血壓心臟病中醫辨證為肝陽上亢、痰濕壅滯、肝腎陰虛、氣滯血瘀，實際高血壓就分陰虛陽亢和痰濕血瘀足矣，臨床常以天麻鉤藤飲化裁治之效果斐然：天麻 15 克、鉤藤 20 克、石決明 30 克、菊花 15 克、黃芩 20 克、山梔 15 克、益母草 20 克、杜仲 10 克、桑寄生 10 克、茯神 20 克、夜交藤 30 克、川牛膝 20 克。

6.心肌炎

心肌炎多由病毒入侵引起，是一種侷限性心臟病，中醫屬怔忡、心悸範疇。中醫辨證也分為許多證型：毒邪擾

心、氣虛陰虧、陽遏血瘀、心陽氣脫等，實際就分為急性感染期和慢性恢復期最為實用簡單。

急性期用銀翹散化裁：金銀花 20 克、連翹 20 克、板藍根 30 克、生地黃 15 克、黨參 30 克、麥冬 15 克、五味子 10 克、炙甘草 15 克、丹參 20 克、淡豆豉 15 克、竹葉 10 克。

恢復期用炙甘草湯合生脈飲化裁：太子參 20 克、麥冬 15 克、五味子 10 克、桂枝 10 克、生地黃 20 克、炙甘草 20 克、丹參 20 克、酸棗仁 20 克、當歸 15 克、柏子仁 10 克、大棗 6 枚。

7. 肺源性心臟病

中醫認為本病源於肺，涉及心、肺、腎諸臟。主因正氣不足，外邪入侵，肺失宣降致咳嗽、肺氣腫、咳喘久治不癒反覆發作，累及心、脾、腎，脾失健運，釀濕生痰，致咳嗽痰喘。腎主水，久病及腎，陽虛水泛形成水腫，所以肺源性心臟病中醫屬水腫、痰飲、咳喘範疇，脈象多結代或脈數，舌苔白。中醫分型論治：

（1）風寒束肺、水射凌心，常以小青龍湯化裁：

炙麻黃 10 克、炒白芍 20 克、桂枝 6 克、炙甘草 10 克、細辛 5 克、法半夏 15 克、五味子 10 克、乾薑 10 克、蘇子 15 克、葶藶子 15 克、金銀花 15 克、連翹 20 克、魚腥草 20 克。

（2）邪飲化熱、阻遏心肺，常用清金化痰湯化裁：

川貝母 6 克、知母 15 克、瓜蔞 20 克、甘草 10 克、茯苓 30 克、橘紅 20 克、法半夏 20 克、魚腥草 30 克、膽南星 10 克、桔梗 15 克。

（3）脾失健運、腎不納氣，用真武湯合金匱腎氣湯化裁：

炒白朮 20 克、酒白芍 15 克、茯苓 30 克、甘草 10 克、乾薑 10 克、附子 10 克、熟地黃 30 克、山藥 30 克、澤瀉 15 克、車前子 30 克、川牛膝 15 克、蘇子 10 克、白芥子 10 克、桂枝 10 克、黃耆 30 克、補骨脂 10 克。

8.肺源性心臟病心力衰竭

方用四逆湯合生脈飲化裁：紅參 15 克、麥冬 15 克、五味子 10 克、附子 10 克、乾薑 10 克、白朮 15 克、葶藶子 20 克、五加皮 10 克、款冬花 15 克、甘草 15 克。

9.風濕性心臟病

由於風濕熱的反覆發作，使心臟的瓣膜受損，心功能不全，形成心力衰竭、水腫、呼吸困難等，本病中醫屬「心悸」「心痺」範疇。本病脈象常結代、細數、舌質淡、少苔或白苔。中醫分期論治：

初期用生脈飲合苓桂朮甘湯化裁：太子參 30 克、麥冬 15 克、五味子 10 克、桂枝 10 克、茯苓 20 克、炒白朮 15 克、炙甘草 15 克、當歸 10 克、龍骨 20 克、牡蠣 20 克、阿膠 10 克；

中期用化瘀湯合生脈飲：紅參 10 克、麥冬 15 克、五味子 10 克、黃耆 20 克、炒白朮 20 克、茯苓 20 克、澤瀉 15 克、桃仁 10 克、紅花 10 克、川芎 10 克、丹參 20 克、當歸 15 克、赤芍 20 克、炙甘草 15 克；

後期：心力衰竭、水腫過膝、失代償期則用參附湯合五苓散化裁：紅參 10 克、附子 10 克、桂枝 10 克、茯苓 20 克、澤瀉 15 克、白朮 20 克、豬苓 20 克、丹參 20 克、

紅花 10 克、葶藶子 20 克、五加皮 10 克、甘草 15 克。

◆ 方藥分析

心臟系統諸病辨證分型十分複雜，普通的論治方法分型過多，很難掌握全局，從中醫的整體觀、系統論來分析心臟科諸病，還應以氣血為重，最終並沒跑出心陰、心陽這個範圍。心臟諸病常用湯頭分析如下：

心律失常用生脈飲、炙甘草湯、苦參湯、麻黃附子細辛湯、陽和湯等；風濕性心臟病常選用生脈飲合苓桂朮甘湯或參附湯合五苓散等；肺源性心臟病常用小青龍湯、清金化痰湯，心衰時用生脈飲，水腫用真武湯；心力衰竭用生脈飲、四逆湯、腎氣丸、歸脾丸等加減論治；高血壓心臟病用天麻鉤藤飲、杞菊地黃湯、血府逐瘀湯化裁論治；冠心病常用瓜蔞薤白半夏湯合桂枝湯；心絞痛時用桃紅四物湯、生脈飲、瓜蔞薤白桂枝湯、速效救心丹等；病毒性心肌炎初期用銀翹散、甘露丹，後期病情穩定時用生脈飲合炙甘草湯、血府逐瘀湯、苓桂朮甘湯等。

心臟科諸病從表面上看各自有獨立的病理、病程和轉歸，各自有診斷標準和治療方案，但從中醫的整體論、系統論來看，上述心律失常、心力衰竭、心肌病、冠心病、風濕性心臟病、肺源性心臟病、高血壓心臟病之間都有一個共同的紐帶，就是血液在血管中運行是否暢通為基本病機，心氣、心陽的振奮運轉以氣周流為動力，實際心臟科病的關鍵一為心陽（氣），一為心陰（血），所以在治療時只分兩個證型。

（1）寒型（心陽不振）

【體徵】心率緩慢、脈象沉遲緩、每分鐘心率 60 次以下、舌質淡薄、苔白、手足不溫、怕冷等。

通用方溫陽復脈湯：黃耆 30 克、黨參 15 克（或人參 10 克）、附子 10 克、乾薑 10 克、桂枝 15 克、赤芍 20 克、川芎 10 克、丹參 30 克、木香 10 克、鬱金 15 克、瓜蔞 20 克、薤白 15 克、紅花 10 克、炙甘草 15 克。

【適應證】心力衰竭、心律失常（心率沉緩）、風濕性心臟病、肺源性心臟病、冠心病（血壓穩定）。

【功效】益氣溫陽、活血化瘀、行氣止痛。

【方解】黃耆益氣；附子、桂枝、乾薑溫陽強心；丹參、赤芍、川芎、紅花、桃仁活血化瘀；瓜蔞、薤白化痰散結；木香、鬱金行氣止痛，甘草調和諸藥。

辨證加減：心力衰竭、心包積液（失代償期）加葶藶子 20 克、大棗 20 克；風濕性心臟病加五加皮 10 克、白朮 15 克、茯苓 20 克；肺源性心臟病加葶藶子 15 克、白芥子 10 克、桑白皮 10 克、蘇子 10 克、五味子 10 克、白朮 10 克；冠心病、心絞痛加五靈脂 15 克、檀香 10 克、石菖蒲 10 克、三七 10 克、水蛭 6 克。

（2）熱型（偏陰血不足）

【體徵】心率偏快、脈數（心率在 90～110 次/分）、舌質偏紅、苔少。

通用方養血平律湯：人參 10 克、麥冬 15 克、五味子 10 克、桂枝 10 克、炙甘草 15 克、白芍 15 克、黃連 10 克、肉桂 10 克、生地黃 20 克、酸棗仁 20 克、炙遠志 10 克、茯神 20 克、丹參 30 克、當歸 15 克、川芎 10 克、龍

骨 30 克、牡蠣 30 克、澤瀉 10 克。

【適應證】快速型心律不整、冠心病、心絞痛、心肌梗塞、高血脂症、竇房結綜合徵、房顫、房撲、心功能不全、心肌炎、失眠等。

【功效】養心安神、交通心腎。

【方解】本方由生脈飲、黃連阿膠湯、酸棗仁湯、交泰丸等組成。

本型屬於快速型心臟病，心率常在每分鐘 90～120 次，表現為陰血不足、心動過速。治療則應以養心安神、交通心腎為主，兼以強心，用生脈飲（人參、麥冬、五味子）及桂枝、炙甘草強心，增加腦供血；用酸棗仁、茯神、丹參、當歸、肉桂、黃連養心安神、交通心腎，使陰血得養，心動過速即可回落。

隨證加減方法：心肌炎初期加金銀花 20 克、連翹 20 克、板藍根 30 克、淡竹葉 10 克、豆豉 15 克；後期加靈芝 10 克、纈草 10 克；失眠（不寐）加夜交藤 20 克、知母 10 克、靈芝 10 克、人參易太子參 20 克；心功能不全加白朮 15 克、瓜蔞 20 克、薤白 15 克；高血壓心臟病加羅布麻 10 克、菊花 30 克、夏天無 15 克、鬼針草 30 克；血壓偏高時，人參易太子參 15 克或西洋參 10 克；病竇綜合徵加瓜蔞 20 克、薤白 15 克、柏子仁 15 克；高血脂症加生山楂片 30 克、製何首烏 15 克、石菖蒲 10 克、澤瀉 15 克、決明子 15 克；冠心病加葛根 30 克、三七 10 克、水蛭 6 克、赤芍 20 克；心絞痛加檀香 10 克、降香 10 克、香附 15 克、五靈脂 10 克。

◆ 評按

我在臨床中發現，心系雜症中最多的病是失眠、焦慮、虛煩不寐，現代醫學稱之為神經衰弱或神經官能症，表面上不寐應歸於少陰心經，但熱痰擾心型不寐常選用黃連溫膽湯，不寐一證與膽經有關；心腎不交常用「交泰丸」引火歸原，不寐也與腎有關；心脾兩虛型失眠常用歸脾湯養心健脾，不寐一證也與脾有關；心衰、心功能不全、心包積液則與心包經、三焦經相關；高血壓、糖尿病則與足厥陰肝經相關；而肺心病則與手太陰肺經有關；冠心病病人用餐不可過飽，否則易犯胸痺，冠心病也與脾胃有關。所以說心系雜症絕不是一個獨立的心病，而是與肝膽、脾胃、肺腎息息相關的系列雜症。

心系疾病的系統療法也是在六經、八綱的辨證基礎上，把中心放在陰、陽、寒、熱這四綱，少陰心病其病位在裏，實證少、虛證多，系統療法抓住了心系疾病的主要病機，是六經、八綱辨證的發展和昇華，用中醫的系統論把心系雜病的 20 多個古今名方高度「濃縮」為兩個系統化處方。但系統化方劑也絕不是一個死方，臨床使用還要根據實際證候加減為用。筆者根據數十年的臨床經驗，證明該方不論對初習中醫者還是有一定經驗的臨床中醫師都是一種很實用的方法，一旦應用熟練確能使心系疾病的治療化繁為簡，事半功倍。

病案

李某，男，66 歲，2009 年 11 月 5 日就診。每年夏秋

之間患者都因為心絞痛、胸悶住院數次，每日靠含服硝酸甘油、消心痛緩解痛苦。近日患者胸悶加重，夜間不得眠，每天都發生數次心絞痛，住院期間院方曾提出採用現代介入療法，但患者不依，而求中醫診治。刻診：心率65 次/分（早晨曾服過倍他樂克），血壓 130/80mmHg，面赤，脈沉弦有力，舌紅苔薄白，腰痛，走路不穩。西醫診斷：冠心病、心絞痛。中醫診斷：胸痺。辨證：血脈痺阻。治法：益氣溫陽、活血化瘀、行氣止痛。

方藥用通治方溫陽復脈湯化裁：紅參 10 克（或黨參30 克）、附子 10 克、乾薑 10 克、桂枝 15 克、赤芍 20克、川芎 10 克、炙甘草 15 克、丹參 30 克、木香 10 克、鬱金 15 克、全瓜蔞 20 克、薤白 15 克、桃仁 10 克、紅花10 克、三七 10 克、水蛭 6 克。用法：每日一劑，分 3 次口服，每次 150ml。療效：計服 18 劑後，患者胸悶緩解，心絞痛次數明顯減少，夜間可以安睡，其後以上方制水蜜丸，計服 3 個月後心絞痛消失。

馬某，男，46 歲，2005 年 12 月初診。患者自訴不到30 歲時身體檢查發現有風濕性心臟病、二尖瓣狹窄關閉不全，曾在上海某醫院行心臟瓣膜修補術，維持多年病情一直平穩。2005 年後，每到換季時患者胸悶、氣短加重，夜間時有呼吸困難，平日靠服地戈辛片緩解病情，近日氣溫驟降，感冒一週未癒，風濕性心臟病加重，12 月 5日夜間曾張口抬肩不能平臥。刻診：面色無華、指甲暗紫、雙下肢浮腫、尿少腹脹、畏寒肢冷、口唇發紺、脈澀結代。西醫診斷：風濕性心臟病心力衰竭。

　　中醫診斷：心陽不足、陽虛水泛。治法：益氣、溫陽、利水。方藥用通治方溫陽復脈湯合腎氣湯、五苓散、葶藶子大棗湯化裁：紅參 15 克、附子 10 克、乾薑 10 克、甘草 15 克、桂枝 10 克、熟地黃 20 克、炒白朮 20 克、茯苓 30 克、豬苓 20 克、澤瀉 10 克、車前子 20 克（包）、葶藶子 20 克（包）、大棗 6 枚。服用 6 劑後，患者心悸、氣短已明顯好轉，夜裏可以安睡。雙下肢水腫消失，後續按通用方化裁，製丸口服，隨訪一年未犯。

　　趙某，女，36 歲，患者近半年來因感情不和、家庭瑣事導致不寐。自 2014 年 7 月後，漸漸少寐，有頭暈、煩躁，8 月後逐漸加重，每到半夜 2 點即醒，輾轉反側，夜夜如此，後來以西藥阿普唑侖治療也入睡困難，於 2016 年 8 月 10 日求中醫診治。刻診：面色不華、脈細數、舌質偏紅、苔少、手心熱、血壓偏低，有時頭眩暈。辨證：心火亢盛、虛煩不寐。

　　治則：養心安神、引火歸原、補益心脾等法。用通治方養血平律湯化裁治之：黨參 30 克、麥冬 15 克、五味子 10 克、桂枝 10 克、炙甘草 15 克、生地黃 25 克、白芍 20 克、黃連 6 克、肉桂 6 克、酸棗仁 20 克、茯神 30 克、炙遠志 10 克、丹參 15 克、川芎 10 克、知母 10 克、龍骨 20 克、牡蠣 20 克、澤瀉 10 克、當歸 15 克。療效：服藥 1 週後心率由 90 次/分降至 75 次/分，睡眠每夜多 2 個小時；2 週後，患者不服安眠藥可以入睡，頭暈已停，面色轉紅潤，血壓 110/75mmHg，已恢復正常。

（三）

肝膽病的系統論治

（一）膽囊炎與膽石症

◆ 概述

　　膽囊炎有急慢性之分，急性多為膽汁瘀積、膽汁排泄不暢或細菌感染引起的急性炎症；慢性膽囊炎可由急性轉化而來或膽囊內結石刺激引起慢性炎症，慢性者有時也可急性發作。膽石症是膽囊、膽囊總管及肝內膽管結石的總稱，膽囊炎、膽石症在中醫屬「脅痛」或「黃疸」範疇。

◆ 病機

　　現代醫學認為，急性膽囊炎發作與膽汁瘀滯或細菌感染密切相關，膽汁淤積則和膽管畸形、狹窄而引起膽囊管梗阻有關，但多數與結石形成有關，膽汁因排出不暢逐漸濃縮，其中膽酸塊不斷刺激膽囊黏膜而產生膽囊炎，一旦感染細菌，則從腸道經膽總管逆行進入膽囊，如膽道蛔蟲症等。

　　慢性膽囊炎是由急性膽囊炎經過保守治療後膽囊壁呈慢性炎症病變，輕者膽壁增厚或纖維組織增生，重者囊壁

肥厚、萎縮、囊腔縮小，膽功能喪失，產生代謝性障礙致膽固醇沉積在膽囊黏膜上引起慢性膽囊炎。當膽囊管結石形成，阻礙膽汁排出，膽汁瀦留可形成膽囊積水，產生梗阻性膽囊炎。

中醫則認為，膽囊炎多與暴怒憂思或多食油膩厚味食品相關，或因肝氣鬱結、疏泄不利、膽失通降、脾胃運化失司、肝胃不和、濕熱蘊結而產生急慢性膽囊炎。

膽結石的成因現代醫學並未完全研究清楚，多數學者認為無論膽囊、膽管還是肝內膽管結石均與膽汁瘀滯流通不暢，或與細菌感染致肝膽代謝障礙有關。現代醫學按膽石症的性質將其分為膽固醇結石、膽紅素結石及混合性結石等。

中醫認為膽為中清之腑，機能以通降下行為順，凡精神憂鬱、寒濕不適、飲食不節或蟲積等，均可引起氣血運行不暢而使膽汁瘀積，脾胃運化失常，或濕熱蘊結中焦，膽液凝結，久經煎熬而成結石。

◆ 辨證論治

本證現代醫學劃分在外科急腹症範疇，特別是膽絞痛劇烈，常採用外科手術療法。

中醫膽囊炎則以疏肝利膽、清熱利濕為主，常用四逆散（柴胡 20 克、白芍 20 克、枳實 10 克、甘草 10 克）加減論治，急性期可選用大柴胡湯（柴胡 20 克、黃芩 15克、白芍 30 克、半夏 15 克、枳實 15 克、生薑 10 克、大棗 15 克、大黃 10 克），也可以用蒿芩清膽湯（青蒿 20克、黃芩 15 克、枳實 10 克、竹茹 15 克、滑石 20 克、青

黛 10 克、陳皮 10 克、半夏 15 克、茯苓 20 克、甘草 10
克）等論治。

　　膽石症急性期應中西醫結合，治療原則以疏肝利膽、
化瘀通下、止痛排石為主；慢性穩定期可選擇利膽排石成
藥口服，或製微粉顆粒階段性口服。

　　急性期多為結石由「靜止」到「移動」，或感染、膽
管部分梗阻時，上腹部可產生持續性膽絞痛，可見發熱、
口渴、噁心、嘔吐，也有的產生阻塞性黃疸，舌紅苔膩、
脈弦數。

　　可用**大柴胡湯合茵陳蒿化裁**：金錢草 30 克、茵陳 30
克、柴胡 20 克、黃芩 15 克、枳實 10 克、白芍 30 克、山
梔 15 克、虎杖 15 克、大黃 10 克、薑半夏 15 克、竹茹
15 克、炙甘草 10 克。

◆ 方藥分析

　　從膽囊炎和膽石症的病理可以窺見，治療膽系病患主
要治則是疏肝利膽，防止膽汁瘀滯是其關鍵，而瘀滯之原
因是濕熱蘊結或膽道感染。中醫應用古方治療方劑不多，
現代中醫則發現不少有效驗方。

　　（1）柴胡 20 克、黃芩 15 克、鬱金 15 克、木香 15
克、酒白芍 20 克、延胡索 20 克、川楝子 10 克、枳實 15
克、茵陳 15 克、金錢草 30 克、香附 15 克、生雞內金 10
克、川大黃 10 克、甘草 10 克。

　　【功效】疏肝利膽、行氣止痛。

　　【適應證】急慢性膽囊炎。

　　（2）金錢草 50 克、威靈仙 30 克、茵陳 20 克、虎杖

15 克、鬱金 15 克、生雞內金 10 克、川楝子 10 克、山梔 15 克、蒲公英 30 克。

【功效】疏肝利膽、清熱利濕。

【適應證】各種慢性膽囊炎。

（3）金錢草 50 克、鬱金 15 克、海金沙 20 克（包）、生雞內金 10 克、柴胡 20 克、白芍 30 克、甘草 10 克、川大黃 10 克、枳實 15 克、川楝子 10 克。本方為四金排石湯，專為膽石症而設。

【功效】利膽排石、清膽止痛。

【適應證】急慢性膽石症。

膽囊炎、膽石症用藥分析：

疏肝利膽：柴胡、鬱金、金錢草、川楝子、枳實、枳殼。

清熱解毒：龍膽草、蒲公英、金銀花、連翹、山梔、黃芩。

利膽退黃：茵陳、金錢草、黃芩、虎杖、田基黃。

排石利膽：金錢草、川大黃、海金沙、生雞內金。

緩急止痛：白芍、川楝子、延胡索、香附。

◆ 系統論治法

柴芩清膽湯：柴胡 20 克、白芍 30 克、枳實 15 克、甘草 10 克、金錢草 50 克、茵陳 20 克、山梔 15 克、鬱金 15 克、黃芩 20 克、川大黃 10～15 克、木香 15 克。

【方解】本方由四逆散、清膽湯、茵陳蒿湯等化裁而來，其中四逆散調氣疏肝、緩急止痛；鬱金協助四逆散行氣解鬱止疼；金錢草為排石之君藥，配伍山梔、茵陳兼有

清熱利膽排石之功；黃芩、山梔清膽經之蘊熱；木香和胃止疼；大黃通裏攻下，全方位疏肝利膽、通腑洩熱、行氣解鬱，可使膽疾趨於穩定。

膽絞痛重時可加入香附 15 克、川楝子 10 克、延胡索 30 克、威靈仙 30 克；急性膽囊炎可加金銀花 20 克、連翹 15 克、蒲公英 30 克；膽管阻塞性黃疸加虎杖、雞骨草；膽石症加海金沙 20 克（包）、生雞內金 10 克；膽管流通不暢可加文朮 10 克、三棱 10 克。

◆ 評按

膽為六腑之一，膽系疾患無不與肝的疏泄有關，膽汁的排出並沒有直接的出口，膽不與外界直接相通，也不像胃腸道那樣食物可隨進隨出，膽在需要時排出膽汁以助消化，所以中醫把膽稱為「奇恆之腑」，十一臟皆出於膽，可見膽在六腑中的地位不可小覷。

因此，儘管膽絞痛發作時十分劇烈，也不可隨意將膽囊切除為快，膽結石也並非一切了之，在外科手術後的後遺症並非少見。

筆者認為要儘量採用中西醫結合的膽石症療法以降低外科手術的頻率，實際近年的治療已經證實採用非手術療法已達 80%，非手術的治癒、好轉率為 90%，彌補了過去以外科手術為主要治療方法的不足，充分顯示出中西醫結合治療膽系疾患的優勢。

中醫的排石沖劑配合針刺、耳壓等方法可使膽結石先溶後排，但畢竟膽石症是國內外主要難症之一，目前在臨床上尚有許多懸而未解的難題。

病案

　　王某，女，38 歲，教師，2000 年 4 月 18 日初診。主訴：患者右上腹持續性疼痛，陣發性加重一週，放射至右臂部，伴有噁心停食、嘔吐、發熱、口乾、口苦、小便短赤、大便不通。刻診：舌質偏紅、舌苔微黃、脈弦數。診斷：急性膽囊炎。辨證：少陽肝膽濕熱，膽汁瘀滯不暢。治法：疏利肝膽、清熱利濕、行氣止痛。

　　方藥用柴芩清膽湯：柴胡 20 克、白芍 25 克、枳實 15 克、甘草 10 克、金錢草 30 克、茵陳 20 克、川大黃 10 克、山梔 15 克、鬱金 15 克、木香 15 克、香附 10 克、延胡索 20 克。用法：水煎服，每日 1 劑。服 3 劑後噁心嘔吐消失，大便暢，疼痛大減，又進 6 劑後諸症皆無。

　　謝某，男，36 歲，2000 年 2 月 15 日初診。主訴：患者一直有慢性膽囊炎病史，1999 年曾做超音波顯示有膽管結石，犯病時上腹部放射至右臂部隱痛，近日因酒食太過、肥甘不節而犯病。右上腹劇痛，小溲黃赤，大便乾結，超音波證實膽囊炎兼有膽管結石，查脈弦數，舌質紅，舌苔中間黃。診斷：慢性膽囊炎兼膽石症。

　　用柴芩清膽湯化裁：柴胡 20 克、白芍 30 克、枳實 15 克、甘草 10 克、黃芩 20 克、金錢草 50 克、鬱金 15 克、生雞內金 10 克、海金沙 20 克（包）、延胡索 20 克、川大黃 15 克、茵陳 30 克、山梔 15 克、川楝子 15 克。上方只服 6 劑後，腹痛大減，大便通暢。脈變緩，舌苔由黃轉白，服 3 週後諸症消除，超音波證實結石已不存在。

（二）肝硬化與肝腹水

◆ 概述

　　肝硬化也稱肝硬變，是臨床常見慢性病，本病是多種原因引起的肝細胞變性、結節、壞死、纖維組織增生，致使肝細胞結構紊亂、變形、質地變硬，故稱肝硬化。而肝腹水是肝硬化發展至晚期產生水腫，肝硬化和肝腹水中醫稱「臌脹」「水臌」。

　　早期和中期肝硬化（相當於現代醫學的代償期肝硬化），臨床表現為上腹部不適、噁心、納呆、腹脹、厭油、腹瀉等，肝瘀、脾亢進後使脾增大，面部有色素沉著，呈晦暗肝面容，胸、背、頸常有蜘蛛痣，以及掌面發紅，呈肝掌陽性。

　　晚期肝硬化（相當於現代醫學所說失代償期肝硬化），除有上述症狀外尚有雙下肢水腫、腹水、臍平或臍凸、齒衄、鼻衄、胃出血、便血及肝昏迷，男性常有乳房發育，女性常見停經或月經不調等一系列症狀。

◆ 病機

　　中醫認為本病主因情志鬱結、肝失疏泄致肝鬱脾虛、氣滯血瘀、肝脈瘀阻成積；脾虛則不能輸布津液，致水濕內停，使腹部積液形成水臌。

　　早期多為肝鬱脾虛和氣滯血瘀，而晚期則涉及腎，致膀胱氣化無權，水液不行而逐漸形成臌脹。其病機涉及肝、脾、腎三臟，氣、血、水運化無能而形成肝硬化和肝硬化腹水。

◆ 辨證論治

中醫將肝硬化行分期論治法，即早、中、晚三期，早期以肝鬱脾虛為主，中期以氣滯血瘀為主，晚期病變部位涉及腎，分為腎陽虛和腎陰虛兩種類型。

早期用柴胡疏肝散合四君子湯化裁：柴胡 10 克、白芍 15 克、枳殼 15 克、甘草 10 克、陳皮 10 克、川芎 10 克、香附 10 克、川厚朴 10 克、炒白朮 15 克、黨參 30 克、茯苓 20 克、黃耆 30 克。

中期用化瘀湯加減：當歸 15 克、赤芍 15 克、川芎 10 克、丹參 20 克、桃仁 10 克、紅花 6 克、炮山甲 10 克、土鱉蟲 6 克、鬱金 15 克、水紅花子 20 克、三七 10 克、文朮 10 克、薑黃 10 克、黃耆 20 克、香附 10 克。

晚期偏脾腎陽虛用真武湯合五苓散加胃苓湯或濟生腎氣湯合五苓散；陰虛型用一貫煎合逍遙散、四苓散加減：生地黃 20 克、山茱萸 15 克、枸杞子 20 克、澤瀉 10 克、茯苓 30 克、牡丹皮 10 克、白芍 15 克、西洋參 10 克、丹參 20 克、水紅花子 20 克、大腹皮 20 克、車前子 15 克、茵陳 20 克、龜甲 10 克、鱉甲 10 克、冬瓜皮 20 克。

◆ 方藥分析

從以上辨證論治肝硬化及肝腹水的治療中不難發現所用的方劑都是圍繞著益氣健脾、活血化瘀、溫陽利濕、養陰消水的治則進行組方的。益氣疏肝健脾常選用柴胡疏肝散合六君子湯；活血化瘀常選用化瘀湯合逍遙散；清熱利濕常選用茵陳五苓散；溫陽利水常用真武湯合金匱腎氣

湯、五皮飲；養陰利水常用六味地黃合一貫煎等。

治療肝硬化常用藥分析：

健脾益氣：黃耆、西洋參、黨參、人參、山藥。

活血化瘀：丹參、三七、桃仁、紅花、赤芍、當歸、文朮、三棱、水紅花子等。

清熱利濕：茵陳、山梔、牡丹皮、生地黃。

寬胸除脹：木香、川厚朴、枳實、檳榔、川大黃。

消水利濕：豬苓、茯苓、大毛、澤瀉、半邊蓮、桑白皮、冬瓜皮等。

軟堅縮脾：炮山甲、鱉甲、牡蠣、三七、桃仁。

行氣止痛：鬱金、薑黃、川楝子、香附、延胡索等。

◆ 系統論治法

系統論治是從辨證論治的歸納和篩選中，從複雜的辨證論治中昇華為簡單實用的系統論治方藥。系統論治中，用黃耆（人參）、白朮、茯苓益氣健脾，用茯苓、豬苓、澤瀉、大毛、川大黃等導滯利水，生地黃、牡丹皮、山梔、茵陳、白芍清熱養陰，於是產生了各型肝硬化治療的系統論治方藥。

（1）軟肝強肝湯

黃耆 30 克、炒白朮 20 克、茯苓 30 克、豬苓 20 克、白芍 15 克、赤芍 20 克、生地黃 20 克、當歸 15 克、牡丹皮 15 克、山梔 15 克、川大黃 10 克、茵陳 20 克、丹參 30 克、鬱金 15 克、鱉甲 15 克。

【**功效**】益氣健脾、清熱利濕。

【**適應證**】各型早、中期肝硬化。

【用法】煎湯口服，每日 2～3 次，每次 150～200ml，病情穩定後製丸口服。

（2）溫陽利水湯

人參 15 克、附子 10 克、乾薑 10 克、炒白朮 20 克、炙甘草 15 克、熟地黃 20 克、澤瀉 20 克、豬苓 30 克、茯苓 30 克、桂枝 10 克、大毛 20 克、車前子 30 克、川牛膝 20 克。

【功效】益氣、溫陽、行水。

【適應證】晚期脾腎陽虛型水臌（肝硬化腹水）。

【用法】煎湯口服，每日 2～3 次，每次 200ml。

（3）養陰消水湯

生地黃 30 克、牡丹皮 20 克、茯苓 30 克、豬苓 20 克、澤瀉 15 克、茵陳 20 克、白芍 20 克、枸杞子 20 克、麥冬 15 克、山梔 15 克、靈芝 10 克、西洋參 10 克、知母 15 克、鱉甲 15 克、白茅根 20 克、大毛 20 克。

【功效】清熱、養陰、利水。

【適應證】晚期肝腎陰虛型肝硬化腹水。

【用法】煎湯口服，每日 2～3 次，每次 200ml。

◆ 評按

中醫內科學把肝硬化及肝硬化腹水在辨證中分為六類證型：氣滯濕阻、氣滯水停、濕熱蘊結、肝脾瘀血、脾腎陽虛、肝腎陰虛，辨證雖然詳細，但在臨床中並不實用，而採用中醫系統論則可使肝硬化辨證施治變得簡單，臨床已證實其療效超越了《中醫內科學》中的辨證方法。但學者必須根據患者的具體病情、脈象分清陰陽寒熱。

　　筆者在退休後的 20 年中接觸到數百例肝硬化及肝腹水患者，多數為反覆住西醫院治療無效後來找中醫，但肝腹水的患者由於病史不同，幾乎沒有一例完全相同的病人，凡酒精性肝硬化腹水呈陽虛者治癒率很高，酒精性肝腹水呈陰虛者較難治。

　　肝炎轉化為肝硬化的患者，按系統分類分清陰陽即可，按上面 3 個方劑加減論治即能高效率地治療肝硬化及肝腹水。

病案

　　喬某某，男，工人，66 歲，家住大連千山路街道，2002 年 8 月初診。主訴：患者嗜酒十幾年，經市級醫院證實為酒精中毒引起的肝硬化，住院 20 天，各項指標依舊如初，注射白蛋白和利尿劑也並沒好轉，出院後腹水增加，腿腳水腫偏重，腹部膨隆，不能多食，尿少，夜裏不能平臥，只能側臥，醫院無能為力，囑備後事。

　　刻診：面容憔悴、晦暗、消瘦，皮膚甲錯，腹大如甕，腹堅滿，無靜脈暴露，血壓正常，無心衰體徵，臍平，尺脈沉遲、舌質淡、舌體肥大，腹水陽性。

　　辨證：本案屬酒精中毒性肝硬化腹水，屬西醫診斷所謂失代償期（相當於中醫的晚期肝腹水），水濕內停，脾腎陽虛，使腹、腿、腳部出現凹陷性水腫。

　　治則：溫陽利水、益氣健脾。

　　方藥用通治方溫陽利水湯化裁：紅參 15 克、炮附子 20 克、乾薑 10 克、炒白朮 20 克、炙甘草 15 克、熟地黃 20 克、澤瀉 20 克、豬苓 30 克、茯苓 30 克、桂枝 10

克、大腹皮 20 克、車前子 30 克（包）、川牛膝 30 克、
鱉甲 15 克。用法：每日一劑，水煎服，每日 2～3 次，每
次 200ml。

療效：計服藥 4 週，腹部已鬆軟，臌脹、水腫全消，
面色紅潤，食慾大增，體重增加。一個月後患者已能上街
散步。2008 年回訪，該人仍健在，體重已達 80Kg，該患
者肝硬化腹水已完全康復。

曹某，男，62 歲，2013 年 3 月就診。患者體型豐
腴，面色晦暗，體檢時發現肝早期硬化兼直徑 2cm 結節
數枚，經 CT 證實為早期肝硬化兼多發性結節。

刻診：臍凹陷並無腹水，但肝區時有跳疼，食後有飽
腹感，左關脈弦，尺脈沉。主訴無肝病史，A/G 為 1.2，
西醫診斷為早期肝硬化兼發性肝結節。

方藥用系統化通治方軟肝強肝湯化裁：黃耆 30 克、
炒白朮 20 克、茯苓 20 克、豬苓 20 克、白芍 15 克、柴胡
10 克、丹參 30 克、赤芍 20 克、牡丹皮 15 克、生地黃 20
克、鬱金 15 克、山梔 10 克、茵陳 15 克、鱉甲 20 克、文
朮 10 克、炮山甲 10 克、土鱉蟲 10 克、酒大黃 10 克、桃
仁 10 克、紅花 6 克。用法：每週 6 劑，休息一天，每天
服兩次，早晚各 150ml。

療效：治療 8 週後，CT 影像證實最大直徑 2cm 占
位結節已消失，尚有幾個豆粒大小的結節，後繼續製顆
粒劑口服至 2015 年 3 月，查 A/G 為 1.5，大小結節全消
除。

（三）急慢性肝炎

◆ 概述

現代醫學把病毒性肝炎分為 A、B、C、D、E 五種類型，其中 A 型肝炎治癒率高，一般無慢性化傾向，B、C 兩型常發展為慢性肝炎，臨床上以慢性 B 肝為多見。急性肝炎還分為急性黃疸型肝炎、重症壞死性肝炎、瘀疸性肝炎等。臨床上還根據生物檢測又分為慢性遷延性肝炎（CPH）和慢性活動性肝炎（CAH）等。中醫本病屬脅痛、黃疸、癥瘕範圍。

◆ 病機

現代醫學對病毒性肝炎的病理尚不十分清楚，一般認為其與機體的免疫反應及免疫調節有關。中醫認為，病毒性肝炎是濕熱疫毒浸淫肝膽，因脾虛、正氣不足、肝失疏泄，不能及時清除毒邪外出，致使疫毒滯留於肝體內，造成肝鬱脾虛、肝內瘀阻。

因此，肝炎的主要病機是虛、毒、濕、瘀作怪，「虛」是指免疫功能低下，機體無能力將來犯的 B 肝病毒（HBV）吞噬消滅；「毒」是指 B 肝病毒（HBV）在免疫功能失調時，病毒在肝細胞內安營紮寨，肝功能低下，無法清除 HBV 的毒物；「濕」是指 B 肝病毒（HBV）在肝細胞內產生鬱熱，濕熱無法清除；「瘀」是指 B 肝病毒（HBV）大量複製產生的代謝垃圾鬱結於肝內，使肝絡受到阻滯。

急性黃疸雖分陽黃與陰黃，二者一急一緩，一熱一

寒，但其病理均為濕熱和寒濕所為，其治法也大同小異，不外清熱除濕、利膽退黃、溫脾散寒等法。

◆ 辨證論治

目前中醫對慢性 B 肝的辨證分為 5～6 個證型：濕熱未盡型，表現為黃疸不退、腹脹噁心、小便短少、舌苔黃膩、脈弦滑，常用茵陳蒿湯加味（茵陳 30 克、栀子 15 克、川大黃 10 克、黃柏 10 克、澤瀉 10 克、枳殼 15 克、虎杖 15 克、茯苓 20 克、升麻 10 克、葛根 15 克、藿香 10 克、赤芍 30 克、牡丹皮 15 克）；肝鬱脾虛型，常用逍遙散合六君子湯加減（柴胡 15 克、白芍 15 克、白朮 15 克、當歸 15 克、太子參 20 克、雲苓 20 克、清半夏 15 克、木香 15 克、砂仁 15 克、炙甘草 15 克、丹參 15 克、白花蛇舌草 30 克）；肝腎陰虛型常用一貫煎合六味地黃丸化裁（生地黃 20 克、沙參 15 克、當歸 15 克、白芍 15 克、枇杷果 20 克、麥冬 15 克、川楝子 10 克、鬱金 15 克、旱蓮草 15 克等）；氣滯血瘀型常用鱉甲湯合血府逐瘀湯化裁（柴胡 15 克、當歸 15 克、白芍 15 克、枳殼 15 克、川芎 10 克、丹參 20 克、赤芍 30 克、鱉甲 15 克、川大黃 10 克、半枝蓮 30 克、白花蛇舌草 30 克）；脾腎陽虛型以補中益氣湯和金匱腎氣湯化裁（黃耆 30 克、黨參 20 克、炒白朮 20 克、乾薑 10 克、菟絲子 30 克、枸杞子 15 克、補骨脂 10 克、淫羊藿 10 克、巴戟天 15 克、桑寄生 15 克等）隨症加減，還有分氣陰兩虛等，證型十分繁瑣。

◆ 方藥分析

從辨證論治慢性 B 肝可以看出治 B 肝主要是圍繞清熱解毒、疏肝解鬱、健脾利濕、利膽退黃等治則進行組方選方。清熱利濕常選用茵陳、虎杖、金錢草、豬苓、茯苓、澤瀉、生薏苡仁；疏肝解鬱用柴胡、青皮、白芍、枳殼、生麥芽、鬱金、綠萼梅；清熱解毒藥常用白花蛇舌草、半枝蓮、板藍根、紫草、雞骨草、黃芩、虎杖、熊膽、合成牛黃；利膽退黃用垂盆草、五味子、土茯苓、靈芝、茵陳、赤芍、澤瀉、川大黃、田基黃等；益氣養陰藥常用枸杞子、山茱萸、鱉甲、西洋參、太子參、女貞子。

（1）B 肝丸（選自陳沫金《醫話醫案》）

黑螞蟻 300 克、黃耆 200 克、丹參 100 克、三七 150 克、蘆薈 100 克、柴胡 100 克、珍珠草 150 克、蜈蚣 50 克、白花蛇舌草 200 克。

【方解】黑螞蟻色黑入腎，味酸入肝，黑螞蟻有抗 B 肝病毒及調節免疫之功，為抗 B 肝病毒之君藥；見肝之病，當先實脾，黃耆益氣補脾為臣藥；丹參、三七活血化瘀不傷正，蘆薈可滋養肝細胞；柴胡疏肝；蜈蚣、白花蛇舌草、珍珠草抗 B 肝病毒。

【功效】扶正祛邪。

【適應證】B 肝病毒攜帶者、B 肝三陽者可運用。

【用法】每次 6～10 克，每日 2～3 次。

【療效】本方服 3～6 個月檢驗指標即可轉陰。

（2）名醫李陽波治 B 肝方

西洋參 100 克、三七 80 克、西紅花 20 克、熊膽 15

克、黃連 60 克、琥珀 80 克。

【方解】西洋參調節免疫扶正祛邪為君；三七、紅花活血化瘀為之臣藥；熊膽、黃連抗 B 肝病毒；琥珀安神利尿排毒，合於 B 肝病機，用之效佳。

【功效】扶正祛邪、活血化瘀、利濕排毒。

【適應證】慢性 B 肝及病毒攜帶者。

【用法】研粉服，每次 3～6 克，每日兩次或寅、午、戌時各一次。

【療效】不少於 3～6 個月，臨證應用效果斐然。

（3）清肝洩毒湯（自擬）

茵陳 50 克、西洋參 10 克、白芍 20 克、丹參 30 克、鬱金 15 克、五味子 10 克、紫草 10 克、牡丹皮 15 克、水牛角絲 20 克、薏苡仁 30 克、黑大豆 30 克、澤瀉 10 克、豬苓 20 克、樹舌靈芝 15 克、山梔 15 克。

【方解】本方以茵陳清熱利濕為君；牡丹皮、山梔、紫草、水牛角絲清熱解毒涼血為臣；丹參、鬱金活血止痛；薏苡仁、豬苓、黑大豆、澤瀉清肝洩毒、排毒；靈芝、五味子、西洋參調節免疫、降酶、扶正，全方位清肝、利濕、洩毒。

【功效】清熱涼血、化瘀解毒。

【適應證】B 肝穩定期或活動期均可。

【用法】每劑兩天，每次 150ml，每日兩次，三個月為一療程。

（4）抗 B 肝顆粒（超微粉顆粒）（自擬）

西洋參 30 克、白芍 20 克、丹參 15 克、鬱金 15 克、三七 15 克、五味子 10 克、樹舌靈芝 15 克、水牛角絲 15

克、鱉甲 30 克、生麥芽 15 克、蜈蚣 10 克。

【製法】上藥磨粉（微米級破壁粉，細度 1000～
1500 目），用茵陳 200 克、趕黃草 150 克，煎湯濃縮，
按湯粉比（1：1）壓粒。

【功效】扶正祛邪。

【適應證】各期 B 型肝炎及 B 肝病毒攜帶者。

【用法】每次 5 克，每日兩次。

【療效】不少於 3 個月，檢驗指標要使轉陰不少於 6
個月。註：無趕黃草可用 300 克黑豆替代。上方劑量為半
月，若製兩個月用量要將上方用量乘以 4。

◆ 系統論治法

系統論治是在辨證論治的基礎上，根據 B 肝和急性
黃疸型肝炎的病機，篩選有效古方化裁而成，使治慢性 B
肝、急黃從複雜與分型論治中解脫出來，透過歸納上升為
系統論治專方。

實際上各類型病毒性肝炎臨床表現大同小異，均有納
呆、厭油、腹脹、便溏、脅疼、乏力、肝鬱、脾虛、脾大
等一系列症狀，分證治療雖然也能獲得一定的療效，但十
分繁瑣，各型只是 B 肝發展中的幾個階段，如正因濕熱
未盡才有肝鬱脾虛，病毒滯留肝內才能造成氣滯血瘀，慢
性肝炎遷延日久才能使肝腎陽虛或脾腎陽虛，因此系統論
治慢性 B 肝主要是以扶正、洩毒、利濕為大法。

（一）慢性 B 型肝炎（HBV）的系統論治：

慢肝清降湯：西洋參 10 克、炒白朮 15 克、白芍 20
克、當歸 15 克、柴胡 20 克、炙甘草 15 克、靈芝 10 克、

鬱金 15 克、生地黃 20 克、牡丹皮 20 克、丹參 30 克、茯苓 30 克、豬苓 20 克、水牛角絲 30 克、山梔 15 克、茵陳 20 克、生薏苡仁 30 克。

【方解】西洋參、生地、鱉甲扶正護肝養陰；柴胡、鬱金、丹參、白芍疏肝開鬱；豬苓、靈芝、甘草促肝細胞再生；茵陳、薏苡仁清熱利濕排毒；水牛角、牡丹皮涼血解毒，全方位清熱、利濕、洩毒，所以適宜各期慢性 B 肝化裁運用。

谷丙轉氨酶偏高加垂盆草 30 克、五味子 10 克、雞骨草 20 克。黃疸指數超標加茵陳 20 克、赤芍 30 克、敗醬草 20 克、田基黃 20 克、澤瀉 15 克。尿赤濕熱偏重加藿香 10 克、砂仁 10 克、車前子 20 克。DNA 病毒載量超標加土茯苓 20 克、紫草 10 克、虎杖 15 克、熊膽 5 克（沖）。肝腎不足體倦乏力加淫羊藿 10 克、山茱萸 15 克、女貞子 15 克、枸杞子 20 克、何首烏 10 克、黃精 20 克、巴戟天 15 克。

【功效】清熱、利濕、排毒、益氣、補腎。

【適應證】各型病毒性肝炎及慢性遷延性活動性 B 肝、B 肝兩對半陽性、大小三陽均可加減應用。

【用法】煎湯，每日一劑，6～8 週為一療程。指標正常後可改為水丸續服一個階段，以鞏固療效。

（二）急性黃疸型肝炎的系統論治：

解毒退黃湯：茵陳 80 克、金錢草 50 克、山梔 30 克、川大黃 25 克、赤芍 30 克、水牛角絲 30 克、虎杖 20 克、板藍根 30 克、鬱金 20 克、澤瀉 20 克、車前子 30 克（包）、茯苓 50 克、豬苓 20 克、生薏苡仁 50 克、生地

黃 30 克、滑石粉 30 克（包）。

【方解】茵陳清熱、利濕、退黃為君；金錢草、虎杖助茵陳解毒、清肝退黃為臣；山梔、板藍根、生地黃、水牛角清熱涼血、瀉火解毒；大黃、赤芍攻積通下、活血化瘀；豬苓、茯苓、車前子、滑石粉、生薏苡仁利尿排毒，促病毒外洩，全方位利濕、清熱、解毒、退黃，不管陰黃、陽黃，均可加減化裁應用，因此稱為系統退黃湯。

【功效】清熱解毒、活血化瘀、利濕退黃。

【適應證】不分陰黃、陽黃，凡急性黃疸型肝炎均可應用。

【用法】體重 60kg 以上者，每日一劑，分 4 次服用，每次 150～200ml，待黃疸下降後改為每劑 2 天，服藥不少於 3 週。

◆ 評按

慢性 B 肝的治療雖然發現了不少抗 B 肝病毒的藥物，如西藥拉米夫定，儘管能抑制肝炎病毒（HBV）的複製，使 B 肝檢驗指標暫時轉陰，但終不能從肝細胞 DNA 的內部徹底消滅 B 肝病毒，藥一停馬上三陽也將重現，所以 B 型肝炎的治療是世界性的難題。不管中醫還是西醫對慢性 B 肝的治癒率、轉陰率都很低，在對付 B 肝病毒上，人類已走過一段彎路，回頭來還得從免疫調節上下工夫，一味想從肝細胞內部徹底消滅 B 肝病毒，目前的技術還有差距。急黃、疫黃的搶救上現代醫學因為沒有特效利膽退黃的注射藥而常常乏效。

中醫在古代就把黃疸分為「陽黃」「陰黃」，十分科

學，現代也不落後，在急性黃疸型肝炎的搶救上若能中西配合將大大降低死亡率。

病案

張某，男，27 歲，2002 年初診。患者兩年前體檢時發現 B 肝表面抗原陽性。近日出現口苦口乾、兩脅隱痛、小便黃赤、疲勞倦怠、食納減少。查脈弦細，舌質淡紅，舌苔薄，有細裂紋。上述諸症是濕熱病毒（中醫則稱為疫毒）入侵，致肝鬱脾虛，所以本證應以疏肝開鬱、清熱利濕、洩毒為大法。

方用慢肝清降湯化裁：西洋參 10 克、炒白朮 15 克、白芍 20 克、當歸 15 克、柴胡 20 克、炙甘草 15 克、生地黃 20 克、鬱金 15 克、牡丹皮 20 克、丹參 20 克、茯苓 30 克、豬苓 20 克、山梔 15 克、鱉甲 15 克、樹舌靈芝 10 克、生薏苡仁 30 克、茵陳 20 克、炒麥芽 15 克。用法：水煎服，每劑服兩天，每天兩次，每次 150ml。功效：清熱利濕、疏肝開鬱。療效：上方服 6 週後，查 B 肝表面抗原已轉陰，諸症皆消，一切正常。

宋某，男，22 歲，2003 年 4 月 5 日就診。自訴：春節後就發現厭油、食慾減退，多吃一點即腹脹，右脅痛，大便乾燥，小溲短赤。查脈象弦數、舌苔白膩。B 肝表面抗原陽性，谷丙轉氨酶 65U，谷草轉氨酶 72U，HBV 病毒量＞106，本證按慢性 B 肝活動期治療，曾用 B 肝轉陰湯加減治療 4 週，後用李陽波專方，3 個月後查驗 B 肝表面抗原已轉陰，第二年春又查肝功五項均在正常範圍以

內，除表面抗體陽性，其餘均為（-），轉氨酶已正常。

方藥用西洋參 10 克、炒白朮 20 克、柴胡 15 克、白芍 20 克、枳殼 10 克、炙甘草 15 克、法半夏 20 克、陳皮 15 克、茯苓 20 克、茵陳 20 克、山梔 15 克、丹參 20 克、五味子 10 克、生地黃 30 克、鬱金 20 克、豬苓 20 克、樹舌靈芝 10 克、垂盆草 20 克。用法：每劑兩天，每日兩次，每次 150ml。

本方計服 4 週後，改為下方：西洋參 100 克、景天三七 80 克、西紅花 20 克、真熊膽 15 克、川黃連 50 克、琥珀 80 克、平蓋靈芝 100 克。製法：上藥烘乾製超微粉。用法：每次 6 克，寅、午、戌時各服一次。

馬某，28 歲，男，2001 年 4 月 10 日就診。患者過去一直身體不錯，因某次朋友聚會時飲酒過度嘔吐，3 天後發現食慾不振、噁心嘔吐、腹脹、厭油、全身乏力，昨天發現眼球發黃。西醫檢查顯示：谷丙轉氨酶 350U，麝香草酚濁度 150U，溴抗（+），鞏膜黃染、皮膚色黃，確診為急性黃疸型肝炎。本證為濕熱疫毒入侵，治宜以清熱利濕、解毒化瘀為大法。

方用解毒退黃湯化裁：茵陳 80 克、金錢草 60 克、山梔 30 克、川大黃 20 克、赤芍 20 克、水牛角絲 30 克、虎杖 20 克、鬱金 20 克、澤瀉 20 克、豬苓 20 克、車前子 30 克（包）、生薏苡仁 50 克、生地黃 30 克、牡丹皮 20 克、滑石粉 30 克（包）。用法：每劑兩天，每日 3～4 次，每次 150～200ml。療效：上方服 3 天後鞏膜已不黃，噁心、腹脹皆消失，共服 12 劑，恢復正常。

脾胃、腸道病的系統論治

◆ 概述

本文討論的是消化科的諸病，包括慢性胃炎、消化性潰瘍、食管炎、反流性胃炎、胃下垂、胃黏膜脫垂、潰瘍性結腸炎、急慢性胰腺炎及呃逆、便秘等症。

慢性胃炎包括現代醫學所謂的淺表性胃炎（相當於中醫的肝胃氣鬱）、萎縮性胃炎（相當於中醫的脾胃陰虛）、肥厚性胃炎（相當於中醫的脾胃虛寒）。慢性胃炎是由於多種不同的原因引起的胃黏膜病變，臨床表現為上腹隱痛、食後飽脹、納減、反酸、噯氣、消瘦、腹瀉等症狀，中醫屬胃脘痛範疇。

◆ 病機

慢性胃炎及胃潰瘍，西醫認為是因為一種微生物——幽門螺桿菌作祟（HP），該菌在胃酸的作用下可破壞胃黏膜，因此西醫採取殺滅的辦法。中醫認為脾主升，胃主降，胃腸以通為順，肝膽疏泄不利、氣機鬱滯、胃失和降，則易發生胃脘疼痛。脾與胃相表裏，一升一降，脾的運化功能失調，勢必影響胃之通降，胃氣上逆則易出現反

酸、飽脹、噯氣、隱疼等消化道異常症狀。食管炎是指食管黏膜充血、水腫，食管下有黏膜病變，賁門痙攣。反流性食管炎是食管下端括約肌功能失調，中醫認為是氣機不利、胃失和降所為，屬中醫「噎膈」範疇；胃下垂及胃黏膜脫垂均為胃腸功能紊亂、中氣下陷而為；潰瘍性慢性結腸炎，結腸黏膜水腫潰爛、出血等，中醫認為是脾虛濕盛，多有外感濕邪或過食生冷，損傷脾胃，脾失健運，傳導失司，升降失調，水穀清濁不分而成泄瀉。

急性胰腺炎是由於胰酶消化腺自身組織引起的急性炎症，與膽道感染、暴飲暴食、酗酒有關，胰腺炎發病急驟，分水腫和壞死兩型，水腫型預後良好，而壞死型若救治不利可危及生命。中醫認為胰腺炎是由於嗜食肥甘醇酒損傷脾胃，致肝氣鬱滯、濕熱蘊結而形成胰腺炎。

◆ 辨證論治

慢性胃炎中醫分為脾胃虛寒、肝氣犯胃、脾胃陰虛、胃絡瘀阻等證型。

脾胃虛寒：

表現為胃脘冷痛、怕冷喜暖、得食痛減、口吐清水、食少、乏力、四肢不溫、大便溏薄、舌質淡、脈細。治法以溫中健脾、散寒止痛為主，方用黃耆建中湯化裁：黃耆20克、酒白芍20克、生薑10克、大棗15克、桂枝10克、甘草6克、香附10克、吳茱萸5克。

肝氣犯胃：

表現為胃脘脹滿、兩脅隱痛、噯氣、反酸、脈沉弦、苔白。治療原則以疏肝理氣、和胃止疼為主，方用柴胡疏

肝散化裁：柴胡 10 克、川芎 6 克、枳殼 10 克、香附 10
克、炒白芍 15 克、陳皮 10 克、鬱金 15 克、佛手 10 克、
香櫞 10 克、木香 10 克、川楝子 10 克、炙甘草 10 克。

脾胃陰虛：

表現為胃脘隱痛綿綿、煩熱似飢、口舌咽乾、舌紅少
津、無苔或少苔、脈細數。治宜養陰益胃法。方用養胃湯
合芍藥甘草湯加減：沙參 20 克、麥冬 15 克、玉竹 15
克、百合 15 克、酒白芍 15 克、石斛 10 克、炒麥芽 15
克、雞內金 10 克、炙甘草 10 克。

胃潰瘍、胃竇炎與嗜酒、多胃酸有關，治法以疏肝和
胃、降逆止酸、清胃熱為主，常用胃疼散加味治之；食管
炎、反流性胃炎的治法以理氣和胃、降逆止嘔、清熱化痰
為主，常以橘皮竹茹湯化裁：陳皮 20 克、竹茹 20 克、黨
參 20 克、清半夏 15 克、黃連 6 克、生薑 15 克、大棗 6
枚。

濕熱蘊結：

表現為發熱、腹痛、大便有黏液血便、裏急後重、舌
苔黃、脈滑數，多為急性發作。治以清熱利濕、涼血止
血，多用白頭翁湯合槐花散化裁：白頭翁 15 克、秦皮 10
克、酒白芍 15 克、黃柏 10 克、槐花 10 克、車前草 15
克、炒地榆 20 克、黃連 10 克、木香 10 克、蒼朮 15 克、
炒薏苡仁 30 克、藿香 10 克、馬齒莧 30 克。

氣滯血瘀：

表現為腹痛腸鳴且有黏液血便，大便次數增多、心煩
易怒、面色晦暗、舌質紫且有瘀斑、脈弦澀，反覆慢發
作。治以行氣活血、疏肝健脾，方用少腹逐瘀湯合四逆散

化裁：當歸 10 克、桃仁 10 克、赤芍 15 克、柴胡 10 克、酒白芍 20 克、陳皮 10 克、炒白朮 20 克、木香 10 克、川厚朴 10 克、黨參 15 克、延胡索 30 克、甘草 10 克。

脾腎陽虛：

病程遷延日久，表現為久瀉不止、身寒肢冷、腸鳴腹瀉、納呆、舌質淡、脈沉細。治以補腎健脾、固澀止瀉法。方用附子理中湯合四神丸化裁：附子 10 克、白朮 10 克、乾薑 10 克、甘草 6 克、肉荳蔻 10 克、補骨脂 10 克、吳茱萸 10 克、黨參 15 克、赤石脂 30 克、石榴皮 10 克。本型若偏於脾虛，也可用六君子湯合萸連丸化裁。

中醫對便秘劃分為熱秘、冷秘、氣秘、虛秘等類型，因便秘虛實夾雜，辨證施治並非容易。張景岳認為便秘一證有兩種，一為陽結，一為陰結。陽結者，邪有餘，宜用攻法，瀉之；陰結者為正氣不足，宜滋宜補，熱秘用增液湯（生地黃、麥冬、玄參）；冷秘陰結用濟川煎（肉蓯蓉 15 克、當歸 20 克、升麻 10 克、牛膝 15 克）；氣秘者用六磨湯（木香 10 克、烏藥 10 克、沉香 10 克、檳榔片 10 克、枳實 10 克、川大黃 10 克）；虛秘者氣虛用黃耆湯（黃耆 20 克、陳皮 10 克、升麻 10 克），血虛用潤腸丸（當歸 20 克、生地黃 20 克、麻仁 15 克、枳實 15 克、黑芝麻 20 克），辨證準確並不容易。

◆ 方藥分析

脾胃虛弱者，補氣健脾宜用六君子湯、參苓白朮散；中氣下陷者，益氣升陷宜用舉元煎、補中益氣湯；脾胃虛寒者，溫中散寒宜用理中湯、建中湯；脾胃陰虛者，清胃

養陰宜用養胃湯、百合湯；肝氣犯胃者，調氣疏肝宜用柴胡疏肝散、柴胡桂枝湯；脘腹飽脹者，消積導滯宜用枳實消痞湯、保和丸、健脾丸；胃火熾盛者，清胃瀉火宜用清胃散；心下痞滿者，升清降濁宜用半夏瀉心湯；濕阻中焦者，運脾除濕宜用平胃散、二陳湯；腸燥便秘者，潤腸通便宜用潤腸丸、麻仁丸、五仁丸；降逆止呃、調中降逆宜用旋覆花代赭石湯、丁香柿蒂湯；肝膽鬱熱者，疏膽通腑宜用清胰湯；脾氣虛寒者（便血），溫中健脾宜用黃土湯；虛寒下利者（便血），澀腸止瀉宜用桃花湯、訶子散；濕熱疫毒者，涼血止痢宜用白頭翁湯、芍藥湯；胃脘脹痛者，行氣止痛宜用金鈴子散、良附丸。

胃腸病常用方：

（1）胃痛散（自擬）

蒲公英 30 克、炒白朮 20 克、酒白芍 30 克、百合 15 克、黃連 10 克、木香 15 克、甘草 10 克、甘松 10 克、白及 20 克、高良薑 10 克、香附 15 克、丹參 20 克、砂仁 10 克、延胡索 30 克、枳殼 15 克、浙貝母 20 克。

【功效】疏肝和胃、行氣止痛。

【適應證】各型胃炎、胃潰瘍、十二指腸潰瘍、胃竇炎等。

【用法】上藥製粉，每次 6～10 克，每日 2～3 次，用蜂蜜調服。

（2）固本益腸湯（自擬）

黨參 30 克、炒白朮 20 克、蒼朮 15 克、炒山藥 15 克、炒薏苡仁 30 克、藿香 10 克、黃連 10 克、木香 10 克、赤石脂 30 克、炮薑 10 克、肉桂 6 克。腹痛甚加炒白

芍 30 克、甘草 15 克、罌粟殼 5 克。大便膿血加炒地榆
20 克、白頭翁 10 克。

【功效】溫腎健脾、化濕止瀉。

【適應證】各型潰瘍性結腸炎、痢疾等。

（3）綜合通便湯（自擬）

生地黃 30 克、玄參 20 克、麥冬 15 克、生白朮 30
克、生何首烏 20 克、肉蓯蓉 15 克、當歸 30 克、火麻仁
15 克、枳實 15 克、厚朴 15 克、知母 15 克、黃芩 15
克、檳榔片 10 克、決明子 15 克、烏藥 10 克。熱結重加
大黃 10～20 克或番瀉葉 3～5 克；虛秘加黃耆 20 克、升
麻 6 克、柴胡 6 克、靈芝 10 克。

【功效】行氣、潤腸、通便。

【適應證】各種類型便秘。

上述藥物分析中，胃腸病常用古方 30 多個，使用頻
率最高的是六君子湯、柴胡疏肝散、柴胡桂枝湯、半夏瀉
心湯、補中益氣湯、平胃散、理中湯、建中湯、枳實消痞
湯及保和丸等。

單味藥使用頻率最多的是柴胡、白芍、白朮、桂枝、
半夏、黃芩、大棗、生薑、甘草、厚朴、枳殼等。

◆ 系統論治法

胃腸病通治方和胃通降湯：黨參 30 克、炒白朮 20
克、法半夏 15 克、黃芩 15 克、黃連 10 克、乾薑 10 克、
炙甘草 10 克、大棗 15 克、柴胡 10 克、酒白芍 20 克、枳
殼 15 克、桂枝 10 克、丹參 20 克、香附 15 克。

和胃通降湯由半夏瀉心湯、柴胡疏肝散、柴胡桂枝湯

等化裁而來。其中柴胡、白芍、枳殼、香附、甘草組成柴胡疏肝散，能疏肝和胃、行氣止痛；黨參、半夏、黃連、黃芩、乾薑、甘草組成半夏瀉心湯，能散寒除濕、消痞散結；丹參功同四物，協助香附行氣止痛，黨參、白朮健脾益氣，桂枝溫陽，大棗和胃，寒熱並用，全方位升清降濁，故能適宜各型胃腸病，透過加減可治各種消化道疾患。

【功效】益氣健脾、消痞散結、疏肝和胃、行氣止痛。

【適應證】各型胃炎、結腸炎、胃潰瘍、便秘等。

萎縮性胃炎黨參易太子參，加麥冬 15 克、石斛 10 克、百合 15 克；胃及十二指腸潰瘍加大貝母 15 克、蒲公英 30 克、黃耆 20 克；胃酸過多加海螵蛸 10 克、茯苓 20 克、瓦楞子 10 克；食穀不化加焦三仙各 15 克、炒雞內金 10 克；腹脹、氣滯偏重者枳殼改枳實 15 克；食管炎加陳皮 10 克、蘇葉 10 克、竹茹 10 克；大便溏瀉去枳殼、丹參、香附，加炒白朮 20 克、炒扁豆 15 克、炒山藥 15 克、炒薏苡仁 20 克、茯苓 20 克；胃下垂者加黃耆 30 克、炒白朮 15 克、升麻 6 克、陳皮 10 克、枳實 15 克；氣滯胃疼加川楝子 10 克、延胡索 20 克、佛手 10 克、木香 15 克；大便帶血加赤石脂 30 克、灶心土 15 克；噁心嘔吐加蘇梗 10 克、砂仁 10 克（後下）、陳皮 10 克、白蔻仁 10 克；胃痛兼少寐加酸棗仁 20 克、知母 10 克、茯苓 20 克、靈芝 10 克；大便艱澀加肉蓯蓉 15 克、當歸 15 克、火麻仁 15 克、生白朮 20 克、生何首烏 15 克、川大黃 10 克；呃逆加旋覆花 10 克、陳皮 10 克、代赭石 30

克；胰腺炎加大黃 20 克、木香 15 克、芒硝 10 克
（沖）、蒼朮 15 克；各種結腸炎去丹參、枳殼、香附、
桂枝，加蒼朮 15 克、白朮 15 克、藿香 10 克、肉桂 10
克、炒地榆 20 克、炒薏苡仁 30 克。

◆ 評按

　　胃腸病是消化科的常見病，門診接診的胃痛患者多為
中青年人，患者大多有淺表性胃炎或胃潰瘍、十二指腸潰
瘍等。現代醫學利用胃鏡把胃黏膜拍成彩圖，把各種胃炎
分得很清楚，但治療效果一般。治療胃病的中西成藥不下
百餘種，目前還沒有一種治癒胃炎的特效藥！

　　為什麼許多人吃胃藥只能暫時緩解症狀而並無根治之
功，是因為現代醫學把胃病孤立化。消化道病單治胃不
行，必須兼顧胃與脾、胰，胃與肝、膽的關係，中醫治胃
腸病總不忘脾與胰，胃氣不降可能是肝火制約，所以筆者
所擬的和胃通降湯，其中的柴胡、白芍、枳殼、香附都是
在疏肝行氣、和胃降逆，這一點要比單一看重胃黏膜上的
幽門螺桿菌高明得多。和胃通降湯並沒有殺滅幽門螺桿菌
之藥，也一樣能治好各種類型的胃炎。

　　筆者在治療胃腸病時使用湯劑一般不會超過 6 週，只
要病情緩解，即加工成散劑口服，因為胃病治療最佳劑型
為散劑而非湯方。如古方參苓白朮散是散劑而不是湯劑，
現代有中藥材破壁技術，可把飲片加工成分子級（μm
級），細度可達 1000～2000 目，每次 3～5 克，就等於一
碗湯藥，療效絕不亞於湯劑。俗話說得好：「治療胃病是
三分治七分養。」胃腸病是吃出來的，消化道病的飲食調

整，忌生冷、酸辣食品十分必要，不論患者還是醫生都應當明確，胃病確實是養好的，而不是治好的。所以至今為止，治胃腸病還沒有一種特效藥。

病案

劉某，男，55 歲，2000 年 4 月 28 日就診。

主訴：患胃病 20 餘年，早年做胃鏡查驗診斷為淺表性胃炎，近 10 年又做了 2～3 次胃鏡，確定為萎縮性胃炎。近幾年每到春秋時節經常犯病，胃脘部隱隱作痛、口乾、右脅部亦疼、大便溏薄、消瘦、怕冷，胃總感覺不舒服。查舌質淡紅，舌面中後部有細碎裂紋、少苔、脈弦。中醫診為慢性胃炎（胃痞）。

辨證為脾胃陰虛、胃失和降，治宜和胃降逆、行氣止痛，用通治方和胃通降湯化裁：黨參 30 克、炒白朮 15 克、法半夏 15 克、黃芩 15 克、黃連 6 克、乾薑 10 克、炙甘草 15 克、大棗 15 克、柴胡 10 克、酒白芍 15 克、枳殼 10 克、木香 10 克、香附 15 克、丹參 15 克、茯苓 20 克。

用法：水煎服，每日一劑，早晚服。二診：5 月 6 日來診時主訴胃脅痛已停，但便溏、口乾仍在，按前方略加改動，口乾加石斛、麥冬；便溏加炒山藥 20 克、炒薏苡仁 30 克，繼續治療。

5 月 28 日，患者已服湯劑 3 週，病情大有好轉，患者要求用散劑治療。囑注意忌口生冷飲食，禁食酸辣，至夏來門診時，該患者體重增 3 公斤，至此患者已停服中藥。

　　張某，男，31歲，2002年5月10日來診，家住白雲新村。主訴：近日胃常常隱痛，夜間時有痛醒經歷，吃點東西有時能緩解噁心、上泛酸水，遂去醫院做胃鏡，診斷為胃及十二指腸潰瘍病。

　　檢查結果顯示胃幽門螺桿菌（HP）陽性。同時醫生還開了些胃藥，其中有奧美拉唑、果膠鉍，服1週後雖然疼痛減輕，但打嗝、胃酸仍然不減，夜間也能痛醒，最近稱體重，2個月下降2.5公斤，為了能進一步治療才想到中醫。查脈弦滑、舌質淡、苔薄白、面色不榮、體態消瘦，屬中醫胃脘痛範圍。

　　治宜健脾和胃、行氣止痛，遂用通治方和胃通降湯化裁治之：黨參30克、炒白朮20克、法半夏15克、黃芩15克、黃連6克、柴胡10克、酒白芍20克、枳殼15克、木香15克、丹參15克、香附15克、炙甘草10克、延胡索20克、海螵蛸10克、蒲公英30克、砂仁5克、大棗15克、生薑10克。

　　5月20日來診時自訴：噁心、反酸已停，夜間1週內沒疼過，本應繼續鞏固治療以防再犯，同時胃及十二指腸潰瘍面也非一兩週能癒合，但患者強烈要求停湯藥。沒辦法，為該患加工了20天的散劑繼續治療。

　　其方劑為和胃通降湯與胃疼散化裁：黨參30克、炒白朮20克、蒲公英50克、炒白芍30克、柴胡20克、薑半夏30克、陳皮15克、砂仁5克、浙貝母20克、海螵蛸30克、甘草15克、香附20克、延胡索20克、木香15克、丹參15克、枳殼20克、烤大棗30克、甘松15克。上藥磨100目細粉，每次10克，加蜂蜜一勺，早晚

用白開水沖服，囑忌酒、辛辣、冷食，至夏季7月份，來
門診時主訴胃病已癒，再未痛過。

謝某，女，36歲，2002年8月7日來診，家住白雲
新村。主訴：近幾個月體重逐漸下降，食後有飽脹感，有
時噁心，左小腹常有隱痛，每天排便數次，但是總排不
盡，便不成形。到醫院門診，因害怕插管做腸鏡而未下結
論。但近1週來大便前時有腹痛，不敢吃冷食，凡食海
鮮、肉食即加重。查面色萎黃、消瘦、神疲倦怠、舌質
淡、苔白、脈沉細。分析該患者是以脾虛濕盛為主，多為
感染外邪及過食生冷，損傷脾胃，使脾失健運，大腸傳導
失司、升降失調、水穀清濁不分而成泄瀉。

應按中醫腸風、痢疾、泄瀉治之，亦採用和胃通降湯
化裁治療：黨參30克、炒白朮20克、炒山藥15克、黃
芩15克、黃連6克、木香5克、柴胡10克、酒白芍30
克、枳殼10克、丹參20克、香附15克、藿香10克、蒼
朮10克、炒薏苡仁30克、炙甘草15克。功效：健脾除
濕、行氣止痛。用法：每日一劑，分2次口服。療效：僅
服1週後腹疼即止，大便已有形，大便次數由3次減為
1～2次，囑應少食生冷、魚蝦類食物，服藥6週後，患
者食慾增加，諸症皆無，體重增加，面色光潤。

附

急慢性闌尾炎與腸沾黏

◆ 概述

　　胃腸道急腹症中，臨床以急慢性闌尾炎、腸沾黏和腸梗阻最為常見。現代醫學把闌尾炎分為許多證型，如體溫不高的單純性闌尾炎、高燒化膿性闌尾炎及嚴重腹膜感染和闌尾穿孔、闌尾膿腫等。主要症狀都有不同程度的腹痛，輕型並不發燒，重症常高燒 40℃，慢性闌尾炎體溫一般正常，個別有噁心、嘔吐、乏力等不同症狀。中醫稱闌尾炎為「腸癰」。腸梗阻和腸沾黏屬中醫「腸結」範疇，現代醫學把腸梗阻分為單純機械性腸梗阻、腸沾黏性梗阻、蛔蟲性梗阻及腸狹窄性梗阻等。腸梗阻主要表現為腹痛納停、噁心嘔吐、大便不通、停止排氣等。

　　本文講系統方論治只包括急慢性闌尾炎和腸沾黏這部分，而腸梗阻則用專方論治。

◆ 病機

　　本病發生主要是飲食不節，如過食生冷、膏粱厚味，致使胃腸運化失司，糟粕停滯，積濕化熱，濁氣壅滯腸道，進而氣血不和、濕熱蘊結而發為「腸癰」。急性者往

往是在飽食後劇烈運動、跌撲損傷等導致胃腸受損，濁氣壅滯腸道形成「癥腫」，產生一系列外科急腹症症狀。

腸沾黏多為手術後腹膜感染，如化膿性腹膜炎、結核性腹膜炎及手術後遺症、腹部外傷均可造成腸曲之間沾黏或腸與大網膜之間沾黏等。也有的是由於飲食不節、運動或勞作過度而誘發沾黏性腸梗阻。

◆ 辨證論治

闌尾炎發病之初，多在上腹中脘至臍部之間周圍陣發性腹痛，很快將轉至右下腹天樞穴外側，痛無休止，拒按，臨床檢測是忍痛以手按麥氏點，突然鬆手，疼痛加重者，可作為闌尾炎診斷依據。

單純性闌尾炎一般不發燒，只是輕微噁心、納呆、大小便減少，此為初起症狀。臨床常選用大黃牡丹皮湯加紅藤、連翹、地丁，即可減輕症狀；若 1 週不癒，可產生發熱、舌苔黃膩、脈弦數，可用大黃牡丹湯合薏苡附子敗醬湯化裁能迅速好轉。

闌尾炎一證唯使大小便暢通，腸中濁氣外洩，多可轉危為安，治療時常在方中加用金銀花、連翹、桃仁、皂角刺、冬瓜子等，若痛甚可加川楝子、木香，後期若化膿，主要應清熱排毒，使濁毒外出，不至於造成闌尾穿孔。化膿後可採用如意金黃散外敷，以促使膿液吸收，闌尾初期、中期可行針刺療法，選穴為闌尾穴、上巨虛、天樞、中脘、足三里等。

腸沾黏的治法與闌尾炎相似，腸沾黏大多有外科手術病史，有的反覆發作，治療不外乎清熱解毒、化瘀利濕、

行氣止痛等方法。

◆ 方藥分析

1. 闌尾炎方藥分析

對於闌尾炎的治療，筆者在臨床中常使用以下三方化裁治療：

（1）闌尾炎 1 號

金銀花 50 克、連翹 30 克、蒲公英 50 克、牡丹皮 20 克、川大黃 10 克、川楝子 15 克、木香 15 克、桃仁 10 克。

【功效】清熱解毒、活血化瘀。

【適應證】闌尾炎初期見體溫不高、腹疼陣陣、痛無定處、大便乾燥、脈弦等體徵者。

（2）闌尾炎 2 號

白花蛇舌草 30 克、紅藤 50 克、敗醬草 20 克、蒲公英 30 克、連翹 20 克、黃柏 10 克、生薏苡仁 50 克、赤芍 30 克、桃仁 15 克、木香 15 克、延胡索 15 克、川楝子 15 克、芒硝 10 克（沖）。

【功效】清熱解毒、化瘀通下。

【適應證】急性闌尾炎、化膿性闌尾炎、闌尾周圍略腫，證屬濕熱蘊結重者，痛有定處，伴有發熱、口渴、尿赤、脈弦、舌苔黃者。

（3）闌尾炎 3 號

白花蛇舌草 50 克、蒲公英 30 克、連翹 20 克、紫花地丁 20 克、川楝子 15 克、延胡索 20 克、木香 15 克、冬瓜子 30 克、赤芍 30 克、桃仁 15 克、牡丹皮 20 克、大黃

15 克、生薏苡仁 50 克。

【功效】清熱解毒、化瘀通下、行氣止痛。

【適應證】急慢性闌尾炎重症見發燒、噁心、脈弦數、大便不通者。

2. 腸沾黏方藥分析

對於腸沾黏的治療，可用沾黏鬆解湯（自擬驗方），可用於各型腸沾黏及腹膜感染等症。

白花蛇舌草 30 克、敗醬草 20 克、川楝子 15 克、延胡索 20 克、木香 15 克、香附 15 克、生薏苡仁 50 克、蒼朮 15 克、清半夏 20 克、皂角刺 30 克、烏藥 10 克、當歸 15 克、桃仁 15 克、紅花 10 克。

【功效】清熱、利濕、化瘀、止痛。

【適應證】各型腸沾黏。

非手術治療腸梗阻適宜單純機械性腸梗阻、單純性沾黏性腸梗阻，也適宜麻痺性、蛔蟲性腸梗阻等。脈象平和，脈搏 90 次/分內，體溫平穩，只有低熱，體溫不超過 38℃，仍能排便、排氣者均可施非手術療法等。

（1）**甘遂消黃散**：製甘遂 0.9 克、生大黃 0.6 克、芒硝 0.3 克。

【適應證】重症急性腸梗阻，不用胃腸減壓，能直接口服。

【用法】每次 1.8 克，每日 1～2 次（兩次應間隔 4 小時以上）。

（2）**承氣湯 1 號**：

厚朴 15 克、木香 15 克、烏藥 10 克、炒萊菔子 20 克、赤芍 15 克、桃仁 10 克、番瀉葉 6 克、芒硝 10 克

（沖服）。

【適應證】輕型腸梗阻或梗阻初起，體溫不高者。

【用法】水煎服，每日 3～4 次，每次 150ml。

（3）承氣湯 2 號：

炒萊菔子 30 克、赤芍 30 克、桃仁 15 克、厚朴 20 克、枳實 20 克、生大黃 15 克（後下）、芒硝 10 克（沖服）。

【適應證】重型沾黏性腸梗阻。

【用法】水煎服（濃煎），每次 100～150ml，根據體質大黃用量可在 10～30 克之間浮動。

（4）消脹散：

厚朴 30 克、炒白朮 20 克、茯苓 20 克、薑半夏 20 克、枳殼 20 克、炒山楂 15 克、陳皮 15 克、神麴 15 克、炒萊菔子 20 克、炒雞內金 15 克、砂仁 10 克。

【適應證】腸梗阻已經解除、便已通、氣已排，但進食後有飽脹感。

【用法】上藥研粉（100 目），每次 3～6 克，用熱水沖服，每日 2～3 次。

外科急腹症用藥規律：清熱解毒用大黃、牡丹皮、紅藤、連翹、金銀花、紫花地丁、敗醬草、蒲公英。活血化瘀用桃仁、赤芍、皂角刺、炮穿山甲。行氣止痛有延胡索、川楝子、香附、烏藥、枳實、川厚朴、木香。通便攻下用大黃、芒硝、番瀉葉、甘遂。溫陽利濕用附子、生薏苡仁、冬瓜子。

通治方大黃薏米闌尾湯：白花蛇舌草 50 克、敗醬草 20 克、蒲公英 30 克、生薏苡仁 50 克、大黃 10～20 克、

牡丹皮 20 克、赤芍 30 克、桃仁 20 克、冬瓜子 20 克、木香 15 克、川楝子 10 克。

本方由薏苡仁附子敗醬湯合大黃牡丹湯化裁而來，其中白花蛇舌草、敗醬草、蒲公英清熱解毒；牡丹皮、赤芍涼血散瘀；大黃配桃仁通裏攻下；冬瓜子、生薏苡仁利濕排膿；木香、川楝子行氣止痛。全方共奏清熱解毒、化瘀利濕通下之功，使腸癰除之。

【功效】清熱解毒、活血化瘀、利濕攻下。

【適應證】急慢性闌尾炎、腸沾黏均可化裁應用。

【用法】水煎服，每日 1 劑，分 3 次口服，1 週為 1 療程，劑量應根據病情、體質靈活選擇。闌尾炎重症可加芒硝 10 克（沖服），大黃可用至 30 克。腸沾黏者可加皂角刺 30 克、延胡索 30 克、烏藥 10 克、紅花 10 克等。

◆ 評按

本文所探討的闌尾炎、腸沾黏及腸梗阻，皆屬外科急腹症範圍，病情凶險、腹疼明顯、高燒，病情危急，多數是奔向西醫門診急救。殊不知此類急腹症，西醫除了輸液或灌腸外，無效者多行外科手術療法。但闌尾並不是一切了之，闌尾也並非多餘之物，現代醫學也發現闌尾應該是有益細菌的加工廠，對生命體用處不小，腸道菌群相當於人體一個重要「器官」的說法並不誇張。

外科急腹症，應當採用中西醫結合的療法，盡量減低手術的頻率，對於慢性、無高燒、無狹窄性腸梗阻及闌尾沾黏非手術療法十分優越。

腸梗阻重症口服甘遂消黃散，不用插管減壓可直接口

服，一般可在 24 小時內消除梗阻，使 80%的梗阻患者免於手術，但一定要嚴守體徵，對高燒不退者、腹痛劇烈者，仍應該考慮手術治療。

病案

王某，女，個體商販。2000 年 6 月 15 日初診。

主訴：近期熬夜，勞累過度，飲食不定時，於 6 月 12 日午後開始臍部疼痛、口乾、噁心，自認為是午餐吃海鮮引起的腸道感染，曾服藿香正氣丸未果。次日午後疼痛漸重，遂去門診，醫生診為急性闌尾炎，但患者不想手術，求中醫保守治療。

刻診：脈弦數，舌質中部微有黃苔，中醫診為慢性腸癰。辨證：濕熱蘊結、氣滯血瘀，遂用大黃薏米闌尾湯化裁，清熱解毒、通裏攻下，1 週而癒。

李某，男，29 歲，2016 年 6 月 11 日初診。該患者於 3 月份曾患化膿性闌尾炎，曾手術切除闌尾，住院半月，耗資八千多元。本次於 6 月 8 日夜間，術後闌尾部隱痛，並未去醫院檢查，6 月 10 日夜間疼痛逐漸加重，其母攜兒子前來就診。查脈弦數、舌質偏紅、苔黃，闌尾痂處色紅，壓痛明顯，診斷為沾黏性闌尾炎，屬濕熱蘊結型，應該清熱解毒、化濕祛瘀為大法。

用通治方大黃薏米闌尾湯，加味後先服 3 劑，以觀後效，囑若無效再去原手術醫院複查，3 劑後體溫正常，脈由數變緩，腹痛銳減，又續服 1 週告癒。

⑤

肺系疾病的系統論治

◆ 概述

肺系疾病，有外感咳嗽、內傷咳嗽，相當於現代醫學的急慢性支氣管炎、支氣管擴張和支氣管肺炎等；哮喘證則相當於現代醫學的支氣管喘息、支氣管哮喘；水飲、痰飲則相當於現代醫學慢性支氣管炎、支氣管哮喘、滲出性胸膜炎、肺源性心臟病等；肺癰相當於現代醫學的肺膿瘍、化膿性肺炎等；肺脹和肺痿相當於現代醫學的慢性阻塞性肺疾病（簡稱「慢阻肺」），肺不張、肺氣腫、肺源性心臟病相似；肺癆則相當於現代醫學的肺結核。

◆ 病機

咳嗽一證是呼吸科的常見病，西醫的病因是由於病毒、細菌、物理或化學物質、過敏等因素作用於氣管引起支氣管黏膜充血、水腫、纖毛上皮損傷或增生變性，形成急慢性支氣管炎。中醫認為「肺如鐘，撞則鳴」。咳嗽是由於肺失宣降、氣機不利、肺氣上逆，咳嗽乃作。但咳嗽一證也與肺、脾、腎有關，古人云：「五臟六腑皆令人咳，非獨肺也。」一般痰多咳嗽，其根在脾，古人云：

「脾為生痰之源，肺為貯痰之器。」因此治痰咳必先溫脾才能止咳。久咳必窮極腎，腎氣虧損，咳不止但補其腎，不治咳而咳自癒。

支氣管哮喘，現代醫學認為是過敏或感染所致，病理機制不十分明確，中醫在古代哮與喘是分而治之的，喘以呼吸急迫張口抬肩、不能平臥為主症；哮表現為痰氣交阻，呼吸偶有哮鳴音（水雞聲），哮證必兼喘，而喘證不一定兼哮，二者雖然病理不同，但在臨床治療上並沒有嚴格界限，哮者多在少年時形成，喘證後天形成為多；哮喘病根源在腎陽虛，與先天稟賦不足有關。

慢性阻塞性肺疾病（肺氣腫）是由於原有慢性支氣管炎、支氣管哮喘、硅肺病等引起呼吸性細支氣管、肺泡囊管、肺泡遠端的氣腔的彈性減低而過度膨脹，充氣量增大，呼氣延長形成肺氣腫。

中醫認為本病長年有慢性咳嗽、哮喘反覆發作傷及肺、腎，肺主氣的能力降低，肺氣該升不升、該降不降，肺、腎之氣不能及時交換貫通，致清氣難入、濁氣難出，逆於胸中，壅塞於肺而形成肺脹（肺氣腫）。

支氣管擴張是由於支氣管及其周圍肺組織的慢性炎症和支氣管阻塞使支氣管壁損壞、管壁擴張引起的疾病。中醫認為該病與正氣不足，幼年肺部如麻疹、猩紅熱等邪毒入侵有關，咳嗽、膿痰、咯血是本病的特徵，病情纏綿，經久不癒。

肺炎，現代醫學認為是各種病原體感染所致，如細菌、病毒、支原體等，其中以肺炎球菌為最多見，其次還有溶血性鏈球菌、葡萄球菌及支原體病毒性肺炎等。現代

醫學還根據病理分為大葉性肺炎、小葉性肺炎、間質性肺炎等。

肺膿瘍中醫認為是風熱邪氣自口鼻入肺，肺內鬱熱、肺失肅降而起病。肺熱蘊結，煉津為痰，痰熱壅滯，脈阻血瘀，瘀熱化毒，肉腐而成「肺癰」。

肺結核與胸膜炎是由結核菌引起的肺病。中醫認為癆病不外內外兩個因素形成，一為癆蟲入侵肺部，二為正氣虛損、勞倦過度、七情內傷，日久耗傷肺津，肺失滋養而漸成「癆」。

◆ 辨證施治

中醫對急慢性支氣管炎（咳嗽）的辨證分為外感與內傷兩大類，外感又分為寒、熱二型，而內傷則分為痰濕型、痰熱型、陽虛與陰虛型，證型不同而選方各異。外感風寒型常用杏蘇飲化裁，風熱咳嗽則用桑菊飲；痰濕咳嗽用二陳湯化裁，痰熱咳嗽用清金化痰湯化裁；陽虛用真武湯化裁，陰虛用二冬二母散化裁。

支氣管哮喘分冷、熱二型，冷哮用小青龍與射干麻黃湯化裁；熱哮用麻杏石甘湯與定喘湯化裁。

慢性阻塞性肺疾病，也分四種證型，寒飲射肺，也是用小青龍湯化裁；痰熱壅肺，則用清金化痰湯化裁；虛證肺腎兩虛、腎不納氣分別用保元湯和右歸丸化裁。

支氣管擴張，過去中醫臨床分型複雜，諸如痰熱壅肺、肝火犯肺、陰虛火旺、燥邪犯肺、肺胃實熱、瘀熱阻肺，筆者臨床只辨為兩型，一為痰熱內蘊，用二陳湯、桔梗湯、葦莖湯化裁，二為火熱灼傷咯血型，用百合固金湯

化裁完全實用。

　　肺炎按早期、感染期、遷延不癒期論治，早期用銀翹散化裁；中期高燒、胸痛、咳嗽用千金葦莖湯化裁；肺炎遷延期陰虛瘀熱、乾咳少痰、舌紅少苔、脈細數，用沙參麥冬飲化裁。胸膜炎分乾、濕二型：濕性滲出型胸膜炎用葶藶子大棗瀉肺湯，重症可加控涎丹；乾性胸膜炎，用小陷胸湯合瓜蔞薤白湯化裁。

　　肺結核以陰虛肺燥型居多，用月華丸化裁；陰虛脾虛，用保真湯化裁；肺腎兩虛用百合固金湯合六味地黃丸化裁；肺腎陽虛則用拯陽理癆湯合人參養榮湯化裁。

◆ 方藥分析

　　風熱咳嗽：桑菊飲加味。桑葉 10 克、菊花 10 克、杏仁 15 克、連翹 15 克、薄荷 10 克、桔梗 10 克、甘草 10 克、蘆根 10 克，加大貝母 15 克、黃芩 10 克、知母 10 克、石膏 20 克等。

　　風寒咳嗽：杏蘇飲。蘇葉 10 克、半夏 10 克、前胡 10 克、枳殼 10 克、陳皮 10 克、杏仁 10 克、生薑 10 克、甘草 10 克。

　　痰濕咳嗽：二陳湯加減。茯苓 20 克、法半夏 15 克、陳皮 15 克、甘草 10 克、杏仁 15 克、白朮 15 克、厚朴 10 克、蘇子 10 克、紫菀 15 克。

　　痰熱咳嗽：清金化痰湯。黃芩 15 克、山梔 10 克、桔梗 10 克、麥冬 10 克、桑白皮 15 克、象貝母 10 克、知母 15 克、瓜蔞仁 15 克、橘紅 10 克、茯苓 20 克、甘草 10 克。

　　燥火咳嗽：桑杏湯。冬桑葉 10 克、杏仁 10 克、沙參 15 克、象貝母 10 克、香豉 15 克、梔子 10 克。

　　寒性哮喘：小青龍湯合射干麻黃湯化裁。射干 10 克、炙麻黃 6 克、細辛 6 克、法半夏 15 克、五味子 10 克、紫菀 15 克、款冬花 15 克、地龍 10 克、補骨脂 15 克、淫羊藿 10 克、甘草 10 克。

　　熱性哮喘：麻杏石甘湯與定喘湯化裁。炙麻黃 6 克、杏仁 15 克、石膏 20 克、甘草 10 克、前胡 15 克、射干 10 克、黃芩 15 克、五味子 10 克、地龍 10 克、桑白皮 15 克、知母 10 克、全瓜蔞 15 克。

　　陽虛飲停：苓桂朮甘湯加減。桂枝 10 克、茯苓 15 克、白朮 15 克、甘草 10 克。

　　陰虛肺燥：月華丸與百合固金湯化裁。沙參 20 克、麥冬 15 克、天冬 15 克、生地黃 15 克、熟地黃 15 克、百部 10 克、茯苓 20 克、川貝母 10 克、阿膠 10 克、桑白皮 15 克、百合 15 克、桔梗 15 克、甘草 10 克。

　　肺腎兩虛：拯陽理癆湯合人參養榮湯化裁。黨參 30 克、黃耆 20 克、白朮 20 克、甘草 10 克、枸杞 20 克、熟地黃 20 克、當歸 15 克、白芍 20 克、五味子 10 克、陳皮 10 克、阿膠 10 克（烊化）、鹿角膠 10 克、鹿盤粉 6（沖）、肉桂 3 克。

　　慢性阻塞性肺疾病（肺脹）：熱痰壅肺用清金化痰湯化裁。黃芩 15 克、山梔子 15 克、桔梗 15 克、麥冬 15 克、桑白皮 20 克、貝母 15 克、知母 10 克、瓜蔞 15 克、橘紅 10 克、甘草 10 克。

　　慢性阻塞性肺疾病（肺脹）：寒飲射肺用小青龍湯化

裁。炙麻黃 10 克、芍藥 15 克、法半夏 15 克、細辛 6 克、五味子 10 克、乾薑 10 克、甘草 10 克、桂枝 10 克、蘇子 10 克、杏仁 15 克。

慢性阻塞性肺疾病（肺脹）：腎不納氣、肺腎兩虛，用右歸丸加減。熟地黃 30 克、山藥 15 克、山茱萸 15 克、枸杞子 20 克、菟絲子 20 克、炒杜仲 10 克、鹿角膠 10 克、肉桂 10 克、甘草 10 克、附子 10 克。

慢性阻塞性肺疾病屬肺腎氣虛，用保元湯化裁：人參 10 克、黃耆 15 克、肉桂 6 克、甘草 6 克、補骨脂 10 克、五味子 10 克、白朮 10 克、澤瀉 10 克、胡桃肉 10 克。

支氣管擴張：痰熱內蘊、咳嗽膿痰，用二陳湯、葦莖湯、桔梗湯化裁。桂枝 20 克、全瓜蔞 20 克、桑白皮 20 克、黃芩 15 克、橘紅 15 克、法半夏 15 克、茯苓 20 克、杏仁 15 克、大貝母 15 克、紫菀 15 克、薏苡仁 30 克、葦莖 15 克、冬瓜子 20 克、甘草 10 克、魚腥草 30 克。

支氣管擴張：反覆咯血或痰中帶血，用百合固金湯、清燥救肺湯、黛蛤散加減：太子參 30 克、麥冬 20 克、瓜蔞 15 克、百合 15 克、生地黃 15 克、海蛤粉 15 克、白及 10 克、黃芩 20 克、川貝母 10 克、百部 10 克、桑白皮 10 克、茜草 10 克、青黛 10 克。

肺炎中期：高熱、胸疼、咳嗽用千金葦莖湯化裁。葦莖 30 克、薏苡仁 50 克、冬瓜子 20 克、杏仁 15 克、桃仁 15 克、黃芩 15 克、魚腥草 50 克、鬱金 15 克、連翹 20 克、石膏 20 克、炙麻黃 3 克、甘草 10 克。

肺炎遷延不癒、陰虛期：潮熱、乾咳、少痰、脈數用

沙參麥冬湯化裁。太子參 20 克、沙參 20 克、麥冬 15 克、天冬 15 克、玉竹 15 克、百合 20 克、天花粉 15 克、地骨皮 15 克、桑白皮 15 克、甘草 10 克。

肺結核、陰虛肺燥：乾咳少痰、痰中帶血、潮熱盜汗用月華丸化裁。天冬 15 克、麥冬 15 克、黃精 15 克、百部 15 克、山藥 20 克、生地黃 20 克、沙參 20 克、貝母 10 克、地骨皮 15 克、雲苓 20 克、桑葉 10 克、阿膠 10 克。

肺系疾病常用方：

（1）小柴胡湯加味治上呼吸道感染

柴胡 15 克、蘇葉 6 克、黃芩 15 克、半夏 15 克、生薑 10 克、甘草 10 克、大棗 15 克、葛根 15 克、川芎 10 克、荊芥 10 克、防風 10 克、神麴 10 克、炒麥芽 15 克、桔梗 10 克、杏仁 10 克。

【功效】祛風散寒、宣肺止咳。

【適應證】風寒感冒、發燒、頭疼、咳嗽、納呆等症。

（2）荊防敗毒散合九味羌活湯化裁（自擬）**治流行性感冒**

荊芥 10 克、防風 10 克、蒼朮 10 克、川芎 10 克、白芷 10 克、黃芩 10 克、生地黃 15 克、金銀花 20 克、連翹 20 克、板藍根 30 克、甘草 10 克、薄荷 10 克（後下）。

【功效】散風、清熱、解毒。

【適應證】流行性感冒、四時感冒、風熱感冒等。

（3）自擬方治急慢性支氣管炎

沙參 20 克、麥冬 15 克、桑白皮 20 克、防風 10 克、

蟬蛻 6 克、前胡 15 克、五味子 10 克、炙麻黃 5 克、杏仁 15 克、甘草 15 克、桔梗 15 克、百部 10 克、紫菀 15 克、黃芩 15 克、瓜蔞 20 克、陳皮 10 克。

【功效】清肺止咳。

【適應證】外感咳嗽已過 3 週不癒，寒熱均可。

（4）小青龍湯加味治寒包火咳（自擬）

炙麻黃 6 克、桂枝 10 克、白芍 15 克、乾薑 10 克、細辛 3 克、法半夏 10 克、五味子 10 克、甘草 10 克、大棗 10 克、杏仁 15 克、石膏 20 克、蜂房 6 克、紫菀 15 克、桑白皮 15 克。

【功效】宣肺、降氣、止咳。

【適應證】寒熱交結、寒包火咳嗽。

（5）咯血散治支氣管擴張症、咳血（自擬）

海浮石 20 克，青黛 10 克，川貝母 10 克，桔梗 15 克，三七 10 克，百部 15 克，白及 15 克，蒲黃 10 克，大黃 20 克。

【功效】清熱、化痰、止血。

【適應證】支氣管擴張咳血及肺結核咯血等。

（6）肺炎合劑（自擬）治肺炎

金銀花 30 克、連翹 20 克、黃芩 15 克、桔梗 20 克、蜂房 10 克、炙麻黃 6 克、石膏 30 克、杏仁 15 克、甘草 10 克、桑白皮 20 克、魚腥草 30 克、沙參 30 克、玄參 15 克、麥冬 20 克、蘆根 15 克、蟬蛻 6 克、象貝母 15 克。

【功效】清熱解毒、宣肺止咳、降氣化痰。

【適應證】各型肺炎感染期、高燒、咳嗽、咳痰。

（7）三子截喘湯治咳喘

太子參 20 克、五味子 10 克、蘇子 10 克、補骨脂 10 克、薑半夏 15 克、烏梅 10 克、前胡 15 克、杏仁 15 克、象貝母 15 克、旋覆花 10 克、麻黃 3 克、靈芝 10 克、地龍 10 克、全瓜蔞 20 克、罌粟殼 5 克。

【功效】止咳、化痰、平喘。

【適應證】支氣管哮喘、慢性咳喘。

（8）奇效潤肺膏治支氣管炎、哮喘

胡桃仁 100 克、炒杏仁 100 克、炒白果仁 50 克、川貝母 20 克、炙五味子 30 克、冰糖 200 克、蜂蜜 100 克、香油 100 克。

【製備】將上藥磨成粗粉，將蜂蜜燒開與香油混合，離火後加入冰糖粉至熔化後，加入藥粉攪勻即可。

【用法】每次一匙，每天口服兩次。

【適應證】勞傷咳嗽、支氣管炎、哮喘等症。

（9）通絡益肺湯（丸）治間質性肺炎（肺纖維化）

人參 10 克、西洋參 10 克、麥冬 15 克、五味子 10 克、當歸 10 克、地龍 15 克、川芎 10 克、丹參 20 克、三七 10 克、瓜蔞 20 克、黃芩 15 克、紅景天 10 克、蛤蚧 1 對、杏仁 15 克、紫菀 15 克。

【功效】養陰潤肺、化痰通絡、扶正培本。

【適應證】肺間質纖維化、胸悶氣短。

註：上方未註明用法者均為煎湯口服，每次 150～200ml，每日 2～3 次。

◆ 系統論治法

寒性肺系疾病，用通治方溫肺化痰湯：炙麻黃 6 克、法半夏 15 克、細辛 6 克、五味子 10 克、乾薑 10 克、紫菀 15 克、款冬花 20 克、白前 10 克、射干 10 克、陳皮 10 克、雲茯苓 20 克、杏仁 15 克、桔梗 15 克、桂枝 10 克、甘草 10 克。

【功效】溫肺化飲、止咳、化痰、平喘。

【適應證】各種風寒咳嗽（急慢性支氣管炎）、支氣管哮喘、慢性阻塞性肺疾病（肺氣腫）。

【方解】本方由小青龍湯、杏蘇散、射干麻黃湯、二陳湯變化而來。其中麻黃、杏仁、桔梗、射干宣肺止咳平喘；半夏、雲苓、陳皮行氣化痰；細辛、半夏、乾薑、桂枝、雲苓溫肺化飲；紫菀、款冬花溫肺散結。全方止咳、平喘、溫肺化痰。哮喘重者加白芥子 10 克、蘇子 10 克、炒萊菔子 10 克、地龍 10 克、白果 10 克；哮喘穩定期加熟地黃 20 克、山茱萸 15 克、補骨脂 15 克、淫羊藿 10 克、紫河車 10 克、靈芝 10 克、蛤蚧 1 對；慢阻肺穩定期加黃耆 20 克、人參 10 克、補骨脂 10 克、炒白朮 15 克、肉桂 6 克、鹿角膠 10 克、熟地黃 20 克、沉香 10 克。

熱性肺系疾病，用通治方清肺化痰飲：沙參 20 克、麥冬 15 克、玄參 15 克、大貝母 15 克、桔梗 15 克、黃芩 20 克、知母 15 克、瓜蔞 20 克、桑白皮 20 克、杏仁 15 克、前胡 15 克、紫菀 15 克、地龍 10 克、甘草 10 克。

【功效】清熱潤肺、化痰止咳。

【適應證】熱痰咳喘、支氣管炎、支氣管擴張、慢性

阻塞性肺疾病、肺炎、肺系感染及肺膿瘍等肺系疾患。

【方解】本方是由清金化痰湯、定喘湯、沙參麥冬湯等化裁而來，沙參、麥冬、玄參養陰潤肺；前胡、杏仁、紫菀、瓜蔞、桔梗清熱宣肺化痰、止咳平喘；黃芩入肺經清熱瀉火，與桑白皮、知母、貝母為伍瀉肺化痰止咳；知母、貝母為二母散，配地龍清熱化痰止喘；甘草調和諸藥。全方清肺、潤肺、化痰、止咳、平喘，凡熱性痰咳、哮喘均可運用。加減：肺結核加生地黃 15 克、山藥 15 克、百部 15 克、天冬 15 克、地骨皮 10 克；滲出性胸膜炎加法半夏 15 克、黃連 10 克、生薏苡仁 30 克、白芥子 10 克、旋覆花 10 克、茯苓 20 克、葶藶子 15 克；支氣管擴張（咯血）加生地黃 20 克、蛤粉 15 克、白及 15 克、三七 10 克、大黃 10 克、側柏葉 15 克；支氣管擴張、熱痰咳嗽加法半夏 15 克、蘆根 15 克、土貝母 15 克、生薏苡仁 30 克、魚腥草 20 克；支飲、水飲加葶藶子 15 克、茯苓 20 克、炒白朮 15 克；肺炎感染期高燒加蘆根 20 克、金銀花 20 克、連翹 15 克、魚腥草 20 克、麻黃 10 克、生石膏 30～50 克；肺炎中期咳嗽痰盛發燒加葦莖 40 克、冬瓜子 20 克、生薏苡仁 30 克、魚腥草 20 克、石膏 30 克；肺炎遷延不癒、陰虛、乾咳加百合 15 克、天冬 15 克、地骨皮 20 克；肺癰（肺膿瘍）加葦莖 60 克、冬瓜子 30 克、生薏苡仁 30 克、桃仁 10 克、魚腥草 30 克；間質性肺炎（肺纖維化）加丹參 30 克、西洋參 10 克、三七 10 克、五味子 10 克、麻黃 6 克、石膏 30 克。

註：系統二方，均為湯劑，一般口服每日服 150～200ml，每日 2～3 次。病程長者可按系統方製丸口服。

◆ 評按

中醫認為,肺位於五臟之高位,稱為「華蓋」,肺走氣道,上開竅於鼻,合稱為肺系。肺主一身之氣,司呼吸,通天氣,這與現代醫學的見解相差無幾。

但中醫還認為肺朝百脈、肺通調水道、肺合皮毛、肺與大腸相表裏,這些則與現代醫學截然不同。肺系疾病無不與心、肝、脾、腎息息相關,如乾咳、久咳少痰常與木火刑金有關;痰濕咳喘無不與脾有關,因脾為生痰之源;哮喘多年,久咳窮極腎,中醫稱之為腎不納氣,肺與腎關係密切。因此說肺系病並非是一個獨立的疾病,必須系統論治才能事半功倍。

肺系疾病經常使用的湯方,古方有 50 個左右,選藥在 50～60 味之間周旋,無論如何加減化裁都跑不出這個範圍,筆者經過數十年臨床實踐發現肺系病遣方用藥有一個普遍的規律,完全可以用兩個方子,即一寒一熱、一陰一陽可通治所有的肺系疾病,療效絕不亞於複雜的辨證分型論治。

病案

周某,女,60 歲,退休工人,2002 年 10 月初診。主訴:患者在 35 歲時因一次外感咳嗽數月未除,曾服過不少中西藥,當時只是症狀減輕,但始終未癒。後來每至冬春氣溫變化時則犯咳嗽,隨著年齡的增長逐年加重,今年秋天夜間也有頻咳、吐白沫痰,影響睡眠,夜間喘促時,用點氣霧劑一噴就可緩解。刻診:面色不華、氣促、舌質

淡、苔稍白，脈弦滑。西醫診斷：過敏性哮喘病。中醫診斷：冷哮。辨證：寒痰阻肺、腎不納氣。

處方用系統化通用方溫肺化痰湯化裁：炙麻黃 6 克、法半夏 15 克、細辛 6 克、五味子 10 克、乾薑 10 克、紫菀 15 克、款冬花 20 克、白前 10 克、射干 10 克、陳皮 10 克、雲茯苓 20 克、杏仁 15 克、桂枝 10 克、甘草 10 克、地龍 10 克、補骨脂 10 克、蛤蚧 1 對。

用法：每日 1 劑，分 3 次口服，每次 150ml。

療效：患者服完 7 劑後，哮喘明顯減輕，咳痰也少了，繼續服 3 週後夜間也停用激素噴霧。入冬後按上方曾製蜜丸繼續口服，至 2003 年春節後再未犯哮喘。

李某，男，20 歲，2014 年 4 月 12 日初診。1 週前患者曾在某門診輸液，注射阿奇黴素，體溫仍在 38℃。刻診：脈浮數，舌質稍紅、少苔、納呆、輕咳、喘促、發燒、少痰。西醫診斷：細菌性肺炎。中醫診斷：外感風溫。辨證：溫邪犯肺。治法：清瘟解毒。

方藥用通方清肺化痰飲化裁：沙參 20 克、麥冬 15 克、玄參 15 克、浙貝母 15 克、桔梗 15 克、黃芩 20 克、知母 15 克、瓜蔞 20 克、桑白皮 15 克、前胡 15 克、杏仁 15 克、紫菀 15 克、地龍 10 克、甘草 10 克、蘆根 30 克、連翹 20 克、魚腥草 30 克、麻黃 6 克、石膏 30 克。

用法：每日 1 劑，分 3～4 次服，每次 150ml。

療效：計服 1 週而癒，諸症全無。

（六）

腎系疾病的系統論治

◆ 概述

現代醫學的泌尿科疾病主要有急慢性腎炎、腎病綜合徵、尿石症及腎功能衰竭、尿毒症等。本文討論的內容包括慢性腎小球腎炎、慢性腎盂腎炎、腎功能衰竭及泌尿系結石症，中醫則分別屬於水腫、癃閉和淋證範疇。

現代醫學把腎炎分為急性腎炎、慢性腎炎，慢性腎炎中又分為慢性腎盂腎炎和慢性腎小球腎炎，中醫沒有腎盂、腎小球的概念，只是把腎病水腫劃分為陰水和陽水兩類型，急性腎炎屬陽水部分，而陰水是指現代醫學所謂的慢性腎盂腎炎和慢性腎小球腎炎。腎病綜合徵是腎病後期的一組全身綜合症狀，也歸屬於中醫水腫部分。泌尿系結石屬中醫的「石淋」和「沙淋」，尿少、尿閉、腎衰、氮質血症則應屬中醫「癃閉」範疇。本文重點討論慢性腎炎、腎病綜合徵、腎衰竭及尿石症的系統論治。

◆ 病機

現代醫學認為腎盂腎炎是由於細菌入侵尿路引起的，病菌從尿道上行經膀胱、輸尿管至腎臟，或是經過呼吸道

血行淋巴系統傳播蔓延至腎，開始多為急性尿路感染，數月不癒，最終發展為慢性腎盂腎炎。腎小球腎炎的發病機理尚不太明確，多數學者認為機體免疫反應引起腎小球毛細血管內凝血是發病的重要因素。慢性腎功能衰竭則是腎臟病變持續發展，腎實質遭到進行性損害，病情沒有好轉，健存的腎單位越來越少，最終致使腎臟失去代償功能，逐漸發展為腎衰竭而危及生命。

中醫認為慢性腎炎不管是腎盂腎炎還是腎小球腎炎，都以腎虛虧損為本。

外感風寒、風熱、濕熱是急慢性腎炎的誘因，腎盂腎炎是外感風熱日久不退，濕熱蘊結於腎，或氣鬱化火、鬱結下焦，使膀胱氣化功能減退，產生尿頻、尿急、尿痛等尿路刺激徵，而腎小球腎炎是肺、脾、腎三臟開闔不利，三焦決瀆失司，膀胱氣化功能失常形成水腫，日久不消，脾腎受損，逐漸失去腎臟分清降濁的功能而產生膏淋（蛋白尿），發展成慢性腎病；腎病綜合徵是多種原因引起腎功能衰退產生以水腫為主的全身症狀；腎功能衰竭多由慢性腎衰、心衰日久不癒，正氣衰微，脾腎陽虛，陽不化水，濁邪壅滯，三焦不行，水道受阻而成癃閉。

尿石症的發生，現代醫學認為泌尿系局部狹窄、梗阻尿淤積或感染異物，均可致結石的形成，其中以家族遺傳因素、地理、水土和飲食有關。

中醫認為，尿石症是腎虛為本，下焦氣化不利，濕熱蘊結下焦而致「沙淋」和「石淋」。尿石症者多嗜食肥甘酒食，與尿中沉濁互結，日積月累逐漸聚集成石，大者為石，小者為沙，中醫採取邊排石邊溶石的方法，配合針刺

療法，不用手術也一樣能排石。

◆ 辨證論治

中醫把腎炎分為陰水和陽水兩類，陽水多為急性腎炎，包括急性腎盂腎炎和急性腎小球腎炎，中醫治療比較簡單，若及時論治，一般 1～2 週均可治癒。腎炎一旦數月不癒則變為慢性腎盂腎炎和慢性腎小球腎炎及最終發展為腎病綜合徵，均屬中醫陰水範疇。

慢性腎盂腎炎辨證分為兩型：

一為肝腎陰虛：腰痠乏力、心煩口乾、手心熱、舌紅、脈細數，常用知柏地黃湯化裁：生地黃 30 克、山藥 20 克、山茱萸 15 克、知母 10 克、黃柏 10 克、車前子 30 克、牡丹皮 10 克、茯苓 20 克、益母草 20 克、丹參 15 克、女貞子 15 克、旱蓮草 20 克、土茯苓 30 克、肉桂 5 克。

二為脾腎陽虛性：尿頻、面目浮腫、腰痠、頭昏乏力、畏寒、肢冷、舌淡苔白、脈沉細，用桂附地黃湯合八味地黃湯加減治之：熟地黃 30 克、山藥 20 克、山茱萸 15 克、茯苓 20 克、牡丹皮 10 克、澤瀉 10 克、黃耆 20 克、益母草 20 克、車前子 30 克、生薏苡仁 30 克、附子 10 克、肉桂 5 克、冬葵子 15 克。

慢性腎小球腎炎或腎病腎炎按中醫陰水論治。

一為普通型：表現為腰痠乏力、納呆、頭暈貧血、水腫、蛋白尿、血尿、血壓上升、腎功能異常，用參苓白朮散化裁：黨參 30 克、炒白朮 20 克、茯苓 15 克、山藥 20 克、蓮子肉 20 克、炒扁豆 15 克、芡實 30 克、薏苡仁 30

克、澤瀉 10 克、桔梗 15 克、砂仁 6 克、桑白皮 20 克、炙甘草 10 克。

二為**腎病型**：表現為全身水腫且按之凹陷沒指、小便短少、納少、腹脹、畏寒肢冷、舌淡苔白、脈沉細、大量蛋白尿、血尿、膽固醇增高、血壓上升，此型以脾腎陽虛為主，方用實脾飲化裁：黃耆 30 克、黨參 20 克、炒白朮 20 克、茯苓 50 克、澤瀉 15 克、附子 10 克、肉桂 6 克、川厚朴 10 克、木香 10 克、大腹皮 15 克、生薑皮 10 克、茯苓皮 20 克。

腎病綜合徵可見雙下肢或全身水腫且按之沒指、腰痠乏力、小便短少、血尿、腹水，尿檢有大量蛋白尿，常有三高一低，即高尿蛋白、高血脂、高度水腫，一低為低蛋白血。腎病綜合徵也和慢性腎病性腎炎一樣主要需解決蛋白尿、水腫，臨床辨證：

一為**脾腎陽虛型**：表現為雙下肢或全身浮腫且按之凹陷、面色㿠白、手足不溫、腹脹納少、脈沉細、舌質淡、苔白膩。方用真武湯合五皮飲化裁：附子 15 克、炒白朮 20 克、茯苓 30 克、白芍 20 克、生薑 20 克、大腹皮 15 克、生薑皮 10 克、桂枝 10 克、澤瀉 15 克、陳皮 15 克、茯苓皮 20 克、檳榔片 10 克。

二為**陰虛火旺型**：表現為口乾舌燥、失眠多夢、盜汗、滿月臉、舌質偏紅或舌有裂紋，苔少，脈弦數，方用知柏地黃湯化裁：生地黃 30 克、山藥 20 克、山茱萸 15 克、澤瀉 15 克、雲苓 30 克、牡丹皮 15 克、女貞子 15 克、旱蓮草 20 克、薏苡仁 30 克、益母草 30 克、土茯苓 30 克。

腎功能衰竭中醫治療以溫補脾腎、降濁排毒為大法，早期腎功能尚有代償能力時以溫補脾腎扶正為主，兼以祛邪；晚期邪毒壅滯重在排毒祛邪為主，臨床常選用溫脾湯合真武湯化裁治療慢性腎衰：附子 10～15 克、白朮 20 克、大黃 15 克、黨參 15 克、雲苓 20 克、乾薑 10 克、車前子 15 克、清半夏 20 克、萆薢 15 克。

尿石症（尿路結石）中醫用口服排石湯：金錢草 60 克、海金沙 30 克、生雞內金 10 克、車前子 30 克、滑石 30 克、瞿麥 20 克、白茅根 20 克、甘草 10 克、冬葵子 15 克、白芍 30 克、石韋 15 克、萹蓄 20 克、蒲公英 30 克。

◆ 方藥分析

腎病水腫之陰水、陽水、尿石症常用湯頭：風水氾濫者宜宣肺行水，用越婢加朮湯（麻黃 10 克、白朮 15 克、石膏 30 克、甘草 10 克、大棗 10 克、生薑 10 克）。補脾實衛、行氣利水用防己黃耆湯（防己 10 克、白朮 15 克、黃耆 20 克、甘草 10 克、大棗 15 克、生薑 10 克）。燥濕健脾、化氣行水用胃苓湯（蒼朮 10 克、厚朴 10 克、陳皮 10 克、甘草 10 克、白朮 15 克、雲苓 20 克、豬苓 15 克、桂枝 10 克）。運脾理肺、利水消腫用五皮飲（生薑皮 10 克、茯苓皮 20 克、桑白皮 15 克、大腹皮 15 克）。開鬱散結、行氣逐水用疏鑿飲子（商陸 10 克、木通 10 克、澤瀉 10 克、茯苓皮 15 克、大腹皮 15 克、檳榔片 15 克、大秦艽 10 克、羌活 10 克、生薑 10 克、紅小豆 30 克）。瀉肺行水、下氣平喘用葶藶大棗瀉肺湯（葶藶子 20 克、大棗 10 枚）。溫腎助陽、化氣行水用真武湯（附

子 10 克、生薑 15 克、茯苓 20 克、白朮 20 克、白芍 15 克）。溫陽實脾、行氣利水用實脾飲（附子 10 克、乾薑 10 克、白朮 15 克、厚朴 10 克、草果 10 克、茯苓 15 克、木香 10 克、大腹皮 15 克、木瓜 15 克、生薑 10 克、大棗 15 克）。溫腎助陽、化氣行水用金匱腎氣丸（熟地黃 20 克、山藥 20 克、山茱萸 15 克、澤瀉 15 克、茯苓 20 克、牡丹皮 15 克、桂枝 10 克、附子 10 克）。溫陽瀉濁利水用溫脾湯（人參 10 克、附子 15 克、乾薑 15 克、甘草 10 克、大黃 10 克、芒硝 10 克）。清熱利水、行氣消脹，用中滿分消丸（厚朴 15 克、枳實 15 克、黃連 10 克、黃芩 15 克、知母 15 克、半夏 15 克、陳皮 15 克、茯苓 15 克、豬苓 15 克、澤瀉 15 克、砂仁 10 克、乾薑 10 克、薑黃 6 克、人參 10 克、白朮 15 克、甘草 10 克）。降逆逐飲用己椒藶黃湯（防己 15 克、椒目 10 克、葶藶子 15 克、大黃 10 克）。運脾利水用五苓散（豬苓 20 克、茯苓 30 克、澤瀉 20 克、白朮 20 克、桂枝 10 克）。疏肝行水、清熱潤肺用清肺飲（茯苓 30 克、黃芩 15 克、桑白皮 20 克、麥冬 15 克、山梔 10 克、木通 10 克、車前子 15 克）。清熱利濕、通淋利水用八正散（車前子 30 克、木通 10 克、瞿麥 20 克、萹蓄 20 克、滑石 30 克、梔子 15 克、大黃 10 克、甘草 10 克）。運脾利濕、分清導濁用萆薢分清飲（萆薢 20 克、黃柏 10 克、石菖蒲 10 克、茯苓 15 克、白朮 10 克、蓮子心 6 克、丹參 20 克、車前子 15 克）。調補脾胃、升清降濁用加味補中益氣湯（黃耆 30 克、白朮 15 克、黨參 30 克、炙甘草 10 克、陳皮 10 克、升麻 6 克、柴胡 6 克、當歸 15 克、肉桂 6 克、澤

瀉 10 克、通草 10 克）。清熱導滯、通淋排石用石韋散加味（石韋 15 克、木通 10 克、車前子 20 克、瞿麥 20 克、滑石 30 克、冬葵子 15 克、金錢草 30 克、海金沙 20 克、牛膝 15 克、烏藥 10 克、琥珀 10 克）。

急慢性腎炎、慢性腎衰、尿石症常用方：

（1）八正散、龍膽瀉肝化裁治急性腎盂腎炎

金銀花 20 克、連翹 20 克、黃柏 15 克、瞿麥 20 克、萹蓄 20 克、白蔻仁 6 克、石韋 15 克、山梔 15 克、車前子 30 克（包）、滑石粉 30 克、益母草 30 克、木通 10 克、萆薢 20 克、白茅根 20 克、甘草 10 克。

【功效】清熱、解毒、利濕。

【適應證】急性腎盂腎炎、尿頻尿急、尿痛及少量血尿者。

（2）消白湯治蛋白尿日久不消

黃耆 30 克、黨參 20 克、炒白朮 15 克、山藥 20 克、山茱萸 15 克、蘇葉 10 克、蟬蛻 10 克、芡實 50 克、菟絲子 30 克、桑螵蛸 10 克、金櫻子 15 克、萆薢 15 克、龍骨 50 克、牡蠣 50 克。

【功效】補腎益氣、固澀精微。

【適應證】慢性腎炎、蛋白尿久治不消。

（3）血尿專方治血尿

黃耆 25 克、黨參 25 克、升麻 10 克、生地黃 15 克、炒白朮 15 克、炙甘草 10 克、炒地榆 20 克、小薊 20 克、白茅根 20 克、藕節 20 克、側柏葉 10 克、石韋 15 克、旱蓮草 20 克、豆豉 30 克、牡丹皮 20 克、仙鶴草 20 克、茜草 10 克。

【功效】益氣、昇陽、止血。

【適應證】尿路出血。

（4）尿石症兼腎盂積水專方治腎結石積水

黃耆 50 克、炒白朮 20 克、防己 20 克、茯苓皮 20 克、車前子 20 克、豬苓 20 克、茯苓 30 克、澤瀉 10 克、石韋 15 克、蒲公英 30 克、桂枝 10 克、金錢草 50 克、補骨脂 15 克、滑石粉 30 克、川續斷 15 克、炒杜仲 10 克、川牛膝 15 克。

【功效】溫陽補腎、排石利水。

【適應證】腎結石積水。

◆ 系統論治法

慢性腎炎以脾腎陽虛為本，水腫、蛋白尿、血尿、高血壓為標，古今治法繁多，但其中心沒有脫離溫陽利水，系統療法是在辨證論治的基礎上歸納、加工、昇華，療效絕不亞於分型辨證論治，只要分清陰陽、虛實、寒熱，拿來即用，用之即效。

（1）通治腎炎湯

黃耆 60 克、炒白朮 30 克、茯苓 50 克、澤瀉 30 克、山藥 30 克、山茱萸 20 克、熟地黃 50 克、丹參 30 克、益母草 60 克、白茅根 30 克、車前子 15 克、炮附子 10 克、生薑 10 克、懷牛膝 15 克、肉桂 6 克。

【方解】慢性腎炎及腎病綜合徵以脾腎陽虛為本，水腫、蛋白尿、血尿、高血壓為標，古今治法方劑繁雜，但中心都沒有脫離溫陽、益氣、健脾、活血、利水等方法。通治腎炎湯是在辨證論治的基礎上歸納加工昇華的，其療

效決不亞於辨證分型論治，但使用時必須分清寒熱、虛實才能得心應手。本方以金匱腎氣丸、五苓散、真武湯等化裁而來。

方中黃耆、白朮、山藥、茯苓益氣健脾利水；附子、肉桂、生薑溫陽；熟地黃、茅根、丹參、益母草、車前子活血化瘀、清熱利水；慢性腎炎、腎病綜合徵其根為脾腎陽虛，本方集益氣、溫陽、化瘀、利水為一體，所以可用來通治所有類型的慢性腎病及腎病綜合徵。

蛋白尿日久不消者可加芡實 30 克、巴戟天 15 克、菟絲子 30 克、蟬蛻 10 克、蘇葉 10 克等；血尿明顯者加小薊 15 克、側柏葉 20 克、仙鶴草 15 克、茜草 10 克、藕節 15 克；水腫重者加大腹皮 20 克、茯苓皮 20 克、桑白皮 20 克、生薑皮 10 克；心功能不全加太子參 20 克、五加皮 10 克、續草 10 克、五味子 10 克；血壓偏高者加鈎藤 15 克、夏枯草 20 克、羅布麻 10 克；外感風熱可重加土茯苓 30 克、萆薢 15 克、金銀花 15 克、蒼朮 10 克、生薏苡仁 30 克等。

【功效】益氣健脾、溫陽化瘀、利尿消腫。

【適應證】各型慢性腎炎、腎病綜合徵等。

（2）清腎降濁湯 1 號

黃耆 30 克、炒白朮 20 克、茯苓 30 克、清半夏 15 克、甘草 10 克、澤瀉 15 克、山藥 20 克、赤芍 20 克、白芍 15 克、丹參 20 克、益母草 30 克、川大黃 15 克、土茯苓 30 克、白茅根 20 克、車前子 20 克（包）。

【功效】益氣、降濁、排毒。

【適應證】慢性腎衰中期，尚有一定代償能力者，血

肌酐 200mmol/L，尿素氮 14mmol/L 以下者，相宜。

（3）清腎降濁湯 2 號

附子 10～15 克、乾薑 10～20 克、生白朮 20 克、黨參 20 克、茯苓 50 克、川大黃 15～30 克、車前子 15～30 克（包）。

【功效】排毒、降濁、益氣。

【適應證】慢性腎衰晚期，血肌酐超過 300mmol/L，尿素氮 16mmol/L 以上者，尿少、噁心、納呆。

【方解】慢性腎功能衰竭是一個漸進的過程，早期腎功能代償能力尚少時，應該以溫補脾腎扶正為主，兼以祛邪；晚期代償功能極差，應以清濁排毒為主，溫陽和清濁要根據實際證候有所側重，本方雖然按照現代醫學化驗的指標劃分為兩期，但清腎降濁兩方並無明顯界限。一切按臨床的症狀靈活應用。

本方重用黃耆、白朮益氣健脾行水；半夏燥濕、降逆止嘔；澤瀉、雲苓降濁利濕；附子配伍乾薑溫陽固腎；大黃祛五臟之污濁，通腑排濁毒；益母草、車前子、白茅根、土茯苓清熱利濕、利尿消腫；赤芍、山藥、丹參活血化瘀。全方益氣、降濁、排毒、利尿、消腫，因此能適應各期尿毒症、腎衰之治療。

（4）三金排石湯

金錢草 60～100 克、海金沙 20 克、生雞內金 10 克、琥珀 10 克、滑石粉 30 克（包）、車前子（包）30 克、川牛膝 20 克、地龍 15 克、澤瀉 20 克、三棱 15 克、莪朮 15 克、桃仁 15 克、紅花 10 克、赤芍 20 克、王不留行子 30 克、瞿麥 20 克、萹蓄 20 克。

【功效】清熱利濕、活血化瘀、排石溶石。

【適應證】各種腎結石、膀胱或輸尿管結石。

【方解】本方重用金錢草、海金沙、生雞內金清熱利尿，消結石之根；三棱、莪朮、赤芍、王不留行子、桃仁、紅花活血化瘀、溶石散結；滑石、車前子、瞿麥、萹蓄、地龍利尿通淋；川牛膝引藥下行，直達病所。全方清熱利濕、活血化瘀、排石溶石，能使結石下行排出。

◆ 評按

現代醫學將腎病按病理、病位、病勢分為腎炎、腎衰竭，實際不管腎盂腎炎、腎小球腎炎還是慢性腎衰竭，只是腎病發展的不同階段而已，水腫和蛋白尿貫徹始終。對急性腎炎的治療，西醫療效不錯，但對遷延日久的慢性腎炎，西醫由於沒有針對性的藥物而療效不及中醫。

中醫目前分型論治過於混亂繁瑣，慢性腎炎、腎衰竭分十幾個證型，對中醫治療不利，臨床上也沒那麼多的標準證型，而中醫系統論治，只用 3 個方劑就可以包治各型腎炎和腎衰竭，筆者應用數十年證明效果不錯。

但有一個用方原則：慢性腎炎水腫和蛋白尿同時存在時治療以消水腫為主，水腫消退後則應以消蛋白為主，兼以利水，蛋白尿是脾腎雙虧、精氣不固，治療應以益氣健脾、固腎澀精為主，蛋白尿日久不消，應考慮濕熱未盡，慢性腎炎多是本虛標實，系統化處方基本不變，要隨證變化加減論治。

腎衰竭是慢性腎炎發展的結果，治腎功能衰竭主要是前期治療，不要單看化驗水腫、蛋白的指標，主要應分析

腎功能是否在繼續惡化，腎衰竭前期是治療的關鍵，到了腎衰竭尿毒症期無論中醫還是西醫都無回天之力。

病案

夏某，女，40 歲，2005 年 11 月 7 日初診。

自訴：患者 10 年前患過腎炎，當時在某醫院確診為腎小球腎炎，由於治療及時，中西醫配合治療已 10 年未發，2005 年國慶節後發現雙下肢水腫且按之凹陷，伴有疲倦乏力、腹脹納少、手足不溫，因過去幾年曾服過一段時間激素藥（強的松），現體態已發胖，10 月 5 日去醫院化驗，蛋白尿（+++），血壓 150/95mmHg，西醫診為慢性腎小球腎炎。查雙小腿至踝骨水腫，舌質肥大，色淡苔白，脈沉遲，辨證屬脾腎陽虛型慢性腎炎，治宜溫陽、化瘀、利水，以通治腎炎湯化裁治之：黃耆 60 克、炒白朮 30 克、茯苓 30 克、澤瀉 20 克、山藥 20 克、牡丹皮 15 克、丹參 30 克、山茱萸 15 克、益母草 50 克、炮附子 10 克、白芍 15 克、生薑 10 克、川牛膝 15 克、生地黃 20 克、熟地黃 20 克。用法：每日 1 劑，分 3 次服。

二診：11 月 15 日，水腫已消大半，血壓 140/85mmHg，蛋白尿（++），自覺身上輕鬆，走路輕快。隨證又調整方藥：黃耆 60 克、炒白朮 20 克、茯苓 30 克、澤瀉 20 克、生地黃 30 克、山藥 20 克、山茱萸 15 克、丹參 30 克、益母草 50 克、桂枝 10 克、菟絲子 30 克、巴戟天 15 克、芡實 30 克、川牛膝 20 克。連服 2 週，12 月 15 日查水腫已消，蛋白尿檢查結果為陰性。

　　王某，男，32歲，2000年8月5日初診。患者25歲時得過急性腎炎，一直沒有根治，用西藥後化驗指標即正常，藥一停，幾個月後又有水腫、蛋白尿、管型尿。7月24日，生化檢測結果為：蛋白尿（+++），尿素氮25.6mmol/L，血肌酐400mmol/L，診斷為腎病綜合徵兼有腎衰。查雙下肢水腫且按之沒指，面色㿠白、腹脹、舌質淡、苔白膩、脈沉細。中醫診為陽水，按陽虛水泛治之，用通治腎炎湯化裁：黃耆60克、白朮30克、茯苓30克、澤瀉20克、川牛膝15克、山藥30克、山茱萸20克、丹參30克、白茅根30克、炮附子10克、乾薑10克、大腹皮15克、炒白芍15克、茯苓皮20克、菟絲子30克、淫羊藿15克。用法：每週6劑，上午九點、午後三點、晚上九點各服1次。

　　上方加減治療8週後，水腫全消，蛋白尿轉陰，血清肌酐、尿素氮一切正常，2001年5月10日來診時已痊癒，水腫沒再復發。

　　張某，女，60歲，2006年10月8日初診。

　　主訴：慢性腎炎10餘年病史，2004年被診為慢性腎功能不全，2006年10月5日又被西醫診為腎炎氮質血症期，為腎衰竭晚期。10月5日生化查驗數據：血清尿素氮16.37 mmol/L，血清肌酐414mmol/L，尿潛血（++），尿蛋白（++），空腹血糖4.82mmol/L，血紅蛋白848g/L。查面色萎黃、噁心納少、腿微腫、尿少、手足心熱盛、心悸、舌質淡且有明顯齒痕，脈弦數。

　　辨證為腎衰晚期、脾腎衰竭、濁邪壅滯。治宜降濁排

毒、溫補脾腎，方用清腎降濁湯化裁：黃耆 30 克、炒白朮 20 克、黨參 20 克、茯苓 20 克、澤瀉 20 克、益母草 50 克、土茯苓 30 克、白茅根 20 克、清半夏 20 克、車前子 30 克（包）、川大黃 10 克、丹參 20 克、赤芍 15 克、川牛膝 15 克、生薏苡仁 30 克。

按上方加減計服 6 週後，到 2006 年 11 月 28 日生化檢驗數據顯示：尿素氮 11.2mmol/L，尿隱血（+），血肌酐 350mmol/L。諸症均有所改善，其後擬丸、散續服有 2 年左右，血清肌酐控制在 250mmol/L 以下，尿素氮為 11.0mmol/L。

張某，男，67 歲，1996 年 10 月 7 日初診。患者因腰疼去醫院檢查，做超音波證實，腎盂中有一個 0.6cm×1.0cm 大小的結石。查血壓 150/90mmHg，平時夜尿多、嗜酒，既往有前列腺肥大。舌質淡、苔薄白、脈沉弦，屬濕熱蘊結形成尿石症，治宜清熱利濕、活血化瘀。

方用通治方三金排石湯化裁：金錢草 80 克、海金沙 20 克（包）、生雞內金 10 克、琥珀 10 克、滑石粉 30 克（包）、車前子（包）30 克、川牛膝 20 克、地龍 15 克、澤瀉 20 克、三棱 15 克、莪朮 15 克、桃仁 10 克、紅花 10 克、赤芍 20 克、王不留行子 30 克、瞿麥 20 克、萹蓄 20 克。用法：煎湯，每日 1 劑，共服 12 劑。於 10 月 18 日早晨排尿時，在尿中發現一粒有黃豆粒大小的灰色硬塊，質硬，後經超音波證實，結石已經消除。

⑦

婦科疾病的系統化論治

◆ 概述

　　婦科疾病，涉及經、帶、胎、產，種類繁雜，但臨床常見較多者為月經病、產後病及不孕症。

　　本文將詳細討論古今對婦科病的理、法、方、藥的運用，從中篩選臨床有效的方藥，並找出婦科疾病遣方用藥的規律，使學者能執簡馭繁。

◆ 病機

　　月經失調是指月經在期、色、量、質上的改變而發生的病理變化，包括月經先期、後期、先後不定期、月經過多或月經過少等，是婦科主要病種，女子有病以調經為主。

　　月經先期的病機以血熱為主，即血熱妄行或者是氣虛不能固攝所致；月經後期以血寒為主，或者是氣血運行受阻；月經先後不定期以衝任失調為主，以肝鬱、腎虛為多；月經過多的發病機理是血熱、氣虛所致；而月經過少多由血虛、腎虛、血滯、飲食不節傷脾，氣血生化不足致血海不充，或多產、房勞、衝任虧損致月經過少，也有胞

宮虛寒、經脈阻滯也可造成經行不暢而少；痛經以寒濕凝滯為多，因過食生冷、寒濕客於胞宮，經行不暢而產生痛經，其次為氣滯血瘀、肝失疏調、氣機不暢、血行受阻而生痛經，現代醫學所稱的子宮內膜異位症，屬膜性痛經，也為氣血瘀滯引起的痛經；閉經的病機分為虛實兩類，虛者為陰血虧損、血海空虛、無血可下或肝腎精血不足。實者多因氣滯血瘀，肥胖者閉經多因痰濕、脾陽失運、痰濕壅滯、經絡受阻、胞脈不通而閉經。

崩漏則為衝任虧損，不能固攝所致，現代醫學則認為其是與卵巢的功能紊亂有關。

帶下症主要是脾腎功能失調，任脈不固，帶脈失約，帶下非濕即虛，白帶者病因以脾為主，黃赤帶則為濕熱；而陰癢多與帶下有關，濕熱下注則發生陰癢。

子宮肌瘤的病機為臟腑功能失常、氣機不利、氣滯血凝、痰濕蘊結、壅阻胞宮而形成「癥瘕」，現代醫學則認為子宮肌瘤的發生與卵巢功能及雌激素分泌過多有關。

卵巢囊腫多為良性，多與痰濕、氣滯、血瘀有關。

不孕症，有男女兩方面因素，在女方主因是肝腎不足、肝鬱氣滯或寒凝痰濕、宮寒不孕，熱性不孕偏少。

流產滑胎（小產）為腎虛、血熱或因胎元不固、脾胃虛弱、化源不足、胎失所養或因精神因素肝失條達，抑鬱化熱，也有因孕後房事不節、損傷衝任等均可致流產。

產後發熱、產後腹痛、產後惡露不絕多與血瘀有關。

總之，婦科疾病的病機、病因，不外內傷與外感兩類，外感以寒、熱、濕為主，內傷以精神情志、飲食不節、勞逸失常、多產房勞為多，總的病機為氣血失和、衝

任損傷、臟腑功能失調，婦科疾病表面上十分複雜，種類繁多，但都沒有跑出氣、血、痰、濕、鬱這個範圍，婦科疾病的虛、實、寒、熱也沒有跑出精神情志的制約。

縱觀婦科疾病是虛寒多於濕熱，而婦科惡性包塊則常為寒濕、濕熱並見。

◆ 辨證論治

1.月經先期

月經先期分為實熱、虛熱、肝鬱化熱、氣虛幾種類型。

（1）**實熱型**：可見經量多、色紅質淡、煩躁不安、舌質紅、苔黃、脈滑數有力。治宜清熱涼血，常選《景岳全書》的清化飲化裁：生地黃 15 克、赤芍 10 克、牡丹皮 10 克、黃芩 10 克、茯苓 10 克、石斛 10 克、麥冬 10 克。方中生地黃、牡丹皮、黃芩涼血清熱；石斛、麥冬養陰生津；茯苓健脾寧心。

（2）**肝鬱化熱型**：可見口苦口乾、胸悶、乳房脹、脈弦數。證為肝鬱化熱改用加味逍遙散化裁：牡丹皮 10 克、山梔 10 克、當歸 10 克、白芍 15 克、柴胡 10 克、炒白朮 10 克、茯苓 15 克、甘草 6 克、薄荷 10 克。方中牡丹皮、山梔清熱瀉火；當歸、白芍養心柔肝；白朮、茯苓、甘草健脾和中；柴胡疏肝；薄荷助柴胡疏肝之力。

（3）**虛熱型**：可見手足心熱、兩顴潮紅、舌紅質乾、苔少、脈細數。治宜選《傅青主女科》的兩地湯化裁：生地黃 20 克、地骨皮 15 克、玄參 15 克、麥冬 10 克、白芍 15 克、阿膠 10 克。其中地骨皮清虛熱，生地

黃、玄參、麥冬養陰，白芍、阿膠養血。

（4）**氣虛型**：月經先期，量不少，但色紅質淡、疲倦乏力、面色㿠白、脈象弱而無力。應補氣攝血，常選用補中益氣湯化裁：黃耆 20 克、黨參 15 克、炒白朮 15 克、陳皮 10 克、炙甘草 10 克、柴胡 10 克、當歸 10 克、升麻 6 克。黃耆、黨參、白朮、甘草益氣健脾，當歸補血調經，陳皮行氣，柴胡、升麻有升提作用。

2.月經後期（愆期）

月經後期分血寒、血虛、血滯等類型。

（1）**血寒型**：月經後期，經血量少、色暗，伴有小腹疼痛且得熱則減、畏寒肢冷、面色蒼白、舌質淡、苔薄白、脈沉緊。治宜溫經散寒，常選用溫經湯化裁：吳茱萸 10 克、當歸 10 克、川芎 10 克、白芍 15 克、黨參 20 克、桂枝 10 克、阿膠 10 克、牡丹皮 10 克、半夏 10 克、生薑 10 克、麥冬 10 克、炙甘草 6 克。方中吳茱萸、桂枝、生薑溫經散寒，當歸、白芍、川芎和血調經，阿膠滋陰養血，牡丹皮活血通經，黨參、半夏、炙甘草補氣和胃，麥冬滋陰潤燥，以制生薑、桂枝、吳茱萸之辛燥，助其生化之源。

（2）**血虛型**：月經後期，經血量少色淡，伴有面色萎黃、頭暈心悸、舌質淡少苔、脈虛細。治宜益氣補血，常選用人參養榮湯治之：人參 10 克或黨參 20 克、黃耆 20 克、當歸 15 克、白芍 15 克、熟地黃 20 克、肉桂 6 克、陳皮 10 克、茯苓 20 克、白朮 15 克、遠志 10 克、甘草 10 克、五味子 6 克、生薑 10 克、大棗 15 克。方中以當歸、白芍、熟地黃補血養心，人（黨）參、黃耆、白

朮、茯苓、甘草健脾益氣，陳皮、生薑、大棗健脾和胃，五味子、遠志交通心腎，肉桂溫中助陽。

（3）**氣滯型**：月經後期，表現為量少、色暗紅、小腹脹痛、胸悶不舒、乳脹脅痛、舌質暗紅、脈弦澀。常選用加味烏藥散：烏藥 15 克、延胡索 15 克、香附 15 克、木香 10 克、砂仁 6 克、檳榔 6 克、甘草 6 克。方中砂仁、烏藥、木香、延胡索、檳榔溫中疏肝行氣；甘草調和諸藥。氣血暢通月經自能恢復正常。

3.月經先後無定期

月經先後無定期臨床分為肝鬱、腎虛兩型。

（1）**肝鬱型**：經期不準，或先或後，行血不暢，伴有胸悶、乳脹、兩脅及少腹脹痛、舌質黯紅、脈弦。治宜調經和血、疏肝解鬱，常選用逍遙散或疏肝解鬱湯化裁：當歸 10 克、炒白芍 15 克、柴胡 10 克、茯苓 15 克、白朮 10 克、生薑 10 克、薄荷 6 克、甘草 6 克。或香附 10 克、青皮 10 克、柴胡 10 克、鬱金 15 克、川芎 10 克、澤蘭 10 克、延胡索 10 克、枳殼 10 克、川楝子 10 克。其中當歸、白芍養血調經，白朮、茯苓、甘草健脾和胃，柴胡、青皮、鬱金、枳殼、香附疏肝理氣解鬱，澤蘭、川芎、延胡索、川楝子化瘀止痛。

（2）**腎虛型**：經來先後不定期、經量少、色淡紅，伴有頭暈、耳鳴、腰痠、少腹空墜感、舌淡苔薄、脈沉弱。常選《景岳全書》的固陰煎：黨參 20 克、熟地黃 30 克、山藥 20 克、山茱萸 15 克、菟絲子 20 克、遠志 10 克、五味子 6 克、炙甘草 6 克。方中黨參、炙甘草補氣；熟地黃、山茱萸滋腎陰；菟絲子補腎陽、益精氣；五味子

滋腎斂陰；山藥固腎健脾；遠志交通心腎；陰陽平衡了月經自能按期到來。

4. 月經過多

月經過多分為血熱、氣虛兩型。

（1）**血熱型**：月經過多或持續時間長，經色深紅、質黏稠、腰腹脹痛、面赤口乾、尿黃便結、舌質紅、苔微黃、脈滑數有力。治宜清熱、涼血、止血，常選用《傅青主女科》的清經散化裁：生地黃 20 克、牡丹皮 15 克、白芍 15 克、黃柏 10 克、山梔 10 克、地骨皮 10 克、茯苓 15 克。方中生地黃、丹皮、黃柏、地骨皮清熱涼血；白芍養血斂陰；山梔子涼血止血；茯苓健脾。

（2）**氣虛型**：月經量多、色淡紅、質稀薄、神疲乏力、面色不華、心悸怔忡，舌質淡紅、苔薄白、脈緩弱乏力。治宜補氣攝血、健脾寧心，常用人參歸脾湯化裁：黨參 30 克、黃耆 20 克、炒白朮 15 克、茯神 20 克、木香 10 克、炙甘草 15 克、遠志 10 克、酸棗仁 20 克、龍眼肉 15 克、生薑 10 克、大棗 15 克。其中黨參、黃耆、白朮、甘草補脾益氣；當歸、龍眼肉、大棗補血養血；茯神、遠志、酸棗仁寧心安神；木香、生薑醒脾和胃。

月經淋漓不盡者可加棕櫚炭、血餘炭、牡蠣、仙鶴草等固澀止血。

5. 月經過少

月經過少臨床分為血虛、腎虛、血滯三種。

（1）**血虛型**：月經量少或點滴而下、色淡紅、面色萎黃、頭昏心悸、舌淡、苔薄白、脈細弱。治宜補血養血，常用四物湯加味治之：熟地黃 20 克、當歸 15 克、炒

白芍 15 克、川芎 10 克、何首烏 10 克、枸杞子 20 克、阿膠 10 克、太子參 15 克、龍眼肉 15 克。方中四物湯補血養血調經，何首烏、枸杞、阿膠、太子參、龍眼肉滋養心腎、補益衝任，使氣血沖和而月經自調。

（2）**腎虛型**：月經量少、色淡紅、腰痠、耳鳴、時有頭暈、舌質暗紅、脈沉細。治宜滋腎、養血、通經，常用當歸地黃飲：當歸 15 克、熟地黃 30 克、山藥 20 克、山茱萸 15 克、炒杜仲 10 克、懷牛膝 15 克、炙甘草 10 克。方中熟地黃、杜仲、山茱萸滋腎、補肝、益髓；當歸、熟地黃補血調經；牛膝壯腰通絡；山藥、甘草健脾和中。

（3）**血滯型**；月經過少、色深紫或有血塊、小腹脹痛、舌質黯紅、脈沉弦。治宜活血行滯，常用桃紅四物湯：當歸 15 克、酒白芍 15 克、熟地黃 20 克、川芎 10 克、桃仁 10 克、紅花 10 克、雞血藤 15 克、烏藥 10 克、香附 10 克。方中雞血藤、桃仁、紅花活血通絡；烏藥、香附行氣止痛。氣血暢通月經自能調和。

6. 痛經

痛經分為宮寒凝滯、氣滯血瘀、氣血虛弱及膜性痛經等，臨床以前兩種及膜性痛經多見。

（1）**寒濕凝滯型**：表現為經前或行經期少腹疼痛，經量不多、色黯紅、手足不溫、舌苔淡白、脈沉緊。治宜散寒利濕、溫通血脈，常選用艾附暖宮丸或少腹逐瘀湯、加味烏藥散等化裁治之：當歸 15 克、川芎 10 克、赤芍 15 克、延胡索 15 克、沒藥 10 克、蒲黃 10 克、五靈脂 10 克、小茴香 6 克、炮薑 10 克、肉桂 10 克、艾葉 10 克、

香附 15 克、葫蘆巴 15 克、烏藥 10 克。方中當歸、川芎、赤芍、蒲黃、五靈脂活血止痛，香附、烏藥、小茴香、延胡索行氣止痛，肉桂、葫蘆巴、炮薑、艾葉溫陽祛濕。氣血暢通、衝任調達而痛經自癒。

（2）**氣滯血瘀型**：經前或行經期小腹脹痛，經少而經行不暢，經色黯或有血塊，舌質暗紫、脈沉弦。治宜活血行氣、化瘀止痛，常用八物湯加味治之：當歸 15 克、赤芍 20 克、川芎 10 克、熟地黃 20 克、川楝子 10 克、木香 10 克、延胡索 10 克、檳榔 10 克、桃仁 10 克、紅花 10 克。

方中四物湯養血活血；川楝子、延胡索、木香行氣止痛；檳榔行滯；桃仁活血祛瘀。

（3）**膜性痛經**（子宮內膜異位症）：病機與氣滯血瘀型相似，故可用烏藥散加味治之：烏藥 15 克、香附 15 克、木香 10 克、砂仁 6 克、延胡索 15 克、赤芍 15 克、文朮 10 克、三棱 10 克、官桂 10 克、黃耆 20 克、甘草 6 克。方中烏藥、木香、香附、延胡索行氣止痛；赤芍、文朮、三棱活血化瘀；官桂溫陽暖腹；甘草調和脾胃。

（4）**氣血虛弱型**：經量少而經色淡、質稀薄、經後小腹隱痛、神疲乏力、面色蒼白、舌質淡、脈虛細。治宜益氣養血、調補肝腎，常用參耆四物湯或《傅青主女科》的調肝湯治之：黨參 30 克、黃耆 20 克、當歸 15 克、川芎 10 克、酒白芍 15 克、熟地黃 25 克、巴戟天 10 克、山藥 20 克、山茱萸 15 克、阿膠 10 克、甘草 10 克。方中的四物湯裏阿膠補血養血調經，山藥、山茱萸、巴戟天滋陰補腎、溫腎固衝，甘草、白芍緩急止痛。

7.閉經

閉經分為氣血虛弱、氣滯血瘀、肝腎不足、痰濕阻滯四型。

（1）**氣血虛弱**：月經漸漸減少，漸至閉經，面色不華，神疲乏力，頭暈心悸氣短，唇舌淡白，脈細無力。治宜益氣扶脾、養血通經。方選八珍湯加味治之：黨參 20 克、炒白朮 15 克、茯苓 20 克、甘草 10 克、當歸 15 克、酒白芍 15 克、熟地黃 20 克、川芎 10 克、益母草 15 克、澤蘭 10 克、懷牛膝 15 克。

方中四君子補益；四物湯養血；益母草、澤蘭活血；牛膝通經。氣血充盈，月經自通。

（2）**氣滯血瘀**：月經數月不行，伴有小腹脹痛、精神抑鬱、胸脅脹滿、舌質黯紫、脈沉或弦。治宜活血祛瘀、理氣通經，常用血府逐瘀湯：當歸 15 克、川芎 10 克、赤芍 20 克、生地黃 20 克、紅花 10 克、柴胡 10 克、牛膝 10 克、枳殼 10 克、甘草 10 克、桃仁 10 克、桔梗 10 克。方中桃紅四物湯活血祛瘀；柴胡、枳殼、甘草疏肝理氣；桔梗開胸散結；牛膝引藥下行。

（3）**肝腎不足**：月經初潮來遲，經血不定或 30 歲以後出現閉經多為肝腎虧損太過，可伴見腰膝痠軟、頭暈耳鳴、神疲乏力、手足不溫、舌質黯紫、脈沉細等症候。治宜補益肝腎、養血調經，方用歸腎湯加減治之：熟地黃 30 克、山藥 20 克、山茱萸 15 克、炒杜仲 10 克、菟絲子 20 克、枸杞 20 克、茯苓 20 克、當歸 15 克、懷牛膝 15 克。方中熟地黃、山茱萸、枸杞滋養肝腎；杜仲、菟絲子補益肝腎；當歸調經養血；山藥、茯苓健脾，以助生化之

源；牛膝強腰腎、通經。

（4）**痰濕阻滯型**：月經停閉，數月不行，形體肥胖，胸悶噁心，神疲倦怠，帶下量大，舌苔白膩，脈滑。治宜健脾燥濕、行氣化痰或溫陽利濕，用蒼附導痰湯加味治之：茯苓 20 克、法半夏 15 克、陳皮 15 克、甘草 10 克、香附 10 克、蒼朮 10 克、膽南星 10 克、枳殼 10 克、生薑 10 克、炮附子 10 克、肉桂 10 克、淫羊藿 15 克、益母草 20 克、生薏苡仁 30 克。方中半夏、膽南星、蒼朮、茯苓化痰濕；陳皮、香附、枳殼行氣解鬱；肉桂、附子、淫羊藿溫陽補腎；生薑、甘草和中止嘔；益母草、薏苡仁化瘀利濕。

8.崩漏

崩漏分為血熱、血瘀、脾虛、腎虛四型。

（1）**血熱型**：出血量大，色深紅，伴有面赤口乾、煩躁少寐、舌質紅、少苔、脈洪數或滑數。治宜清熱養陰、涼血止血，方用清熱固衝湯化裁：生地黃 20 克、沙參 15 克、麥冬 10 克、地骨皮 15 克、黃芩 10 克、梔子 10 克、鍛牡蠣 30 克、阿膠 10 克、龜甲 15 克、炒地榆 20 克、藕節 20 克、棕櫚炭 15 克、甘草 10 克、仙鶴草 20 克。方中生地黃、沙參、麥冬、地骨皮滋陰清熱、涼血生津；黃芩清熱涼血；地榆、藕節、棕櫚炭、山梔、仙鶴草清熱涼血、止血；阿膠養血；牡蠣、龜甲育陰潛陽固澀。

（2）**血瘀型**：出血淋漓不斷或突然下血量大夾有瘀塊，小腹隱痛拒按，瘀塊排出後痛減，舌質黯紅或舌邊有瘀點，脈沉弦緊。治宜祛瘀止血，方用四物湯合失笑散加味：當歸 10 克、熟地黃 20 克、川芎 6 克、酒白芍 15

克、蒲黃 10 克、五靈脂 15 克、茜草 15 克、阿膠 10 克、三七 10 克。方中四物和血養血；失笑散加三七祛瘀止血；茜草根涼血化瘀止血；阿膠滋陰養血。

（3）**脾虛型**：崩中下血或淋漓不盡，經血色淡質薄，伴有面色蒼白、四肢不溫、疲勞乏力、納少脘悶、大便溏薄、舌質淡、苔白，或舌體胖嫩有齒痕，脈細弱無力。治宜益氣補脾、養血止血，方用固本止崩湯化裁：熟地黃 25 克、炒白芍 15 克、炮薑 10 克、黨參 20 克、黃耆 20 克、何首烏 15 克、海螵蛸 10 克（烏賊骨）。方中熟地黃、何首烏滋陰養血；黨參、白朮、黃耆益氣補脾；炮薑溫中止血；烏賊骨收斂止血。

（4）**腎虛型**：分為兩種，一為腎陰虛，一為腎陽虛，二者均為出血量不大，但淋漓不淨。陰虛者，手足心熱盛，經血色深紅，伴有失眠、盜汗、腰痠、舌質紅、少苔、脈細數；而陽虛者，表現為畏寒肢冷、經血色淡紅、頭目虛眩、面色晦暗、尿清長、舌質淡、苔白、脈沉細。陰虛者宜用左歸飲滋腎養陰止血，陽虛者宜用右歸飲溫陽補腎止血。

①**腎陰虛型**：治療用生地黃 20 克、山藥 15 克、山茱萸 15 克、枸杞 20 克、龜甲膠 10 克、鹿角膠 10 克、黃精 15 克、菟絲子 20 克、女貞子 15 克、旱蓮草 20 克。方中生地黃、龜甲膠、旱蓮草養陰除虛熱；枸杞子、山茱萸、菟絲子補益肝腎；黃精補陰填精。

②**腎陽虛型**：治療用熟地黃 25 克、山藥 20 克、山茱萸 15 克、枸杞 20 克、炒杜仲 15 克、菟絲子 20 克、鹿角膠 10 克、炮附子 10 克、何首烏 15 克、黃耆 20 克、川續

斷 15 克、炮薑炭 10 克。方中熟地黃、何首烏補腎養血；黃耆、山藥健脾益氣；附子、枸杞、杜仲、菟絲子、鹿角膠（或鹿角霜）、川續斷溫腎補陽；炮薑炭溫經止血。

9. 帶下症

帶下症分為脾虛、濕熱、腎虛三型論治。

（1）**脾虛型**：帶下色白如涕，無臭，伴見面色無華、四肢不溫、神疲乏力、下肢微浮、舌質淡、苔薄白、脈緩弱。治宜健脾益氣、除濕止帶，方用《傅青主女科》中的完帶湯：黨參 30 克、炒白朮 15 克、蒼朮 10 克、山藥 20 克、陳皮 10 克、黑荊芥 10 克、炒白芍 15 克、柴胡 6 克、車前子 15 克、甘草 6 克。方中黨參補脾，也可用人參 10 克，白朮、蒼朮、山藥健脾燥濕；白芍、柴胡、陳皮疏肝解鬱、理氣昇陽；車前子利水除濕；黑荊芥入血分祛風勝濕；甘草調和諸藥。上方還可加生薏苡仁 30 克、芡實米 20 克、牡蠣 30 克等收斂止帶。

（2）**濕熱型**：帶下量多，色黃如膿或赤白相兼、黏稠、穢臭或渾濁如米泔，呈泡沫狀。陰部瘙癢或有灼熱感，伴有小便短赤、口苦咽乾、舌質偏紅、苔濁膩、脈滑數。治宜清熱、利濕、止帶，方用止帶方加味：豬苓 15 克、茯苓 30 克、澤瀉 15 克、車前子 15 克、茵陳 15 克、赤芍 20 克、土茯苓 30 克、牡丹皮 15 克、黃柏 10 克、山梔 15 克、牛膝 15 克。本方用豬苓、茯苓、澤瀉、車前子利水除濕；山梔、茵陳、土茯苓清利濕熱；黃柏、牡丹皮、赤芍涼血解毒；牛膝引藥下行。凡陰癢者可再加蛇床子 15 克、苦參 10 克。

（3）**腎虛型**：分陽虛與陰虛兩種情況，和上節腎虛

型崩漏的治法一樣。

10. 滑胎（習慣性流產）

滑胎分為氣血虛弱、血熱陰虧、腎氣不足三型論治：

（1）**氣血虛弱型**：見於妊娠早期，陰道有少量流血，色淡紅，伴有少腹墜脹、精神不振、面色不榮、舌質淡、苔薄白、脈虛滑。治宜補氣養血安胎，方用舉元煎化裁：黨參 30 克、黃耆 20 克、炒白朮 15 克、升麻 10 克、阿膠 10 克、製何首烏 10 克、桑寄生 10 克，阿膠 10 克。方中黨參、黃耆、白朮、炙甘草補中益氣；何首烏、桑寄生、阿膠養血安胎；升麻舉陽。

（2）**血熱陰虧型**：見於妊娠早期，出血量不多，色紅質稠，伴有心煩口渴、喜飲、尿少而黃、舌質紅、苔薄黃、脈細滑數。治宜清熱養陰安胎，方用保陰煎（《景岳全書》）：生地黃 15 克、熟地黃 20 克、黃芩 10 克、黃柏 10 克、白芍 15 克、川續斷 10 克、山藥 15 克、甘草 10 克、苧麻根 20 克。方中二地滋陰養血；白芍養血收斂；黃柏、黃芩清熱；川續斷補腎；山藥補脾；苧麻根涼血止血安胎。

（3）**腎氣不足型**：也是出現在妊娠早期，表現為出血量少、少腹墜脹感、腰腿痠軟、頭昏耳鳴、小便頻數、舌淡苔白、脈沉弱。治宜固腎安胎、養血止血，用張錫純的壽胎丸加味調治：桑寄生 10 克、川續斷 10 克、菟絲子 20 克、阿膠 10 克、炒白朮 15 克、黨參 20 克、炒杜仲 10 克、艾葉炭 10 克。方中杜仲、桑寄生、川續斷、菟絲子補腎固胎；黨參、白朮補中益氣；阿膠、艾葉炭養血止血、暖宮安胎。

11.不孕症

不孕症常辨證分為肝腎不足、肝鬱氣滯和痰濕阻滯之型。

（1）**肝腎不足型**：表現為月事拖後，量少而色淡質薄，伴有精神疲倦、腰膝痠軟、小腹冷盛、性慾冷淡、小便清長、舌淡、苔白、脈沉細或沉遲。治宜溫腎養肝、調補衝任，方用歸腎湯加味調治：熟地黃 30 克、山藥 20 克、山茱萸 15 克、炒杜仲 10 克、菟絲子 20 克、枸杞 20 克、茯苓 15 克、當歸 15 克、酒白芍 15 克、淫羊藿 10 克、鹿角膠 10 克、紫河車 15 克、仙茅 10 克。

方中熟地黃、山藥、山茱萸、枸杞滋養肝腎；杜仲、菟絲子補肝益腎；當歸、白芍調經養血；山藥、茯苓健脾，以助生化之源；淫羊藿、仙茅、鹿角膠補腎陽；紫河車為血肉之品能助長卵泡發育。

偏寒者應加韭菜子 15 克、紫石英 30 克、肉桂 10 克、炮薑 10 克、小茴香 6 克。

（2）**肝鬱氣滯型**：表現為月經先後不定期，量少色淡質薄，或有痛經史，月經色紫暗或有小血塊，伴有經前乳房脹痛、胸悶、精神抑鬱、易怒、舌質正常，苔白脈弦。治宜疏肝理氣、養血理脾，方用逍遙散加味調治：柴胡 10 克、當歸 15 克、白芍 15 克、鬱金 15 克、炒白朮 15 克、茯苓 20 克、桃仁 10 克、紅花 10 克、牡丹皮 15 克、玫瑰花 10 克。方中逍遙散加鬱金、玫瑰花疏肝解鬱行氣，牡丹皮清肝，桃仁、紅花化瘀；當歸、白芍調經和血。心情舒暢、月經調和、衝任旺盛自然懷孕。

（3）**痰濕阻滯型**：表現為經期延後或閉經，經色

淡、量少、質薄，伴有形體豐腴、白帶增多、胸悶腹滿、舌質淡、苔白膩、脈沉滑。治宜燥濕化痰、行氣理脾，用蒼附導痰湯化裁。方見閉經部分，此處從略。

12. 子宮肌瘤與卵巢囊腫

子宮肌瘤與卵巢囊腫中醫統稱癥瘕。臨床也分為寒、濕、蘊熱、瘀毒等型。

子宮肌瘤多發生在 35 歲以後，子宮壁或漿膜下生長包塊，或有崩漏、腹痛、帶下等症，面色不華，或有黃褐斑、經期乳脹、精神抑鬱、月經後期，舌質暗紅、脈多沉遲。治療則應使用理氣化瘀、活血化瘀、軟堅消積、清熱利濕、行氣破血等方法。常用桂枝茯苓丸、溫經湯等化裁論治：桂枝 10 克、茯苓 20 克、赤芍 20 克、牡丹皮 10 克、桃仁 10 克、三棱 10 克、文朮 10 克、香附 20 克、王不留行子 20 克、大貝母 15 克、鱉甲 20 克、牡蠣 30 克、炮穿山甲 20 克。方中前五味為桂枝茯苓丸，赤芍、桃仁、三棱、文朮、王不留行子活血化瘀；鱉甲、炮穿山甲、大貝母、牡蠣軟堅、散結、化痰；香附行氣止痛；桂枝、茯苓溫陽通脈利濕。

若寒大於熱者可用溫經湯化裁，瘀血重包塊大者也可用少腹逐瘀湯化裁治之，盆腔囊腫、積液可用當歸芍藥散合桂枝茯苓丸化裁。

卵巢囊腫，症見月經先後無定期、面色不榮、手足不溫、怕冷、少腹冷涼、舌質淡、有痕、苔白、脈沉遲。治宜溫陽散寒、化痰散結、活血化瘀等方法。當歸 15 克、赤芍 20 克、川芎 10 克、桃仁 10 克、紅花 10 克、茯苓 20 克、澤瀉 15 克、豬苓 15 克、炒白朮 15 克、桂枝 10

克、生薏苡仁 30 克、黃耆 20 克、炮附子 10 克、炮薑 10 克、炮穿山甲 10 克、牡蠣 30 克、川牛膝 15 克。方中當歸、赤芍、川芎、桃仁化瘀活血；桂枝、附子、炮薑溫陽散寒；雲苓、豬苓、白朮、澤瀉利濕；炮穿山甲、牡蠣軟堅散結。

13. 產後諸病（月子病）

（1）**產後發熱**：症見產後數日發熱或寒熱時作，惡露不暢，色暗紫有血塊、少腹疼痛拒按、舌有瘀點、脈數。方用生化湯加味治之。當歸 15 克、川芎 10 克、桃仁 10 克、炮薑 10 克、炙甘草 10 克、牡丹皮 10 克、益母草 15 克。方中當歸補血活血；川芎行氣活血；桃仁、牡丹皮、益母草活血化瘀；炮薑溫經行血；甘草和中。

（2）**產後腹痛**：症見產後小腹冷痛拒按，得熱則減，惡露不下或量少，四肢不溫、舌苔白滑、脈沉遲或細澀。方用生化湯加吳茱萸、肉桂。當歸 15 克、川芎 10 克、桃仁 10 克、炮薑 10 克、甘草 6 克、吳茱萸 6 克、肉桂 6 克。方中吳茱萸、肉桂、炮薑溫經散寒，若氣滯可加木香、烏藥、香附、小茴香，瘀血偏重者加蒲黃、五靈脂、益母草行氣化瘀止痛。

（3）**產後惡露不絕**：產期陰道排出的血性惡露，一般應在 2～3 週完全排淨，若淋漓不盡者稱為「惡露不絕」，因宮腔滯留瘀血或胎盤殘留不淨，少腹常疼痛拒按，下血有血塊，舌質黯紫，舌邊有瘀點，脈弦實有力。治宜活血化瘀，也用生化湯加味治之：當歸 15 克、川芎 10 克、桃仁 10 克、炮薑 10 克、甘草 6 克、益母草 20 克、五靈脂 10 克、蒲黃 10 克。方中用生化湯活血化瘀，

蒲黃、五靈脂化瘀止痛，益母草祛瘀止血。

　　以上看出《傅青主女科》的生化湯是產後諸病的靈丹妙藥。

◆ 方藥分析

　　婦科疾病常用方劑：

　　（1）**八珍益母湯（丸）**：當歸 15 克、川芎 10 克、白芍 15 克、熟地黃 20 克、黨參 20 克、茯苓 15 克、白朮 10 克、甘草 6 克。

　　【功效】氣血雙補。

　　【適應證】氣血不足、體虛乏力。

　　（2）**逍遙散**：柴胡 10 克、當歸 10 克、酒白芍 20 克、茯苓 15 克、白朮 10 克、甘草 6 克、生薑 10 克、薄荷 6 克。

　　【功效】疏肝解鬱。

　　【適應證】肝脾鬱結、月經不調、乳脹脅痛、寒熱往來、脈弦大。

　　（3）**疏肝解鬱湯**：香附 10 克、青皮 10 克、柴胡 10 克、鬱金 10 克、川芎 10 克、澤蘭 15 克、延胡索 10 克、川楝子 10 克。

　　【功效】疏肝解鬱、活血祛瘀。

　　【適應證】經行不暢、氣滯血瘀、胸脅脹痛。

　　（4）**加味烏藥散**：烏藥 15 克、香附 15 克、木香 10 克、砂仁 6 克、延胡索 15 克、甘草 6 克。

　　【功效】疏肝行氣。

　　【適應證】經行不暢、肝鬱氣滯。

（5）**少腹逐瘀湯**：當歸 15 克、川芎 10 克、赤芍 15 克、延胡索 15 克、沒藥 10 克、蒲黃 10 克、五靈脂 10 克、小茴香 10 克、炮薑 10 克、肉桂 10 克。

【功效】溫經散寒、行氣活血。

【適應證】寒凝氣滯所致的少腹疼痛、痛經。

（6）**桂枝茯苓丸**：桂枝、茯苓、赤芍、牡丹皮、桃仁各等份。

【功效】活血化瘀、消癥散結。

【適應證】血瘀經閉、行經腹痛。

（7）**生化湯**：當歸 10 克、川芎 10 克、桃仁 10 克、炮薑 10 克、炙甘草 6 克。

【功效】溫經逐瘀。

【適應證】惡露不行、少腹冷痛。

（8）**溫經湯**：吳茱萸 10 克、桂枝 10 克、當歸 15 克、酒白芍 20 克、川芎 10 克、牡丹皮 10 克、黨參 15 克、甘草 10 克、麥冬 10 克、半夏 15 克、阿膠珠 15 克、生薑 10 克。

【功效】溫經補虛、活血行瘀。

【適應證】衝任虛寒、瘀血阻滯、月經不調、腹冷不孕等。

（9）**完帶湯**：人參 10 克、山藥 20 克、炒白朮 15 克、蒼朮 10 克、陳皮 6 克、荊芥穗 3 克、柴胡 5 克、車前子 15 克、甘草 6 克。

【功效】除濕止帶。

【適應證】婦女白帶過多。

（10）**易黃湯**：黃柏 10 克、山藥 30 克、炒白果仁

10 克、車前子 15 克、芡實 30 克。

【功效】健脾清利、固澀止帶。

【適應證】帶下色黃、濕熱下注。

（11）**歸腎湯**：熟地黃 30 克、山藥 20 克、山茱萸 15 克、炒杜仲 10 克、菟絲子 20 克、枸杞 20 克、茯苓 15 克、當歸 15 克。

【功效】補益肝腎、養血調經。

【適應證】閉經等症。

（12）**加味壽胎丸**：桑寄生 15 克、川續斷 15 克、阿膠 15 克、菟絲子 20 克、白朮 15 克、炒杜仲 10 克、黨參 20 克、艾葉炭 10 克。

【功效】養血、固腎、安胎。

【適應證】各型滑胎、先兆性流產。

（13）**加味固本止崩湯**：黃耆 25 克、山藥 20 克、炒白朮 15 克、牡蠣 30 克、仙鶴草 20 克、旱蓮草 15 克、女貞子 10 克、海螵蛸 10 克、升麻 10 克、川續斷 15 克、杜仲炭 10 克、棕櫚炭 10 克、阿膠 15 克、茜草 10 克、鹿角霜 10 克。

【功效】益氣、健脾、昇陽、止血。

【適應證】各種崩漏下血。

（14）**加味當歸芍藥散**：當歸 10 克、赤芍 20 克、川芎 10 克、熟地黃 20 克、白朮 15 克、茯苓 20 克、澤瀉 15 克、豬苓 15 克、桂枝 10 克、薏苡仁 30 克、黃耆 20 克、附子 10 克、炮薑 10 克、牡蠣 30 克、川牛膝 15 克。

【功效】溫陽利濕。

【適應證】各型卵巢囊腫、盆腔積液。

（15）**排卵助孕湯**（驗方）：熟地黃 30 克、當歸 15 克、酒白芍 15 克、炒杜仲 10 克、巴戟天 15 克、茯苓 20 克、炮薑 10 克、小茴香 5 克、菟絲子 30 克、覆盆子 15 克、補骨脂 10 克、淫羊藿 10 克、紫石英 30 克、仙茅 10 克、韭菜子 10 克、桑椹子 20 克、肉桂 10 克、紫河車 10 克、鹿角霜 10 克。

【功效】助孕、促卵泡成熟。

【適應證】排卵前後服用，用於不孕症。

（16）**通管湯**（驗方）：柴胡 10 克、當歸 10 克、酒白芍 15 克、紅藤 20 克、路路通 10 克、赤芍 15 克、桃仁 10 克、紅花 10 克、王不留行子 20 克、炮穿山甲 10 克、皂角刺 15 克、川牛膝 15 克、生薏苡仁 30 克、牡丹皮 15 克、益母草 20 克、石葦 10 克。

【功效】清熱解毒、化瘀利濕。

【適應證】輸卵管堵塞不通、炎性不孕症。

（17）**蒼附導痰湯**（加味）：黃耆 50 克、生白朮 30 克、蒼朮 10 克、膽南星 10 克、陳皮 10 克、黃精 20 克、荷葉 10 克、甘草 10 克、益母草 20 克、澤瀉 20 克、防己 15 克、補骨脂 15 克、淫羊藿 15 克、決明子 15 克、枳殼 15 克、肉桂 10 克。

【功效】化痰利濕、輕身減肥。

【適應證】痰濕肥胖型不孕症。

（18）**歸脾湯**：黨參 30 克、炒白朮 15 克、茯神 20 克、龍眼肉 15 克、木香 10 克、炙甘草 10 克、酸棗仁 20 克、炙遠志 10 克、大棗 15 克、生薑 10 克。

【功效】補益心脾。

【適應證】氣不攝血、衝任不固、月經過多等。

（19）**人參養榮湯**：黃耆 20 克、人參 10 克、當歸 15 克、白芍 15 克、熟地黃 20 克、川芎 10 克、白朮 15 克、肉桂 6 克、陳皮 10 克、五味子 6 克、大棗 15 克、生薑 10 克。

【功效】補益氣血。

【適應證】血虛、頭暈、心悸。

（20）**桃紅四物湯**：當歸 15 克、酒白芍 15 克、熟地黃 20 克、川芎 10 克、桃仁 10 克、紅花 10 克、雞血藤 15 克、烏藥 10 克、香附 10 克。

【功效】補血活血化瘀。

【適應證】月事過少、血瘀氣滯閉經等。

（21）**通用乳癖丸**（驗方）：大貝母 100 克、土貝母 80 克、山慈菇 30 克、路路通 30 克、夏枯草 30 克、漏蘆 20 克、蒲公英 60 克、連翹 50 克、青皮 50 克、鬱金 50 克、瓜蔞 50 克、莪朮 50 克、三棱 50 克、香附 50 克、甘草 30 克。

【功效】行氣解鬱、化瘀散結。

【適應證】各型乳腺囊性增生、良性乳房結塊。

（22）**烏陳湯**：烏藥 10 克、香附 10 克、當歸 10 克、川芎 10 克、白芍 15 克、陳皮 10 克、炙甘草 6 克。

【功效】理氣和血、調經止痛。

【適應證】月經不調、痛經、閉經、不孕症等婦科雜症。

（23）**加味十子散**（自擬）：菟絲子 80 克、枸杞子 80 克、車前子 20 克、覆盆子 40 克、五味子 10 克、韭菜

子 30 克、沙苑子 20 克、補骨脂 15 克、桑椹子 20 克、女貞子 15 克、肉桂 30 克、紫河車 100 克。

【功效】暖宮益腎、助孕種子。

【適應證】各型不孕症。

【用法】月經乾淨後，排卵期用之最佳。每月至少用10 天，每次 6～10 克，黃酒（溫）沖服。

（24）**多囊卵巢綜合湯**（自擬）：黃連 10 克、黃芩10 克、苦參 10 克、土茯苓 20 克、生薏苡仁 30 克、益母草 20 克、肉蓯蓉 10 克、桑椹子 15 克、覆盆子 15 克、巴戟天 15 克、仙茅 10 克、淫羊藿 10 克、補骨脂 10 克、韭菜子 10 克、鎖陽 10 克、肉桂 10 克、炮薑 10 克。

【功效】清熱化濕、暖宮助孕。

【適應證】多囊卵巢綜合徵（PCOS）。

從以上方藥分析中可以窺見婦科常用湯頭應在 20～30 個，選擇藥物在 60～80 味之間周旋，其中應用最多的湯頭是逍遙散、溫經湯、生化湯、桃紅四物湯、八珍湯、烏陳湯及桂枝茯苓丸，歸脾湯為婦科最常使用的經典方，整個婦科在選擇方藥上始終圍繞疏肝行氣、調經和血、溫經散寒、滋補肝腎、健脾和胃及滲濕利水這幾個方面，從中可以找到婦科病使用方藥的規律，從歸納分析中將產生婦科的系統化方藥。

◆ 系統論治法

婦科疾病的系統論治方如下。

（1）**加味烏陳湯**（烏陳湯合生化湯化裁）：香附 15克、烏藥 10 克、陳皮 10 克、當歸 10 克、川芎 10 克、炒

白芍 15 克、桃仁 10 克、益母草 20 克、炮薑 10 克、甘草
10 克。

【方解】烏陳湯載於宋代《太醫院・增補醫方捷徑・
女人類》一書，原方以治產後諸病見長，實際烏陳湯加減
得當，可用於各種婦科雜症，如月經不調、痛經、閉經、
不孕症等。《串雅內編》中言，香附、烏藥二味稱為青囊
丸，民間中醫以青囊丸為組方，治女科百病。香附與烏藥
是婦科疾病之要藥也。

烏藥、陳皮理氣，川芎、當歸、白芍和血，香附行氣
止疼。烏藥辛溫，入脾、腎二經；陳皮辛溫入脾；桃仁、
益母草活血化瘀；炮薑溫經散寒，甘草和中。諸藥配合具
有理氣和血、調理衝任之功。

【功效】理氣和血、活血化瘀、調經止痛。

【適應證】月經不調、痛經、閉經、產後腹痛、不孕
等婦科雜症。

月經先期或過多加生地黃 20 克、黃芩 15 克、麥冬
15 克、牡丹皮 15 克；月經過少、閉經加黨參 30 克、熟
地黃 20 克、補骨脂 10 克、紅花 10 克；月經往來不定加
青皮 10 克、柴胡 10 克、白朮 15 克；痛經久治不癒加蒲
黃 10 克、五靈脂 10 克、小茴香 10 克、艾葉 10 克、官桂
10 克；白帶增多加黨參 30 克、白朮 15 克、牡蠣 20 克、
芡實 30 克、生薏苡仁 30 克；肝氣鬱結、情志不悅加柴胡
10 克、枳殼 10 克、鬱金 15 克、玫瑰花 10 克；乳癖包塊
加柴胡 10 克、青皮 10 克、三棱 10 克、文朮 10 克、王不
留行子 20 克、浙貝母 15 克；濕熱黃帶加黃柏 10 克、白
果仁 10 克、車前子 15 克、鳳眼花 15 克；癥瘕包塊加桂

枝 10 克、茯苓 20 克、牡丹皮 15 克、赤芍 20 克；卵巢囊
腫加茯苓 30 克、澤蘭 20 克、附子 10 克；宮寒不孕加紫
石英 30 克、肉桂 10 克、仙茅 10 克、淫羊藿 15 克、沉香
10 克；痰濕不孕加蒼朮 10 克、半夏 15 克；熱性不孕加
柴胡 15 克、紅花 10 克、鬱金 15 克、路路通 10 克、紅藤
30 克；更年期潮熱加生地黃 20 克、石斛 10 克、麥冬 15
克、黃柏 10 克、知母 10 克。

（2）**滋腎八珍益母湯**：當歸 10 克、川芎 10 克、白
芍 15 克、熟地黃 20 克、黃耆 20 克、人參 10 克、炒白朮
10 克、茯苓 20 克、炙甘草 10 克、肉桂 6 克、菟絲子 20
克、枸杞子 20 克、補骨脂 10 克、淫羊藿 10 克、巴戟天
15 克、五味子 10 克、山藥 15 克、山茱萸 15 克、龍骨 20
克、牡蠣 20 克。

【方解】當歸、白芍、熟地黃、川芎四物養血；黃
耆、人參（或黨參）、炙甘草、白朮、茯苓、肉桂益氣健
脾養心；腎四味菟絲子、枸杞子、補骨脂、淫羊藿加巴戟
天補腎調衝任、補益腎精；龍骨、牡蠣斂陰鎮靜止汗。全
方氣血雙補、衝任雙調、延年防衰，能延緩更年期到來。

【適應證】女子年老氣血衰退、更年期綜合徵、腎虧
腰痠、月事減少、崩漏、衝任不固者均可加減用之。

便秘者加酒大黃 10 克、川厚朴 10 克、枳實 10 克；
月事不行者加紫河車 10 克、鹿角膠 10 克、肉蓯蓉 15
克、益母草 15 克；月經淋漓不盡者加升麻 6 克、川續斷
15 克、仙鶴草 20 克；汗出過多者加浮小麥 30 克、麻黃
根 20 克；少眠不寐加酸棗仁 20 克、合歡皮 15 克、夜交
藤 20 克、茯神 20 克；精神憂鬱者加遠志 10 克、石菖蒲

10 克、合歡花 10 克、鬱金 15 克；胸脅脹滿者加蘇梗 10 克、瓜蔞 20 克、薤白 15 克、黃連 6 克、半夏 15 克。

註：本方用一段時間後感覺效果不錯，但不願服湯藥者可製成水丸或膏方續服一段時間以鞏固療效。

◆ 評按

婦科，古人稱為女科，如清代婦科專家傅山，著有《傅青主女科》其中所述方藥皆方簡效宏。但臨床婦科疾病種類繁多，經、帶、胎、產病機十分複雜，能熟練應用數十個婦科經典名方並不容易。

筆者根據 30 年的實踐發現，實際婦科病主要以調經和血、疏肝行氣、調理衝任為大法。婦人之病在遣方用藥中一定要重視調節情志，幾乎所有的婦科病都與精神情志有關。現代醫學也認為，精神因素或下丘腦及垂體前葉及甲狀腺等功能改變都可能影響卵巢功能而產生婦科病變。月經不調、子宮肌瘤、乳腺增生、不孕症等都應當重視調情志，所以用柴胡、青皮、香附、鬱金、玫瑰花之類疏調氣機至關重要。

臨床中發現，由於社會的變革、環境的改變，現代年輕人的生殖力下降，女性患不孕症的比 50 年前明顯增多，其中多囊卵巢綜合徵引起的不孕占不孕症中的 15%，與現代飲食習慣、環境有關，由於嗜食冰冷食品，造成子宮寒涼性不孕比熱性盆腔炎性不孕為多。寒性不孕症治療較容易，用加味烏陳湯合十子散一般 3～6 個月即可懷孕，而熱性者則較難治。

婦人年過四十以氣血雙虧為主，崩漏、更年期綜合徵

應以滋腎八珍湯化裁最宜。台灣名醫蕭聖揚曾講過：「女人的最佳補品是八珍益母丸和四物湯，月經不佳可用八珍湯加益母草即有效，若再加烏雞白鳳丸，那更好。」

筆者化裁的滋腎八珍益母湯就是為虛證婦女開的一張調補氣血的通用方劑。

病案

王某，女，24 歲，2014 年 4 月來診，自成人後月事尚準，但行經期少腹痛甚，常用西藥去痛片、芬必得等服後方能緩解，至少每次痛 2～3 天，經行血色黑紫，有血塊。刻診：面色晦暗、脈沉遲、舌質淡。辨證：寒凝氣滯型痛經。治法：溫經散寒、行氣止痛。

方藥：用通治方加味烏陳湯合少腹逐瘀湯化裁。香附 15 克、烏藥 10 克、川芎 10 克、當歸 20 克、酒白芍 30 克、甘草 15 克、五靈脂 15 克、蒲黃 10 克、肉桂 10 克、炮薑 10 克、小茴香 10 克。

使用通用方加味烏陳湯化裁後，經過三個月經週期的調整，月經行經前服湯劑 1 週，至 8 月後痛經已癒。在服湯劑時同時於臍敷「暖宮膏藥」，2016 年其母來診病時，主訴女兒痛經已治好。

桑某，女，26 歲，未婚，2014 年 9 月來診。主訴自 15 歲來潮一直正常，自今年 6 月份由於工作變動，環境改變，工作壓力大，常常不能按時入睡，7 月至 8 月，已停經兩個月。

刻診：脈虛數，舌質淡紅，伴有面色不華、納呆、少

寐、乳脹感。診斷：情志性閉經。辨證：女性月經來潮必須是衝任調和，情志暢通，該患者因精神壓力增大、環境改變而閉經。治法：應以暢情志、通經脈為大法。

方藥：按通治方加味烏陳湯合疏肝解鬱湯化裁。當歸15 克、川芎 10 克、酒白芍 20 克、炙甘草 15 克、香附 10 克、烏藥 10 克、柴胡 15 克、鬱金 15 克、砂仁 6 克、木香 10 克、枳殼 15 克。用法：煎湯，每天 1 劑，分兩次口服，每次 150ml。上方患者只服 6 劑後於 9 月末即來潮。

趙某，女，32 歲，婚後 5 年從未懷孕過。主訴：月事尚滿意，但每次來潮時，少腹隱痛，經行血色黯紫，第 1 至 3 天痛重，3 天後漸輕。刻診：面色不華，手足不溫，甲印少，脈沉遲，舌質淡紫。診斷：宮寒性不孕。辨證：該患者過去曾喜食冷飲，結婚後發現少腹不溫、背冷、手足不溫，雖已忌冷食，但因督脈不足、子宮寒冷，經行不暢，月經每次都痛，而致宮寒不孕。

治法：溫經散寒，用通治方加味烏陳湯化裁治之。

一診：當歸 15 克、川芎 10 克、酒白芍 20 克、烏藥 10 克、香附 15 克、炙甘草 10 克、肉桂 10 克、紫石英 30 克、炮薑 10 克、補骨脂 10 克、仙茅 10 克、淫羊藿 10 克。用法：每日 1 劑，經後即服，共服 6 劑。

二診：主訴：手足已溫，背冷已除，至排卵期則用下方又進 6 劑：當歸 15 克、川芎 10 克、炒白芍 20 克、烏藥 10 克、香附 10 克、陳皮 10 克、肉桂 10 克、紫石英 30 克、菟絲子 30 克、枸杞子 20 克、覆盆子 15 克、韭菜子 15 克、紫河車 30 克、鹿角膠 15 克（烊化）、仙茅 10

克、淫羊藿 10 克。

三診：脈由沉遲變得滑數，二診藥畢已過月，月經未至，近日嗜睡，乳暈變深紫色，時有噁心感，經婦科查驗證實已有孕在身，患者大喜。

趙某，女，28 歲，2005 年初診。主訴：雙下肢隱痛，帶下色黃，腰痠乏力，月經期不準。患者結婚已滿 3 年，1999 年曾懷孕過一次，人工引產後再未受孕，經婦科查驗為盆腔炎引起的不孕症。刻診：脈弦數，舌紅，苔微黃，屬中醫濕熱帶下症，病機為下焦蘊熱、濕熱瘀阻。

治法：清熱解毒、化瘀利濕、行氣止痛，方用系統方加味烏陳湯化裁。香附 15 克、烏藥 10 克、酒白芍 20 克、川芎 10 克、赤芍 20 克、桃仁 10 克、紅花 10 克、五靈脂 10 克、蒲黃 10 克、生薏苡仁 30 克、牡丹皮 15 克、土茯苓 30 克、紅藤 20 克。用法：按上方加減化裁，每次月經結束服，每日 1 劑，每日 2 次，每次 150ml。療效：連用 3 個月經週期，於 2005 年 6 月來診時已有孕。

梁某，女，45 歲，於 2016 年 6 月初診。自訴：近期夜寐不安，時有心悸，手足心熱，白天多汗，以頸部、頭、額、後背陣陣熱感煩躁，月經尚有，但比過去少。刻診：脈弦細數，舌質偏紅，手心熱。辨證：更年期腎虛氣血虧損，從現代醫學觀點認為與卵巢功能變化、內分泌減少有關。

治宜益腎養陰、清熱斂汗為主，系統論治可選用滋腎八珍湯化裁治之。當歸 15 克、川芎 10 克、炒白芍 15

克、生地黃 20 克、太子參 20 克、炒白朮 15 克、茯苓 20
克、炙甘草 15 克、菟絲子 20 克、枸杞 20 克、補骨脂 10
克、淫羊藿 10 克、龍骨 30 克、牡蠣 30 克、山茱萸 20
克、女貞子 10 克、旱蓮草 20 克、石斛 10 克、麥冬 15
克、五味子 6 克、夜交藤 20 克。用法：每日 1 劑，分兩
次口服，每次 150ml。療效：該患者連服 3 週 18 劑諸症
皆無，月事也接近正常。

　　王某，女，32 歲，2005 年 6 月初診。自訴：月事已
過 10 天仍經血不斷，頭暈乏力，畏寒肢冷，口服成藥斷
血流 5 天仍經血不止，量時多時少，有時出汗，手心熱，
脈弦細，唇色淡，舌質偏紅，苔薄白。西醫診斷：功能性
子宮出血，相當於中醫的崩漏。
　　辨證：脾腎兩虛、氣不攝血。
　　治法：益氣養血，固腎止崩，用通治方滋腎八珍湯加
減化裁。生地黃 15 克、黃耆 25 克、炒白朮 20 克、山藥
20 克、山茱萸 15 克、牡蠣 30 克、龍骨 30 克、茯苓 20
克、當歸 10 克、白芍 15 克、川芎 10 克、炙甘草 15 克、
升麻 6 克、柴胡 6 克、仙鶴草 30 克、旱蓮草 15 克、女貞
子 10 克、阿膠珠 10 克。用法：水煎，每日 1 劑，分
2～3 次口服，7 劑後血已止。

糖尿病（消渴症）的中醫系統論治

◆ 概述

糖尿病是一種糖代謝紊亂性疾病，現代醫學認為糖尿病是胰腺功能減退，B 細胞減少，胰島素分泌不足所產生的一種慢性消耗性疾病。所謂 2 型糖尿病是指非胰島素依賴型，與先天性的 1 型糖尿病有別。

本文所探討的糖尿病與中醫的消渴症十分相似，但中醫的消渴症分類複雜，《黃帝內經》中有消渴、消癉、肺消、膈消、消中等名稱，所以「消渴病」並不完全等於糖尿病。消渴是以多飲、多餐、多尿、形體消瘦、飲一溲二、尿有甜味為特徵的一種慢性病。

中醫認為消渴症並不只是一種疾病，涉及五臟六腑，這與現代醫學單就胰腺治療大相逕庭，糖尿病之所以難治是因為現代醫學病理不清楚，如今「糖尿病」的治療已成為世界性難題，至今為止，還沒有一種藥能徹底治癒糖尿病。注射胰島素維持代謝，只能算緩兵之計，是為治標，而形成糖尿病的根本原因沒治。糖尿病及其併發症多為五臟俱損，單治胰腺一臟當然是杯水車薪。

本章所探討的中醫的「消渴」一證，只是相當於現代

醫學的「糖尿病」。

◆ 病機

消渴症的病機主要是肺燥、胃熱、腎虛、熱傷氣陰，是因為飲食不節、情志失調、勞傷腎精而漸致消渴。

飲食不節，素日多食肥甘厚味，尤其是嗜酒、喜食辛辣，使脾胃運化失常、內熱蘊結、津液灼傷，故胃熱甚而發消渴。消渴伊始，均有一個發胖的過程，一旦發現消渴無度，消穀善飢時，就已開始消瘦，消渴症已經形成。

肥甘厚味對人體最大的影響是引起脾胃疲勞，脾胃升降失職，中洲運化不足，胃氣不降產生鬱熱，致消渴病產生，伴有舌紅、少苔、口渴無度。

《素問·奇病論》對消渴一證的論證十分明確：「帝曰：『有病口甘者，病名為何？何以得之？』岐伯曰：『此五氣之溢也，名曰脾癉。夫五味入口藏於胃。脾為之行其精氣，津液在脾，故令人口甘也，此肥美之所發，此人必數食甘美而多肥也。肥者令人內熱，甘者令人中滿，其氣上溢，轉為消渴。』」

《黃帝內經》所謂之「脾癉」乃消渴的一種，中醫的脾實際應包括脾與胰，過食肥甘傷了脾、胰使胰腺受損，胰島素分泌不足正和現代醫學的認識同步，所以「脾胰勞損說」是產生高血糖代謝紊亂的主因。

情志失調，主要是暴怒傷肝，火熱熾盛，耗傷胃津，怒火太過則氣血逆流，血脈不行轉而為熱，熱則清肌膚，形體消瘦故為消癉。

這個「消癉」也應該是糖尿病的一種，所以糖尿病的

根源在肝鬱化火、火熱熾盛，怒火也應該是形成消渴的主因，是怒火傷肝導致肝代謝紊亂，三羧循環異常，胰腺受損，胰島素分泌不足而漸漸形成糖尿病。

勞傷腎精，房勞縱慾，生活失攝，耗傷腎精，致陰虛火亢，虛火上蒸於肺胃，致腎虛、肺燥而發為消渴。現代醫學則認為糖尿病是由於體內胰島素分泌過少及靶向細胞對胰島素的敏感性降低引起的全身性疾病。然而中醫認為糖尿病的形成應該是五臟俱損，絕非脾胰一臟。

◆ 辨證論治

中醫對消渴症分為三個層次，即所謂的「三消學說」，《醫學心悟》中曾言：「渴而多飲為上消，消穀善飢為中消，口渴小溲如膏脂者為下消。」這種分法只為學習上方便，實際在臨床中上、中、下三消並無明顯的界限，三消常常是相互交結，很難分清，人體呈一個整體，要分只分寒熱即可，筆者認為在臨床應用「三消學說」應當是分而不分，三焦本為一焦。

《醫宗金鑑・雜病心法》中曾言：「試觀年老多夜尿，休言三消盡熱乾，飲多尿少、渾、赤、熱，飲少尿多、清、白、寒。」

意為上消屬肺，飲水多而小便如常；中消屬胃，飲水多而小便短赤；下消屬腎而小便渾濁，三消皆燥熱病也。然試觀老年好飲茶者，夜必多尿，則休言三消皆熱，而也有寒者矣。大醫李可則認為糖尿病病在三陰，但統於太陰，消渴症的燥熱為標，陽虛為本。

所以糖尿病在辨證時不能一味應用苦寒之藥，糖尿病

中的肥人、胖子多為脾腎陽虛，在辨證時一定要分清陰陽，不可一味滋陰，應考慮益氣生津、補陽氣以消陰翳，其中引火歸原可使血糖下降。

臨證雖然可分三消論治，但三消症狀往往同時存在，只是程度不同，按三消論治多以脾胃燥熱、氣陰兩虛、陰陽兩虛三型，以下分別討論。

（1）**脾胃燥熱型**（上消）：症見煩渴多飲、多餐善飢、口乾舌燥、舌體紅、少苔或裂紋，脈滑數有力，治宜養陰、清熱瀉火為主，臨床多用人參白虎湯化裁治之：生地黃 30 克、知母 15 克、石膏 30 克、天花粉 30 克、山藥 30 克、人參 15 克、麥冬 15 克、玉竹 20 克。

（2）**氣陰兩虛**（中消）：本型臨床最為多見，老年患者大都屬於本型，症見神疲乏力、頭昏目眩、氣短懶言、腹脹納呆、口乾舌燥，方用玉女煎合玉泉丸加味治之：人參 15 克、麥冬 20 克、黃耆 30 克、茯苓 20 克、天花粉 30 克、葛根 20 克、烏梅 10 克、甘草 10 克、石膏 30 克、知母 20 克、生地黃 30 克。

（3）**陰陽兩虛型**（下消）：多見於老年人，病程較長，多有糖尿病併發症，糖尿病腎病、心臟病、冠心病等並見。症見面色不華、腰膝痠軟、形寒肢冷、陽事不舉、小便頻多、小腿水腫、舌淡苔白、脈沉細無力，常用桂附地黃丸與金匱腎氣丸，偏陰虛者也常用六味地黃湯加減：附子 10 克、肉桂 10 克、熟地黃 30 克、山藥 20 克、山茱萸 15 克、茯苓 30 克、牡丹皮 15 克、澤瀉 10 克、車前子 15 克、川牛膝 20 克、金櫻子 20 克、桑螵蛸 10 克、覆盆子 10 克。

◆ 方藥分析

消渴一證，古今名方不少。

（1）《丹溪心法》中有消渴方：黃連、天花粉、生地黃汁、藕汁、人乳汁、生薑、蜂蜜。功效：清熱、潤肺、養陰、生津。本方現代中醫已不用，只用前三味，加黃耆、麥冬、天冬、五味子等化裁，而生地黃汁則可改用30克生地黃。

（2）《景岳全書》有玉女煎：生地黃 30 克、麥冬 15 克、石膏 30 克、知母 15 克、牛膝 15 克。功效：清胃瀉熱、養陰涼血。主要用於風火牙疼、頭疼而治消渴則須加減。

（3）玉泉丸：也是《景岳全書》方劑，主治消渴、夜尿頻多。人參 15 克、麥冬 20 克、黃耆 30 克、茯苓 20 克、烏梅 10 克、天花粉 15 克、葛根 20 克、甘草 10 克。功效：益氣養陰、清熱生津。玉泉丸是近代治消渴症的基礎良方。

（4）玉液湯或「加味玉液湯」（張錫純良方）：黃耆 30 克、山藥 30 克、知母 15 克、葛根 15 克、五味子 10 克、天花粉 20 克、玉竹 20 克。功效：益氣生津、潤燥止渴。主治：氣陰兩虛型消渴症。

（5）加味梅花三黃湯（來源不明）：烏梅 10 克、天花粉 20 克、黃耆 30 克、黃精 20 克、黃連 10 克、生地黃 30 克、山茱萸 15 克、蒼朮 10 克、山藥 20 克、知母 15 克。功效：益氣養陰、清熱生津。主治：各型糖尿病、消渴症。

（6）**三消降糖飲**（自擬）：黃耆 50 克，太子參 20 克、山藥 20 克、生地黃 30 克、天花粉 20 克、丹參 30 克、山茱萸 15 克、黃連 10 克、天花粉 20 克、川大黃 6 克、麥冬 15 克、蒼朮 10 克、玄參 15 克、知母 15 克、葛根 20 克、肉桂 10 克。功效：益氣、生津、化瘀、止渴。主治：各型糖尿病。

（7）**京州降糖丸**（自擬）：黃耆 60 克、西洋參 50 克、山藥 60 克、生地黃 50 克、天花粉 60 克、丹參 50 克、水蛭 30 克、知母 60 克、玄參 50 克、蒼朮 50 克、麥冬 60 克、山茱萸 50 克、黃連 100 克、川大黃 30 克。功效：益氣養陰、清火降糖。主治：三消症。治法：製粉後煉蜜為丸，每丸重 9 克，每日兩次。

（8）**加味黎明腎氣湯**：熟地黃 30 克、山藥 20 克、山茱萸 15 克、澤瀉 15 克、茯苓 20 克、白朮 15 克、附子 15 克、桂枝 10 克、黃耆 50 克、車前子 15 克、澤蘭 20 克、大腹皮 20 克、丹參 20 克、淫羊藿 10 克、巴戟天 20 克。功效：益氣溫陽、利水消腫。主治：慢性腎炎、糖尿病水腫、蛋白尿等。

糖尿病併發症選藥可參考以下經驗。

高血壓：夏枯草 20 克、龍骨 30 克、牡蠣 30 克。

冠心病：葛根 20 克、薤白 15 克、丹參 30 克、石斛 10 克、桂枝 10 克。

眼底病變：決明子 15 克、三七 10 克、菊花 10 克、木賊草 10 克、枸杞 20 克、蒺藜 15 克、石決明 20 克。

周圍神經病變：豨薟草 30 克、雞血藤 15 克、桑枝 10 克、薑黃 10 克、威靈仙 20 克、烏梢蛇 15 克、細辛 10

克。

脂肪肝：澤瀉 15 克、黃精 20 克、製何首烏 15 克、生山楂片 30 克、柴胡 10 克、鬱金 15 克。

膽固醇增高：決明子 15 克、生山楂片 30 克、澤瀉 15 克、丹參 20 克。

糖腎病水腫：黃耆 50 克、附子 10 克、生白朮 30 克、防己 15 克、澤瀉 15 克、車前子 30 克。

上消多清熱潤肺：常選用麥冬 15 克、天冬 15 克、沙參 20 克、天花粉 20 克、知母 20 克、石膏 30 克、玉竹 15 克、地骨皮 15 克。

中消多益氣補脾：常選用太子參 20 克、西洋參 10 克、白朮 15 克、蒼朮 10 克、茯苓 20 克、山藥 15 克、葛根 15 克、雞內金 10 克、甘草 6 克。

下消多補腎：常選用山茱萸 20 克、覆盆子 10 克、金櫻子 15 克、山藥 20 克、生地黃 15 克、菟絲子 20 克、巴戟天 15 克、五味子 10 克等。

從上面的方藥分析中發現，糖尿病中藥應用範圍在 60 味以內，其中以生地黃、天花粉、黃耆、山藥、葛根、知母、蒼朮、烏梅、玉竹、山茱萸、玄參、黃連、五味子、黃精、石膏、丹參、枸杞子、人參這 18 味藥使用頻率最高。古今治消渴症方劑數百個，但無論如何辨證加減也跑不出這個範圍，據此發現了中醫治糖尿病的遣方用藥規律，如是產生了下面的系統療法方劑。

◆ 系統論治法

（1）**通治消渴湯**：人參 15 克、麥冬 20 克、五味子

10 克、生地黃 30 克、山藥 20 克、山茱萸 15 克、茯苓 20 克、黃耆 30 克、葛根 20 克、知母 15 克、天花粉 20 克、烏梅 10 克、肉桂 10 克、黃連 10 克、炙甘草 10 克。

【方解】本方由玉泉丸、引火湯、六味地黃丸等化裁而來，其中人參、葛根、黃耆益氣昇陽，生地黃、知母、天花粉清熱生津、瀉火，山茱萸、五味子、烏梅味酸澀可斂陰生津、止渴，山藥補脾、益肺、固腎，肉桂、黃連交通心腎、引火歸原，甘草調和諸藥。全方可五臟同調而治消渴。其中人參可根據病情需要改用西洋參、太子參或黨參。黃連劑量大時應加生薑、大棗以護胃。

【適應證】2 型糖尿病、三消症及用作各種併發症的基礎方劑。

【功效】益氣養陰、清熱消渴、引火歸原。

【加減】上消口渴重時飲一溲二，加生石膏 30～50 克；尿糖不高者可去烏梅、五味子；陽虛火衰者加附子 10～20 克、巴戟天 15 克；高血壓者人參易西洋參 15 克或太子參 20 克，加杜仲 10 克、羅布麻 10 克；便燥不爽加川大黃 10 克、枳實 10 克、川厚朴 10 克、火麻仁 10 克、玄參 15 克；高血脂者加澤瀉 15 克、生山楂片 30 克、決明子 15 克；舌苔膩濁者加蒼朮 15 克、砂仁 6 克、半夏 15 克；眼底病變視力減退者加菟絲子 20 克、車前子 15 克、熟地黃 30 克；冠心病胸悶者加前胡 15 克、瓜蔞 20 克、薤白 15 克、丹參 30 克；周圍神經病變腳底有踩棉感加細辛 10 克、烏梢蛇 15 克、炙馬錢子 2 克、懷牛膝 15 克；不寐少眠加酸棗仁 20 克、合歡皮 15 克、夜交藤 20 克、龜甲 15 克。

註：通治方也是在辨證的基礎上選用，應用時須按證加減，待有效後可加工成水丸、顆粒或微米粉（μm 級或 1000 目），口服十分方便，每次 5～6 克，每日兩次即可。

（2）**通治下消湯**：黃耆 100 克、生白朮 50 克、茯苓 50 克、澤瀉 20 克、大腹皮 20 克、乾薑 10 克、附子 10 克、桂枝 10 克、川牛膝 15 克、益母草 60 克、豬苓 20 克、川大黃 10 克。

【功效】益氣、溫陽、健脾、利水。

【適應證】糖尿病腎病、水腫。

【用法】早、中、晚各一次，每次不少於 200ml。

水腫退後加山藥 30 克、芡實 30 克、金櫻子 30 克、山茱萸 30 克、黑大豆 30 克等消除蛋白尿。

註：本方是筆者臨床應用的經驗方，凡是糖尿病腎病水腫者 1 週可消除，繼而再治療蛋白尿，水腫消除後可參考加味黎明腎氣湯繼續治療。

【方解】糖尿病之下消，主要病理是脾腎陽虛、水腫、面浮、蛋白尿，須大劑量益氣補陽利水才能見功。所以本方用大劑黃耆、桂枝、生白朮、茯苓、澤瀉、豬苓，五苓散運脾除濕、化氣行水，附子、乾薑溫陽，川牛膝引藥下行，益母草化瘀行水，川大黃通降陽明之熱，全方益氣溫陽、健脾利水。其中溫陽首藥附子的劑量可根據病情定奪，重症需用炮附子 30 克方能見效。

◆ 評按

糖尿病為人體代謝失常性疾病，為什麼糖代謝紊亂，

原因很複雜，絕非只是胰島素分泌不足一個原因。其中已確認原發性糖尿病和家族遺傳因素有關，但也有沒有遺傳基因而因自身飲食不節引起的糖尿病，多數患者發病年齡均在 40 歲左右，患者曾有一個發胖的過程，這個時期與脾、胰勞損過度有關，接著由於肺胃火盛而逐漸形成糖尿病。中醫的理論認為三消症與心、肝、脾、腎皆相關，把病因全推到胰腺上有失公允。現代醫學對糖尿病病機尚有爭論，病理不十分清楚，因此糖尿病也沒有一種藥能徹底治癒，注射胰島素也只是治標，其本沒動。

糖尿病治療和代謝機能紊亂與飲食關係密切，上消應以調整飲食為主，配合藥物和導引、運動等療法，初期完全可以治癒，到口渴消瘦、飲一溲二時為時已晚。中西醫治療都有困難。注射胰島素並不能改善整體狀態，只是在指標上緩解一下。

糖尿病是一種多臟器受損的慢性病，本身並不可怕，但一旦患上糖尿病，必須終身服藥，對身心均有傷害，糖尿病晚期患者易患腦血管病概率高於正常人數倍，糖尿病人大多死於糖尿病引起的腎衰竭。

糖尿病本身並不可怕，但糖尿病的併發症則猛如虎。糖尿病併發症和血瘀有關，如糖尿病引起的下肢周圍神經病變、糖尿病足及糖尿病引起的心、腦、腎、眼疾病等均和中醫的經脈與絡脈瘀血相關。

本文介紹的系統化治消渴病方藥是筆者 30 年臨床經驗的總結，但降血糖不是一蹴而就的，用中醫藥想達到降糖目的且不服西藥、不注射胰島素，最快也要 2～3 個月，血糖才能穩步下降，中醫藥降糖不可能速效。

但對於糖尿病腎病的發展、變化，消除水腫、蛋白尿，中醫還是略勝一籌。

病案

李某，男，48 歲，大連市內某街道幹部，嗜酒，腹大腰粗，體重 90kg，自稱身體素質一貫不錯，能吃能飲，一般連感冒也沒有。2001 年勞動節期間與朋友聚會暢飲白酒一瓶、啤酒 3～4 瓶，當晚夜尿增加數次，口乾舌燥，並沒在意。到了當年中秋節，發現每晚渴飲無度，一個晚上喝一壺水也不解渴，體重由 90kg 降至 80kg，3 個月掉了 20 斤肉。在醫院查驗發現尿糖（++++），醫生診斷為 2 型糖尿病，囑口服降糖藥或者注射胰島素。2000 年 9 月來求中醫診治，查脈洪數，左關弦，血壓 150/95 mmHg，舌苔薄黃，舌質紅。

主訴：夜尿頻多，每夜至少 3 次，口乾舌燥。本案為胃火犯肺，致肺胃熾熱，耗液傷陰故口乾舌燥，煩渴多飲。肺主治節，通調水道，下輸膀胱，燥熱傷肺，治節失職，水不化津而尿量頻多，應屬消渴症之上消範圍，宜清瀉胃火、滋陰潤燥，按通治消渴湯化裁論治。生地黃 30 克、天花粉 15 克、石膏 30 克、人參 15 克、知母 15 克、黃連 10 克、烏梅 10 克、益智仁 10 克、山茱萸 20 克、肉桂 6 克、茯苓 20 克、澤瀉 15 克。計服 18 劑，查血糖餐前為 6.5mmol/L，尿糖（+），病情大為好轉，後續囑忌酒，注意調整飲食。

王某，女，52 歲，2006 年 3 月來診。主訴：近日口

乾、便燥、口苦、多飲、多食，但疲憊乏力，查血糖8.7mmol/L（空腹）。刻診：形體消瘦，脈弦滑數、有力，舌紅苔少。本案為胃熱熾盛，多餐多飲而消瘦，屬中焦有熱，雖能消穀，但易飢，陽明有熱，灼傷腸津故而便燥。胃燥脾虛，脾主四肢肌肉，肌肉失養，而致形體消瘦。脈滑數有力，乃胃熾熱之象，治宜清胃瀉火、引火歸原，應屬「中消」範疇，但上消與中消其證多有交結，心火、肺火、胃熱往往交織並行，因此也按通治消渴湯化裁論治。黃耆30克、太子參20克、麥冬15克、五味子10克、生地黃30克、天花粉15克、山藥20克、山茱萸15克、茯苓20克、葛根20克、知母15克、玄參15克、黃連10克、肉桂6克、酒大黃15克、炙甘草10克。

　　方解：方中黃耆、太子參、葛根益氣昇陽、消陰翳；知母清肺胃之熱；生地黃、麥冬、玄參益肺養陰、增液通便而止渴；黃連、肉桂清心降火、引火歸原；山藥、茯苓、山茱萸補脾利水滋腎陰；五味子收斂止渴；川大黃通腑洩熱。全方益氣養陰、清熱消渴。

　　上方服3週後，查血糖已降為5.7mmol/L，後續曾制降糖顆粒服用半年之久，至2007年回訪血糖已穩定。2010年主訴：中西藥早已停服，血糖參數一直正常。

　　張某，男，68歲，退休職工，2002年8月來診。自訴患糖尿病已經8年，西醫診為糖尿病、冠心病、高血壓、高血脂症等。每日口服西藥片5～6種，但仍然感覺頭重腳輕、小腿浮腫，血壓170/85mmHg，餐前血糖8.8mmol/L，注射胰島素每日42U，但血糖仍然超標。

現口乾舌燥、走路不穩、夜尿頻多。刻診：脈弦沉、舌苔白膩，小腿及踝骨部有凹陷性水腫。本案屬糖尿病引起的併發症，心、肝、肺、腎皆受到損傷，應先行益氣、溫陽、利水，待水腫消除再按消渴病的下消論治。中醫常用金匱腎氣丸及五苓散等化裁治療糖尿病引起的腎功能症狀，筆者採用自擬通用下消湯化裁論治。黃耆 100 克、生白朮 50 克、茯苓 50 克、澤瀉 20 克、大腹皮 20 克、乾薑 10 克、附子 10 克、桂枝 10 克、川牛膝 15 克、益母草 60 克、豬苓 20 克、川大黃 10 克、山藥 20 克、山茱萸 15 克、車前子 15 克。

服藥 3 週，用藥 18 劑後水腫消除，血壓 150/90mmHg，餐前空腹血糖為 7.2mmol/L，囑逐漸減量注射胰島素。2 個月後，患者每日除口服 1 片降壓藥外，其他 3～4 種西藥全停，患者感覺良好。2003 年春節查血糖 6.5mmol/L（餐前 2h），餐後（2h）為 8.5mmol/L，後續治療改為降糖顆粒，按通治消渴湯化裁論治。黃耆 100 克、山藥 60 克、生地黃 80 克、麥冬 60 克、知母 60 克、玄參 60 克、蒼朮 50 克、丹參 60 克、烏梅 30 克、黃連 80 克、葛根 60 克、三七 30 克、決明子 50 克、肉桂 20 克。上方製粉壓粒，口服，每次 6～12 克，每日 2～3 次。2003 年來診時，面色紅潤、走路輕快，已停止注射胰島素半年，血糖、血壓、血脂指標均在正常範圍以內。

九

癭氣病的系統論治

◆ 概述

　　癭氣病發生於頸部喉結兩側，因其狀如瓔珞而命其名。古代文獻中癭氣病有氣癭、肉癭、石癭、筋癭、血癭五種，臨床常見的為前三種，血癭和筋癭不是一個獨立的病種，是氣癭、石癭之合併症。

　　氣癭發生於頸前喉結的兩側，呈瀰漫性腫大，邊緣不清，皮色不變，按之柔軟，俗稱「大脖子病」，屬現代醫學的單純甲狀腺腫大，常呈地方性，由於地方水土、食物中缺少碘而生氣癭。

　　青春期或妊娠哺乳期女性也常有單純性甲狀腺腫，一般無自覺症狀，多年不癒，常有頸部發悶感，嚴重者還可能有音啞、氣道不利等。

　　肉癭是頸喉部良性腫塊，質地堅硬，表面光滑，可隨吞嚥動作上下移動，按之不痛，肉癭相當於現代醫學的甲狀腺瘤或囊腫，多發生於 40 歲左右的女性。

　　石癭是結於喉部的腫塊，生長迅速，按之堅硬如石，表面凹凸不平，活動度小或固定不移，腫塊腫大可波及肩、耳、枕部，伴有痠疼、聲啞，影響呼吸和吞嚥，常伴

有咯血，石癭相當於現代所謂的甲狀腺惡性腫瘤。

甲亢，是現代醫學病名，全稱為甲狀腺功能亢進症，是由於多種原因引起的甲狀腺激素（TH）分泌過多所致的一組常見內分泌性疾病。臨床主要表現為多餐、消瘦、低熱、多汗、心悸、少寐、眼球突出、甲狀腺腫大等，屬中醫「癭氣病」範疇，和單純甲狀腺腫大不同，90%的甲狀腺功能亢進伴有瀰漫性甲狀腺腫。

甲狀腺功能減退（即甲低）是由於各種不同原因引起的免疫功能臨時功能障礙病或稱自身免疫性疾病，引起甲狀腺功能分泌減少，現代人甲狀腺功能減退多為甲亢矯正過度所致。甲減，相當於中醫的虛證，與甲亢相反，是甲狀腺激素（TH）分泌減少而產生的。現代醫學認為，甲亢、甲減都屬於自身免疫功能失調而為。

本文將探討一種治療「癭氣病」的通用治法。

◆ 病機

癭氣病中臨床常見的是甲狀腺功能減退、甲狀腺結節及甲狀腺囊腫等。中醫認為，甲狀腺功能減退常因素體陰虛、長期精神抑鬱或脾氣暴躁、怒氣傷肝、肝失調達、肝鬱化火或氣滯不行、痰氣交阻、心火亢盛所致。

癭氣病並非是一個獨立的病，涉及心、肝、脾、腎多臟器受損，氣癭以生氣上火等精神刺激而誘發；肉癭是甲狀腺囊腫、腺瘤，以女性患者偏多，因為情志不悅，痰氣鬱結逐漸形成；而甲狀腺功能減退的形成，由自身甲狀腺功能萎縮、甲狀腺炎引起，極為少見，多數是矯正甲亢和腫瘤術後造成甲狀腺損傷而為。

現代醫學認為，甲狀腺功能亢進與甲狀腺功能減退都屬於自身免疫功能失調性疾病，體內促甲狀腺激素分泌亢進，血中甲狀腺激素水平升高，引起代謝增高，形成神經興奮、少寐、心悸、多餐、手顫等一系列甲狀腺功能亢進症狀。反之，若促甲狀腺激素受到抑制，則會造成甲減。所以甲狀腺功能亢進與甲狀腺功能減退都是自身免疫性疾病，是一種病的兩個極端，甲狀腺功能亢進為陰虛，而甲狀腺功能減退則偏陽虛。

◆ 辨證論治

1. 氣癭——甲亢（即甲狀腺功能亢進）

甲亢，發病之初多有失眠，自覺心悸、多汗、喜冷、怕熱，性情易急躁，大便次數多，易飢餓，但體重下降，逐漸消瘦，進一步發展則手顫抖，後期多有眼球突出及皮膚變得粗糙、性功能減退等表現。

甲亢一證，中西醫確診簡單，中醫四診也一樣能診斷，現代醫學是透過檢查甲狀腺素及促甲狀腺素等以數字化的方式確定，T3、T4 超標則可定為甲亢。甲亢病人90%都伴有甲狀腺瀰漫性腫大，中醫則辨證分型論治。

（1）肝鬱氣滯：怒氣傷肝或情志不暢，症見精神緊張、情緒低落、容易激動、煩悶不舒、常喜嘆息、月經不調、乳脹脅痛、多慮而少眠，舌質紅少苔，脈象多弦數，以青年女性多見。治宜疏肝解鬱、行氣解熱。方用加味逍遙散化裁：牡丹皮 10 克、山梔 10 克、白芍 15 克、白朮 10 克、當歸 10 克、柴胡 10 克、薄荷 6 克。手足心熱者加地骨皮 15 克；心悸少寐加酸棗仁 15 克、柏子仁 10

克、茯神 20 克、合歡花 10 克；頸部腫大加黃藥子 10 克、山慈菇 10 克、大貝母 15 克。

（2）肝鬱化火：症見急躁易怒、怕熱多汗、口苦、口乾、面赤烘熱、頭暈目脹或大便秘結、小便色黃、舌質紅、舌苔黃，脈弦數。治宜清肝瀉火、滋陰潛陽，方用龍膽瀉肝湯合玉女煎化裁：龍膽草 10 克、黃芩 10 克、山梔 10 克、黃連 10 克、天花粉 15 克、白芍 15 克、玉竹 15 克、麥冬 15 克、石膏 20 克、川牛膝 10 克。

高血壓陽亢者加夏枯草 20 克、鉤藤 20 克、龍骨 30 克、牡蠣 30 克；大便秘結者加川大黃 10 克、決明子 10 克、炒萊菔子 15 克。

（3）陰虛陽亢：症見心悸不寧、心煩失眠、消瘦乏力、腰膝痠軟、耳鳴目澀、口乾喜飲、面赤潮紅，或有手指顫抖，舌質紅、少苔，脈細數。治宜養心安神、滋陰柔肝，方用天王補心丹合一貫煎化裁：太子參 20 克、麥冬 15 克、天冬 10 克、沙參 15 克、玄參 15 克、白芍 20 克、生地黃 20 克、遠志 10 克、柏子仁 10 克、酸棗仁 15 克、茯苓 20 克、五味子 10 克、山茱萸 15 克。

高血壓者可加天麻 10 克、鉤藤 10 克、川牛膝 15 克；耳鳴加女貞子 10 克、龜甲 15 克、枸杞子 20 克。

（4）氣滯痰凝：症見頸前甲狀腺瀰漫性腫大、軟而不痛、眼球外突、胸悶噯氣、善嘆息、舌苔薄膩，脈弦滑。治宜行氣化痰、軟堅散結，方用海藻玉壺湯化裁：海藻 30 克、昆布 30 克、法半夏 15 克、陳皮 10 克、青皮 10 克、大貝母 15 克、鬱金 15 克、牡蠣 30 克、川芎 10 克、海蛤粉 15 克、炙甘草 6 克。

有硬結者加三棱 10 克、文朮 10 克、炮穿山甲 10 克；眼突者加太子參 20 克、生地黃 10 克、夏枯草 20 克、杭菊花 10 克、蒺藜 15 克。

（5）肝腎陰虛：症見眩暈耳鳴、心悸手顫、五心煩熱。治宜平肝熄風、滋腎養陰，方用鎮肝熄風湯化裁：生代赭石 30 克、牡蠣 30 克、龍骨 30 克、玄參 20 克、龜甲 20 克、鉤藤 20 克、白芍 30 克、夏枯草 20 克、生地黃 20 克、全蟲 10 克、殭蠶 15 克、甘草 10 克。

2. 肉癭——相當於現代醫學的甲狀腺瘤、甲狀腺囊腫

本病好發於中青年女性，發病年齡多在 30～40 歲，在喉的一側呈圓形腫塊，能隨著吞嚥動作而上下移動，屬贅生的良性腫瘤。皮色不變，按之不痛，因不與周圍組織沾黏，所以能上下移動。

肉癭腫塊生長緩慢，常表現為性情急躁、胸悶易出汗、心悸脈數、月經失調、神疲乏力等。治宜行氣解鬱、化痰軟堅，常用海藻玉壺湯加減治之，方藥：海藻 20 克、昆布 20 克、海石 20 克、牡蠣 20 克、夏枯草 20 克、法半夏 15 克、象貝母 15 克、陳皮 15 克、鬱金 10 克、山慈菇 10 克、黃藥子 10 克、青皮 10 克、炮穿山甲 10 克、鱉甲 20 克。

3. 甲狀腺功能減退（簡稱甲減或甲低）

甲減一證的成因，現代醫學認為是免疫監視功能障礙引起的自身免疫性疾病，病因以手術或「131 核輻射療法」治療甲亢時矯枉過正，切除部分甲狀腺組織致甲狀腺功能減退或萎縮，或因甲狀腺瘤切除使甲狀腺體受損，這部分患者要長期服用碘製劑維持補充甲狀腺素。至於甲狀

腺炎及自身不明原因的甲狀腺萎縮功能減低臨床很少見。

中醫認為甲減是甲亢的反面，中醫沒有甲減這一病名，從脈象、體徵來診斷，甲減就是一種虛證，而且多是腎陽虛為主。治宜以益氣溫陽補腎為大法，可用桂附地黃湯合補中益氣湯化裁治之：桂枝 10 克、附子 10 克、熟地黃 25 克、山藥 20 克、山茱萸 10 克、澤瀉 10 克、茯苓 20 克、黃耆 25 克、黨參 20 克、白朮 15 克、淫羊藿 10 克、菟絲子 20 克、補骨脂 20 克、乾薑 6 克。

◆ 方藥分析

瘿氣病的古今湯方不多，常用海藻玉壺湯、龍膽瀉肝湯、丹梔逍遙散、半夏厚朴湯、天王補心丹，遣方用藥上涉及 50 多種中藥材，以安神養心、化痰散結中藥選用最多。其中黃藥子是瘿氣病的專藥，海藻玉壺湯、四海疏鬱丸、甲亢平湯則為治療本病的專方。

（1）**海藻玉壺湯**：海藻 30 克、昆布 30 克、法半夏 15 克、陳皮 10 克、青皮 10 克、大貝母 15 克、鬱金 15 克、牡蠣 30 克、川芎 10 克、海蛤粉 15 克、炙甘草 6 克。

【功效】化痰行氣、消瘿散結。

【適應證】瘿瘤初起。

【用法】煎湯，每日 1 劑，不少於 8 週，症狀緩解後以顆粒劑續服之。

（2）**四海疏鬱湯（丸）**（出於《瘍醫大全》）：海藻 20 克、昆布 20 克、海蛤粉 15 克、海浮石 20 克、牡蠣 30 克、青皮 10 克、陳皮 10 克、法半夏 20 克、鬱金 15

克、黃藥子 10 克、甘草 10 克。

【功效】疏肝理氣、消腫化痰。

【適應證】氣癭、甲狀腺腫大等。

【用法】煎湯，每日 1 劑，不少於 8 週，症狀緩解後製水丸續服，不少於 6 個月。

（3）甲亢平湯：夏枯草 20 克、生地黃 15 克、玄參 30 克、丹參 20 克、黃藥子 10 克、浙貝母 20 克、白芍 15 克、龜甲 15 克、牡蠣 30 克、三棱 10 克、文朮 10 克、炮穿山甲 10 克、海浮石 20 克。

【功效】滋陰降火、消痰散結。

【適應證】甲亢。

【用法】煎湯，每日 1 劑，不少於 8 週，症狀緩解後以顆粒劑續服之。

癭氣病單味藥選擇規律：

心悸少寐：酸棗仁、柏子仁、五味子、龍骨、靈芝、夜交藤。

頸部腫大：山慈菇、大貝母、玄參、炮穿山甲、黃藥子。

陰虛火旺：玄參、麥冬、生地黃、龜甲、知母。

手顫抖：全蟲、蒺藜、石決明、天麻、鉤藤。

肺胃蘊熱：知母、石膏、黃連、黃芩。

心火亢盛：山梔、苦參、黃連。

疏肝解鬱：白芍、青皮、鬱金、柴胡、香附。

化痰散結：製南星、海浮石、貓爪草、白芥子、大貝母、瓦楞子、蛤粉。

消痰利水：海藻、昆布。

化痰行氣：陳皮、川厚朴、萊菔子。

甲亢顆粒製備：

磨粉：柴胡 50 克、白芍 30 克、象貝母 60 克、土貝母 50 克、法半夏 60 克、酸棗仁 50 克、龜甲 60 克、青皮 30 克、玄參 60 克、麥冬 50 克、黃藥子 30 克、炮穿山甲 30 克、陳皮 50 克、茯苓 60 克、蒺藜 50 克。

煎湯：夏枯草 250 克、海藻 100 克、昆布 100 克、牡蠣 200 克。

製備：上藥磨粉，下藥煎湯濃縮，湯粉比例為 1：1，壓製顆粒。

【功效】行氣、化痰、散結。

【適應證】各型甲亢、氣癭、腺瘤。

【用法】每次 6～8 克，每日 2～3 次，食遠服之。

◆ 系統論治法

（1）**通用消癭湯（丸）**：太子參 20 克、生地黃 30 克、白芍 15 克、青皮 10 克、陳皮 10 克、法半夏 20 克、茯苓 20 克、龜甲 20 克、麥冬 15 克、玄參 15 克、黃藥子 10 克、大貝母 25 克、柏子仁 15 克、炙甘草 15 克。

【方解】本方由養陰清肺湯、二陳湯、養心湯等化裁而成。方中太子參、玄參、麥冬、白芍益氣養陰；酸棗仁、柏子仁、茯苓養心安神；陳皮、半夏、茯苓、鬱金行氣、化痰、解鬱；柴胡、青皮疏肝行氣；黃藥子是治療癭氣病的專藥，能涼血、解毒、消癭；大貝母、龜甲潛陽軟堅散結，全方位疏肝理氣、化痰、消腫、軟堅，因此能適應各型癭氣病，是一張通治型良方。

【功效】益氣養陰、化痰散結。

【適應證】各型甲亢（氣癭）及甲狀腺腫大、良性占位包塊，亦治甲狀腺結節等。

【用法】煎湯服之，病情緩和穩定後可製丸、顆粒續服。臨證時隨證加減。

（2）**通方消囊飲**：漂海藻 20 克、昆布 20 克、海浮石 20 克、牡蠣 20 克、法半夏 15 克、青皮 10 克、陳皮 10 克、大貝母 15 克、鬱金 20 克、玄參 15 克、全瓜蔞 15 克、三棱 10 克、文朮 10 克、黃藥子 10 克、山慈菇 10 克、鱉甲 20 克、炮穿山甲 10 克、夏枯草 20 克、炙甘草 15 克。

【方解】本方由海藻玉壺湯合四海疏鬱丸等化裁而成。海藻玉壺湯是《醫宗金鑑》中治「肉癭」方劑，有化痰、消堅、開鬱之功，用於肉癭及石癭類甲狀腺包塊，而四海疏鬱丸來源於《瘍醫大全》，有理氣、解鬱、軟堅、消腫之功。海藻、昆布、海浮石、牡蠣化痰利水；鬱金、青皮、陳皮行氣開鬱；瓜蔞、玄參、黃藥子清熱、消腫、解毒；夏枯草、大貝母、鱉甲、炮穿山甲、山慈菇消腫化痰、軟堅散結。全方化痰、行氣、開鬱、散結，適宜甲狀腺功能失常，頸前各型占位包塊、囊腫、腺瘤。

【功效】行氣、開鬱、化痰、散結。

【適應證】甲狀腺腺瘤、囊腫、肉癭、占位良性包塊。

【用法】先行湯劑，待症狀緩解穩定後可製成顆粒、水丸等繼續服一段時間，待囊腫消除方可停藥，一般治療不少於 3 個月。

◆ 評按

甲亢一症在中醫來講就是一種情志病,是由於氣火痰鬱致使甲狀腺分泌失調,T3、T4 增高,TSH 降低,是基礎代謝紊亂而產生的一系列症狀。現代醫學認為只要把亢進的甲狀腺分泌控制或使甲狀腺萎縮則該病將能根治,因此國際上多採用碘 131 核輻射法,這種療法可治其根,但輻射的程度很難準確,在外國人眼中,只要甲亢去根了,造成甲減則是另一回事,矯枉過正也很正常。但在中醫看來這種療法並不完美,因為外國人沒中醫療法,所以才選擇了碘 131 療法。

筆者認為輕、中型甲亢用中醫完全可以治癒,只是時間長一些,費用比西醫高,服藥時間要一年以上,臨床中沒有一個患者服中藥湯劑能堅持一年以上,所以有人認為中醫治甲亢不徹底。用碘 131 療法能使 T3、T4 正常,但所謂根治,只是轉移了狀態,患者的情志並沒有調治,因為情志的好壞目前並沒有數字化標準。

甲亢一症臨床比甲狀腺結節少得多,筆者認為沒有症狀的甲狀腺結節沒有必要去治療,結節直徑在 1cm 以下者也沒必要手術,因為手術不是斬草除根,而是和割了一刀韭菜一樣,不多時會春風吹又生,甲狀腺結節唯有暢情志才能徹底根除。事實證明,中醫治療甲亢(瘿氣病)沒有任何不良反應,但必須堅持,一般不少於 3 個月,有的患者需治半年到一年,情志抑鬱不可能速戰速決。用湯劑緩解病情後應採用丸劑、顆粒劑繼續服藥不少於 3 個月。西藥抗甲狀腺亢進藥,如甲巯咪唑常需服一年以上,易傷

肝、傷腎，有的醫生認為中藥治療不徹底是因為臨床中極少有患者堅持口服中藥連續六個月至一年者。

　　通治方治療癭氣病，只要辨證準確，可以不用分型論治，分型者只是一種分析辨證的方法，為初習中醫者學習用之，透過數十年的臨床經驗證實，癭氣病不用分那麼多型，只用兩個方子完全可以通治。

〔病案〕

　　王某，女，36 歲，2001 年 6 月就診，半年前因手顫抖、心情煩悶去醫院檢查，結果顯示血清 T3、T4 超標。西醫診斷：甲亢。心悸、失眠、月經失調，口服半年他巴唑，雖然症狀有所改善，但因肝功指標異常而停服他巴唑，要求中醫治療。刻診：心率 120 次/分，面赤，精神憂鬱，脈弦數，舌紅少苔，中醫按氣癭論治，屬肝鬱化火、痰氣鬱結。治宜益氣養陰、化痰散結。

　　方用通用消癭湯化裁：太子參 20 克、生地黃 30 克、白芍 20 克、柴胡 10 克、炙甘草 15 克、法半夏 15 克、陳皮 10 克、茯苓 20 克、麥冬 20 克、玄參 20 克、黃藥子 10 克、知母 15 克、酸棗仁 20 克、柏子仁 15 克、大貝母 25 克、龜甲 20 克。用法：水煎，每日 1 劑，分 2～3 次口服。療效：本方加減服用 18 劑後，心率由 120 次/分降至 80 次/分，睡眠可達 6 小時，煩悶感消失。查 T3、T4 值已接近正常，為防止復發，後續製水丸服用，至 2002 年 5 月甲狀腺功能已正常。

　　2011 年 3 月曾治一男性，36 歲，自訴：半月來食慾

大增，但體重銳減，心悸，少眠，手心多汗，查 T3、T4 超標，西醫診斷為甲亢。中醫刻診：心率加快，頸部腫大，脈弦數，舌紅少苔，屬癭氣病中的氣癭。治宜益氣化痰、養陰散結。

方用通用消癭湯化裁：太子參 20 克、麥冬 15 克、玄參 15 克、生地黃 25 克、白芍 20 克、大貝母 25 克、牡丹皮 15 克、鬱金 15 克、青皮 10 克、陳皮 10 克、茯苓 20 克、法半夏 15 克、炙甘草 15 克、夏枯草 20 克、牡蠣 30 克。用法：水煎，每日 1 劑，分 2 次口服。療效：連服 4 週後，上述症狀消失，甲狀腺功能正常，2012 年查血清 T3、T4 證實已癒。該患者未服過西藥，完全使用中藥治癒，湯劑只服 1 個月，其後曾製顆粒劑斷續服半年。

陳某，女，31 歲，未婚。因工作繁忙而少寐、心情憂鬱。脈滑數，舌苔薄白。2015 年春節前，患者發現頸前偏左生了個 3cm×2cm 如一個棗大小的肉結，可隨吞嚥上下移動，但皮色不變、不痛不癢。經西醫查驗確診為甲狀腺囊性結節。本病因憂思傷肝、痰氣凝滯而為。中醫按癭氣病中的肉癭論治。

治宜理行化痰、活血散結，方用通方消囊飲化裁治之：夏枯草 20 克、海藻 20 克、昆布 20 克、海浮石 20 克、海蛤殼 20 克、牡蠣 20 克、生半夏 15 克、陳皮 10 克、大貝母 30 克、柴胡 10 克、鬱金 15 克、瓜蔞 10 克、玄參 15 克、當歸 15 克、三棱 10 克、莪朮 10 克、黃藥子 10 克、山慈菇 10 克、鱉甲 20 克。用法：煎湯，每週 6 劑，計服 48 劑後，腫塊消失，患者大喜。

風濕骨病的系統論治

◆ 概述

現代醫學把風濕分為風濕性關節炎和類風濕性關節炎兩種。中醫把風濕病通稱為痺證,有風痺、寒痺、濕痺、熱痺、骨痺。其中骨痺相當於現代醫學中的類風濕關節炎和強直性脊柱炎等;熱痺相當於現代醫學的痛風。中醫的腰痛包括現代醫學的腰椎間盤突出症、坐骨神經痛、股骨頭壞死、腰肌勞損等,頸椎病、肩凝症、骨質增生、跟骨骨刺均為骨科雜症,包括骨傷本文將一併探討。

◆ 病機

風濕性關節炎和類風濕性關節炎,西醫認為是結締組織炎症,主要侵犯關節、心臟、皮下組織等,關節腫脹疼痛,而類風濕性關節炎西醫認為是自身免疫性疾病,病理尚不太明確。除關節紅腫熱痛外,晚期有不同程度的僵硬和畸形,肌肉、骨骼出現萎縮。

中醫關於風濕的認識,《素問‧痺論》中講:「風、寒、濕三氣雜合為痺也。」不論風濕還是類風濕皆為正氣不足、氣血虧虛、風寒濕邪乘虛而入;濕熱痺,相當於西

醫的痛風症，西醫認為是高嘌呤物質在體內代謝紊亂，使尿酸增多，出現類似風濕性關節炎症狀；頑痺，中醫又稱尫痺，風濕病日久不癒，正虛邪戀，督脈不足，血脈不暢，筋骨失養，風、寒、濕、熱集結於筋骨之間，痰瘀痺阻使關節腫大變形，肢體僵硬疼痛、屈伸不利則為類風濕，中醫也稱鶴膝風；強直性脊柱炎，中醫認為是先天不足腎虛、寒濕之邪入侵骨肉，督脈空虛、筋骨失養而成骨痺。

腰痛只是一個症狀，並非是一個病種，如現代醫學的坐骨神經痛、腰椎間盤突出症、風濕性關節炎、類風濕性關節炎、骨壞死、腰肌勞損、外傷閃挫皆可致腰痛。

中醫認為腰為腎之府，內藏兩腎，是足太陽膀胱經、足少陰腎經及督脈的必經之路，凡風、寒、暑、濕入侵肌膝經絡，流注腰腎或跌撲閃挫、氣滯血瘀、內傷腎虧累及腰腎皆可引起腰痛。

肩凝症，俗稱「五十肩」，是中年男女多發之病，由於氣血漸衰，風寒濕邪入侵經絡，筋骨失養致肩臂活動受限。頸椎病也稱頸椎綜合徵，是一種由於骨質增生引起的一組退行性病變，由於骨刺壓迫神經根、脊髓、椎動脈和交感神經引起肩臂、肩胛上背及胸前區疼痛，手臂麻木、頭暈等一系列頸椎綜合徵。

足跟痛也以老年患者為多，患者足跟外觀不紅不腫，局部有壓痛點，多為一足，晨起或站立時發現足跟不適，行走片刻可減輕或消失，行走過久又開始疼痛，中醫認為跟骨痛和腎虛導致骨質變化有關，拍片能證實跟骨多有增生。骨壞死，中醫本沒有這一病名，西醫認為是因某些原

因使股骨頭骨質疏鬆、受損、髖部受力過重或因藥物、飲酒、外傷、糖尿病等因素形成。無菌性骨壞死也是一種退行性、漸進性病變，嚴重時可以使患者活動受限或跛行。中醫認為骨壞死、頸椎病、腰椎間盤突出症其病根在腎，是腎虧或氣滯血瘀或督脈空虛經絡不通，使骨失去濡養而患骨痺。

◆ 辨證論治

風痺（也稱行痺）：可見肢體肌肉關節疼痛，游走不定，疼無定處，多在一些大關節如腕、肘、膝、踝、髖關節痛或不靈活，怕冷，舌苔白滑，脈浮緩。治法為祛風散寒、通絡止疼，常用防風湯化裁治之。

寒痺（痛痺）：可見肢體關節疼痛較劇烈，屈伸則加重，痛有定處不移，自覺關節處寒涼，得溫暖則痛緩，苔白，脈多緩弦。治以溫經散寒、祛風除濕，常用麻桂烏附細薑湯化裁。

濕痺（著痺）：可見肢體關節重著疼痛，陰雨天加重，疼有定處，腰背冷痛，足脛腫，苔白，脈沉緩。治以除濕運脾、祛風散寒為主，常選薏苡仁湯化裁。

熱痺（痛風）：可見關節紅腫熱痛，屈伸不利，先從小關節開始，伴有口渴、心煩、小便黃赤、舌苔微黃、脈滑數。治以祛風利濕、清熱通絡為主，常選木防己湯合三妙散化裁，或選桂枝芍藥知母湯化裁（桂枝 15 克、白芍 15 克、甘草 10 克、麻黃 5 克、白朮 10 克、知母 10 克、防風 15 克、附子 10 克）。

腰痛、坐骨神經痛和腰椎間盤突出症：三者皆有腰

疼，但程度不同，均可用壯腰益腎湯化裁，對於氣滯血瘀偏重者可選用逐瘀湯（牛膝 15 克、地龍 10 克、大秦艽 10 克、羌活 10 克、川芎 10 克、當歸 10 克、香附 10 克、桃仁 10 克、紅花 10 克、五靈脂 10 克、獨活 10 克、沒藥 10 克、甘草 10 克）活血逐瘀、通絡止痛。

肩凝症：可見上肢活動受限、手足不溫、舌苔白、脈沉，以中老年患者居多。治以祛風散寒、通絡止痛為主，方選肩凝湯化裁。

頸椎病：表現為手臂麻木，頸椎不靈活，肩、頸、肩胛及前胸均有疼痛，也有些由頸動脈受壓引起供血不足型眩暈，發病仍為中老年人居多，宜益氣補腎、通絡止疼，常選益腎通脈湯化裁治之。

足跟痛、骨壞死：不論輕重都應以補腎壯骨、通絡止疼為主，足跟疼常用立安丸化裁，而骨壞死常選益腎堅骨湯。

骨痺：包括強直性脊柱炎及類風濕一類重症，強直性脊柱炎多發於青少年突發腰骶骨疼痛，活動受限，腰背疼，疲倦乏力，消瘦納減，胸悶氣短，夜間翻身困難，晨起僵硬，起臥費力，活動受限，舌苔白膩，脈弦細。治宜補腎強督、祛風散寒，常用獨活寄生湯或焦樹德的補腎強督治尪湯隨證化裁。類風濕性關節炎，早期也是從小關節開始腫脹，早期紅腫熱痛，晚期有不同程度的僵硬、畸形或萎縮致殘，治宜以補腎祛寒、散風通絡為主，常選蠲痺湯加減治之。

骨傷科中藥採取手法復位，外敷膏藥並用夾板固定，同時進行功能鍛鍊，一般分三期辨證治療。初期應活血、消瘀、通絡、止痛，用特效接骨丹口服，外敷損傷糊。中

期應養血和胃、活血、通絡，方藥用柴胡 10 克、當歸 15 克、酒白芍 10 克、川芎 10 克、白朮 15 克、茯苓 20 克、陳皮 10 克、桃仁 10 克、紅花 10 克、甘草 10 克。

後期應調和氣血、滋補肝腎，方藥用當歸 15 克、熟地黃 20 克、黨參 15 克、黃耆 30 克、炒杜仲 10 克、木香 10 克、桑寄生 15 克、三七 10 克、骨碎補 10 克、赤芍 15 克、補骨脂 15 克、菟絲子 30 克、劉寄奴 15 克、土鱉蟲 5 克、伸筋草 15 克、雞血藤 15 克。

骨傷科辨證可參考後文李同生的方劑。

◆ 方藥分析

1.各型痹證常用方

（1）風痹

防風湯：防風 15 克、麻黃 6 克、大秦艽 10 克、葛根 15 克、當歸 15 克、羌活 10 克、桂枝 10 克、杏仁 6 克、茯苓 20 克、甘草 10 克、生薑 10 克。

（2）寒痹

麻桂烏附細薑湯：製川烏 10 克、麻黃 6 克、炮附子 10 克、細辛 5 克、乾薑 10 克、桂枝 10 克、防風 10 克、當歸 15 克、白芍 15 克、黃耆 20 克、威靈仙 15 克、甘草 10 克。

（3）濕痹（著痹）

薏苡仁湯：生薏苡仁 30 克、蒼朮 10 克、羌活 10 克、獨活 10 克、防風 10 克、麻黃 6 克、桂枝 10 克、製川烏 10 克、川芎 10 克、當歸 10 克、甘草 10 克、生薑 10 克。

（4）熱痹（痛風）

木防己湯合三妙散：黃耆 20 克、防己 15 克、防風 10 克、桂枝 10 克、薏苡仁 30 克、生地黃 15 克、黃柏 10 克、忍冬藤 20 克、蒼朮 10 克、知母 10 克、川牛膝 15 克、石膏 20 克、甘草 10 克。

（5）骨痹（頑痹）

蠲痹湯加減：獨活 15 克、羌活 10 克、桂枝 10 克、防風 10 克、大秦艽 10 克、製川烏 10 克、當歸 10 克、細辛 6 克、薏苡仁 30 克、蒼朮 10 克、萆薢 15 克、海風藤 15 克、甘草 10 克。

（6）強直性脊柱炎

獨活寄生湯化裁：獨活 15 克、羌活 10 克、桑寄生 20 克、防風 10 克、細辛 10 克、川芎 10 克、補骨脂 10 克、附子 10 克、當歸 15 克、桂枝 15 克、熟地黃 20 克、白芍 15 克、杜仲 10 克、懷牛膝 15 克、狗脊 15 克、威靈仙 20 克、川續斷 20 克、伸筋草 20 克、骨碎補 10 克、淫羊藿 10 克。

（7）腰痛

壯腰補腎湯化裁：熟地黃 20 克、山藥 30 克、山茱萸 15 克、杜仲 10 克、川續斷 15 克、土鱉蟲 10 克、骨碎補 10 克、懷牛膝 15 克、當歸 10 克、伸筋草 15 克、赤芍 20 克、鹿角片 10 克、香附 10 克、炙馬錢子 2 克、甘草 10 克。

（8）腰椎間盤突出症

活血止痛湯：當歸 15 克、赤芍 20 克、桃仁 15 克、紅花 10 克、伸筋草 15 克、獨活 15 克、川續斷 15 克、狗

脊 15 克、桑寄生 15 克、懷牛膝 15 克、土鱉蟲 10 克、炙馬錢子 2 克、甘草 10 克、香附 10 克。

（9）坐骨神經痛

溫經通絡止痛湯（自擬）：黃耆 30 克、當歸 15 克、白芍 15 克、杜仲 10 克、川續斷 20 克、桑寄生 15 克、懷牛膝 15 克、木瓜 10 克、全蟲 6 克、蜈蚣 2 條、細辛 6 克、烏梢蛇 15 克、甘草 15 克、地龍 10 克、防風 10 克、獨活 20 克。

（9）肩凝症（漏肩風）

肩凝湯化裁：葛根 20 克、桂枝 10 克、羌活 10 克、桑枝 30 克、防風 15 克、絲瓜絡 15 克、白芍 15 克、川芎 10 克、雞血藤 15 克、甘草 10 克。

（10）頸椎病

益腎通脈湯（自擬）：熟地黃 30 克、當歸 15 克、白芍 15 克、川芎 10 克、菟絲子 30 克、川續斷 15 克、狗脊 15 克、附子 10 克、桂枝 10 克、甘草 10 克、威靈仙 15 克、黃耆 20 克、葛根 20 克、羌活 10 克、薑黃 10 克、天麻 10 克、紅花 10 克、沒藥 10 克、乳香 10 克。

（11）足跟痛

立安湯加味：菟絲子 20 克、川續斷 15 克、杜仲 10 克、補骨脂 15 克、黃柏 10 克、小茴香 10 克、懷牛膝 15 克、獨活 20 克。

（12）骨壞死

益腎堅骨湯（丸）（自擬）：熟地黃 100 克、山藥 60 克、杜仲 50 克、川續斷 60 克、骨碎補 50 克、獨活 50 克、當歸 50 克、懷牛膝 50 克、丹參 50 克、川芎 30 克、

狗脊 50 克、黃耆 100 克、附子 30 克、肉桂 15 克、甘草 25 克、威靈仙 30 克、伸筋草 50 克、鹿茸片 15 克、土鱉蟲 30 克、補骨脂 50 克、炙馬錢子 15 克。

（13）骨折

特效接骨丹：三七 15 克、血竭 5 克、骨碎補 5 克、自然銅 10 克、乳香 10 克、沒藥 10 克、土鱉蟲 10 克、西紅花 3 克（草紅花 10 克）、兒茶 3 克、麻黃 5 克、鹿角片 6 克、黃荊子 10 克。

適宜骨折初中期，磨粉以黃酒送服，每次 6 克，每日服兩次。

跌打損傷糊（外敷膏藥）：三七 20 克、紅花 10 克、土鱉蟲 20 克、血竭 10 克、乳香 20 克、沒藥 20 克、薑黃 10 克、川大黃 30 克、山梔 30 克、五加皮 15 克、紫荊皮 15 克、白及 20 克、獨活 20 克、白芷 10 克、香附 20 克、冰片 5 克。

【用法】諸藥磨 80 目細粉，用黃酒或飴糖調和外敷，1～2 天換藥一次，開放性皮膚破損者禁用。

風濕、骨病常用單味藥選擇規律。

寒痹：烏頭、乾薑、附子、細辛。

風痹：烏梢蛇、防風、全蟲。

濕痹：萆薢、木瓜、防己、薏苡仁、蒼朮。

熱痹：秦艽、黃柏、忍冬藤、地龍、蠶沙、知母。

痰濁痹：製膽南星、白芥子、殭蠶。

強督益腎：淫羊藿、補骨脂、杜仲、桑寄生、牛膝、川續斷、巴戟天。

通絡活血：雞血藤、海風藤、桂枝、絲瓜絡。

通絡止痛：獨活、羌活、威靈仙、海風藤、尋骨風、炙馬錢子。

利水消腫：防己、薏苡仁、五加皮。

腰痛專藥：杜仲、桑寄生、川續斷、牛膝、狗脊。

骨傷專藥：土鱉蟲、自然銅、續斷、黃瓜子、骨碎補、紅花、乳香、沒藥、血竭、接骨木。

骨刺軟堅藥：炮穿山甲、琥珀、蛤蚧。

2.風濕骨病名方選

（1）一盤珠湯（李同生）

當歸 12 克、川芎 12 克、赤芍 10 克、生地黃 12 克、川續斷 15 克、木香 6 克、紅花 6 克、三七 6 克、澤蘭 12 克、蘇木 12 克、桃仁 6 克、烏藥 10 克、川大黃 6 克、甘草 6 克、製乳沒各 10 克。

上肢患病加桑枝、桂枝、千年健；下肢患病加木瓜、牛膝、獨活、五加皮；胸傷加枳殼、桔梗、木香、鬱金；背傷加威靈仙、狗脊、杜仲；腰傷加杜仲、川續斷、補骨脂、小茴香；肋傷加柴胡、青皮、枳實、檳榔；骨折加自然銅、骨碎補。

【功效】活血化瘀、通絡止痛。

【適應證】各種骨傷、脫位、骨折、急性扭傷、局部腫脹等。

（2）頸椎綜合徵專方（婁多峰）

葛根 20 克、當歸 15 克、生地黃 20 克、威靈仙 15 克、白芍 15 克、香附 15 克、秦艽 12 克、羌活 12 克、透骨草 20 克、雞血藤 20 克。

寒者加桂枝，熱者加忍冬藤，氣虛加黃耆，痛劇加乳

香、沒藥。

【適應證】頸椎綜合徵。

（3）益腎堅骨湯（湯承祖）

黃耆 30 克、雞血藤 30 克、補骨脂 15 克、骨碎補 12 克、菟絲子 12 克、狗脊 12 克、川續斷 12 克、枸杞子 12 克、白芍 12 克、川芎 12 克、葛根 15 克、熟地黃 20 克。

【適應證】頸椎、腰椎間盤增生。

（4）補腎強督尪痺湯（焦樹德）

熟地黃 20 克、淫羊藿 10 克、狗脊 30 克、製附子 10 克、鹿角膠 10 克（烊化）、川續斷 15 克、骨碎補 15 克、羌活 12 克、獨活 10 克、桂枝 15 克、白芍 12 克、赤芍 12 克、知母 15 克、土鱉蟲 6 克、防風 12 克、麻黃 6 克、乾薑 10 克、懷牛膝 15 克、炮穿山甲 6 克、生薏苡仁 30 克、伸筋草 20 克。

【功效】補腎祛寒、強督助陽、化瘀通絡、壯骨強筋。

【適應證】強直性脊柱炎。

（5）萬應通痺丹（自擬）

烏梢蛇 100 克、炮穿山甲 50 克、全蟲 50 克、蜈蚣 50 條、殭蠶 30 克、地龍 30 克、炮附子 50 克、威靈仙 50 克、當歸 30 克、丹參 30 克、獨活 50 克、炙馬錢子 30 克、甘草 60 克。

【製備】上藥烘乾，磨 100 目細粉。

【用法】每次 5 克，每日兩次，餐後用黃酒送服，上方可服 60 天。

【適應證】各期類風濕性關節炎、頸椎病、腰椎間盤

突出症、腰肌勞損等。

（6）**風濕藥酒**（自擬）

當歸 20 克、羌活 15 克、獨活 30 克、何首烏 20 克、川芎 10 克、熟地黃 50 克、雞血藤 30 克、桂枝 20 克、炮附子 20 克、肉桂 10 克、烏梢蛇 30 克、蜈蚣 10 條、全蟲 20 克、伸筋草 20 克、豨薟草 20 克、大秦艽 15 克、威靈仙 15 克、甘草 50 克、骨碎補 10 克、川續斷 20 克、黃耆 50 克、紅花 15 克、五加皮 30 克、雷公藤 15 克。

【製備】上藥浸酒（50 度左右），泡 30 天後濾出。

【用法】每次 20〜30ml，每日 2 次。

【適應證】風濕或類風濕性關節炎穩定期。

治療風濕骨病的古方不多，常用的有防風湯、獨活寄生湯、蠲痺湯、桂枝芍藥知母湯、薏苡仁湯等十幾個經典方子，風濕科的時方占了多數，在單味藥選擇上應用最多的藥物是防風、桂枝、獨活、羌活、大秦艽、威靈仙、蒼朮、薏苡仁及雞血藤、海風藤等；骨病則選擇益腎壯骨、活血化瘀藥應用次數最多，風濕骨病共使用藥在 80 味藥左右周旋，因此，經過篩選歸納產生了系統療法全方位方藥。

◆ 系統論治法

（1）**萬應通痺湯**：防風 15 克、桂枝 15 克、威靈仙 20 克、麻黃 6〜10 克、蒼朮 10 克、薏苡仁 30 克、炮附子 10 克、乾薑 10 克、獨活 15 克、羌活 10 克、當歸 15 克、白芍 15 克、黃耆 30 克、雞血藤 15 克、伸筋草 15 克、萆薢 15 克、甘草 15 克、川芎 10 克。

【方解】本方用薏苡仁湯、蠲痺湯、麻桂烏附細薑湯

及獨活寄生湯等化裁而成，麻黃、防風、桂枝、附子祛風散寒；蒼朮、薏苡仁、草薢、伸筋草祛風除濕；當歸、川芎、黃耆益氣通絡養血；雞血藤、伸筋草、獨活、羌活、威靈仙通絡除痺止痛。全方祛風散寒，除濕通絡止痛，是一張痺證的通用方。

類風濕重者加全蟲、地龍、烏梢蛇、炮穿山甲；強直性脊柱炎加淫羊藿、補骨脂、杜仲、桑寄生、牛膝、巴戟天；腰椎間盤突出症加川續斷、土鱉蟲、防己、牛膝、甘草、炙馬錢子；頸椎綜合徵加薑黃、葛根、細辛、製川烏；各種腰疼加杜仲、桑寄生、川續斷、牛膝、狗脊；痛風加蠶沙、知母、忍冬藤、土茯苓、地龍、黃柏、大秦艽；寒痺加製川烏、細辛；濕痺加木瓜、蠶沙。

上述附加藥可根據實際病情需要加減，而非全加。

【功效】祛風除濕、通絡止疼。

【適應證】各類型風濕病。

【用法】煎湯或製丸。

（2）**萬應骨傷湯**：當歸 15 克、赤芍 15 克、生地黃 15 克、川芎 15 克、川續斷 15 克、蘇木 15 克、紅花 10 克、澤蘭 15 克、桃仁 10 克、三七 10 克、土鱉蟲 10 克、烏藥 10 克、川大黃 10 克、甘草 10 克、骨碎補 10 克、乳香 10 克、沒藥 10 克、炙馬錢子 1～3 克。

【方解】本方由活血止痛湯、一盤珠湯等化裁而來，當歸、赤芍、川芎、紅花、桃仁、三七、土鱉蟲、蘇木活血化瘀；炙馬錢子、烏藥、乳香、沒藥行氣止痛；澤蘭、大黃利水消腫；骨碎補、川續斷續筋接骨。全方活血散瘀、消腫止痛，療一切骨傷。

上肢骨傷加桑枝、桂枝、薑黃；下肢骨傷加木瓜、牛膝、獨活；胸脅痛加枳殼、鬱金、丹參；腰脊傷痛加狗脊、威靈仙、杜仲、川續斷、獨活；骨折傷痛加接骨木、黃瓜子、自然銅；顱內損傷加蒲黃、鬱金、石菖蒲、白芷、川芎。

【功效】活血消瘀、通絡止痛。

【適應證】各型骨傷、軟傷、傷筋動骨。

【用法】煎湯或製丸口服。

◆ 評按

風濕骨病臨床最為常見，現代醫學骨傷科並沒有特效療法，對風寒濕痺多採用口服激素類藥或鎮痛劑，只能取效一時且不良反應較多。

骨折則採用手術鋼板、鋼釘固定，或石膏固定法，不僅患者飽受二次手術之苦，且費用極高。

中醫骨折的小夾板固定法，從各方面都優於現代醫學的方法，中醫的手法正骨術更為現代醫學所不及。治骨傷切不可急於求成，骨傷科的一個重要療法是「時間療法」，一切筋骨傷痛必須動靜結合，復位後讓其自然癒合十分重要。萬應骨傷湯為骨科傷痛的通治方，筆者應用數十載證明其療效值得肯定。

風、寒、濕痺乃三氣雜合為患，並非是單一侵襲機體，往往是寒濕不易分清，只是側重哪一方面，對普通痺證應採取分而不分、不分而分的原則，並沒有單獨的風痺、濕痺和寒痺。因此風、濕、寒痺皆可用萬應通痺湯加減治療。

病案

李某，男，62 歲，2012 年 10 月來診。

自訴：患者在 30 歲時，經常參加籃球運動，每次都至大汗淋漓方休，回家即用冷水沖洗汗液，後來漸漸發現肩關節、腕關節、膝關節時時疼痛，才停止洗冷水浴，但為時已晚，吃過消炎痛、雙氯滅痛等西藥，服完症狀即輕。其後隨著年齡增長，每到秋季、春季關節都有痛感，經西醫查驗確診為風濕性關節炎。

查體：形體偏瘦、脈象沉遲、舌質淡薄、苔白，屬中醫的風、寒、濕痹範圍，偏寒濕型，應溫通血脈、祛風散寒、通絡止痛，選系統療法萬應通痹湯化裁治之：當歸 15 克、赤芍 15 克、川芎 10 克、黃耆 25 克、防風 15 克、桂枝 15 克、麻黃 6 克、蒼朮 10 克、薏苡仁 30 克、木瓜 10 克、威靈仙 20 克、伸筋草 15 克、雞血藤 20 克、萆薢 15 克、獨活 15 克、羌活 10 克、附子 6 克、乾薑 10 克、甘草 15 克。

方解：當歸、白芍、川芎養血；黃耆、防風、桂枝、雞血藤祛風益通絡；麻黃通毛竅、溫散寒邪；蒼朮、薏苡仁、木瓜祛濕氣；附子、桂枝、乾薑溫陽；獨活、羌活、威靈仙、伸筋草通經止痛除濕，通治各個關節寒痹、濕氣。

用法：每日 1 劑，每次服 150～200ml，每日兩次。

療效：該患計服 4 週後，2013 年來診時主訴，今年春天雖然天寒冷，但肩、膝關節痛得很輕，只是陰天有感覺，比過去好許多。

辛某，女，50 歲，2011 年 4 月 20 日來診。患者自訴患風濕病已經 7 年有餘，現在手麻、腰痛、腿痛，行走困難，在某醫院做類風濕因子檢查，確診為類風濕性關節炎。

刻診：手足關節已變形，走路蹣跚，扛棍前來就診，血壓 160/90mmHg，脈沉弦，治宜溫通血脈、祛風散寒、通絡鎮痛等法，用萬應通痹湯化裁治之：當歸 15 克、川芎 10 克、赤芍 15 克、熟地黃 20 克、黃耆 30 克、桂枝 15 克、防風 15 克、甘草 15 克、獨活 15 克、桑寄生 10 克、羌活 10 克、威靈仙 30 克、生薏苡仁 30 克、炮附子 10 克、乾薑 10 克、蒼朮 10 克、川續斷 15 克、細辛 6 克、麻黃 6 克、雞血藤 15 克、伸筋草 15 克、萆薢 15 克、全蟲 6 克、炮穿山甲 10 克、懷牛膝 15 克。

用法：每日一劑，分兩次服，每次 200ml。

療效：服 4 週後患者已扔掉枴杖，腰已不痛，但手麻仍存，自覺好了不少，後續曾按上方加減製成水丸和顆粒續服半年之久，諸症皆減，血壓也下降，手麻已輕，關節不再變形。

王某，男，67 歲，家住白雲山街道。患者自訴膝關節腫脹，夜間不得眠，腕骨、踝骨亦腫痛。喜飲啤酒、白酒數十年，近年已忌酒，但吃海鮮則關節明顯疼痛。去醫院查血清尿酸超過 0.65mmol/L，西醫診為痛風，曾服過痛風定，但服藥後周身不適而停服。查腕骨、腳拇趾已經變形，脈弦滑，舌苔白膩，屬中醫熱痹範圍。其病理為

先天稟賦不足、飲食不節、沉湎酒食厚味，引起代謝功能失調，升清降濁能力降低，濁毒瘀結為患。

治宜洩瘀化濁、通絡止痛為大法，用萬應通痺湯化裁治之：防風 15 克、桂枝 10 克、威靈仙 20 克、蒼朮 15 克、生薏苡仁 30 克、土茯苓 30 克、黃柏 10 克、大秦艽 10 克、獨活 15 克、羌活 10 克、當歸 15 克、白芍 20 克、川芎 10 克、甘草 15 克、烏梢蛇 15 克。

用法：水煎服，每日一劑，分兩次服。忌高蛋白飲食，忌酒、海鮮等。

療效：計服 3 週後，查血尿酸已降至 0.45mmol/L，接近正常值。

史某，男，50 歲，2010 年 5 月就診，家住千山路街道。自訴因骨壞死走路困難，現拄單拐來診，右下肢跛行，詢問患病原因不太明確。但患者夏天常飲酒，曾服過不少消炎、壯骨激素類藥，但只能暫緩骨疼，一度曾放棄治療，精神鬱悶。脈沉、舌質淡、苔白，西醫診斷為股骨頭壞死，屬中醫骨痺範圍，病因為肝腎不足、骨失所養，治宜補骨壯骨、活血通絡等方法。

用通治方萬應骨傷湯化裁：當歸 15 克、赤芍 20 克、生地黃 20 克、熟地黃 20 克、川芎 10 克、川續斷 15 克、蘇木 10 克、桃仁 10 克、紅花 10 克、三七 10 克、土鱉蟲 10 克、烏藥 10 克、骨碎補 10 克、乳香 10 克、沒藥 10 克、狗脊 10 克、補骨脂 10 克、懷牛膝 15 克、炙馬錢子 3 克、甘草 10 克。

自 2010 年 5 月 5 日服藥至 2010 年 10 月已扔掉柺

杖，計服湯方 3 個月左右，後又按病情加減製水丸又服了
3 個月後，拍片查驗證實股骨頭已恢復正常，囑注意飲
食、避風寒，適當活動，2012 年來門診時已停服中藥，
感覺良好。

　　王某，女，50 歲，家住白雲山街道，2009 年 11 月
15 日因天氣突變寒潮來襲，先是下雨，第二日路面結
冰，患者上班途中跌倒，當時以右手支撐時造成右腕骨部
橈骨小頭錯位性骨折，次日腕骨腫脹、疼痛，遂去醫院拍
攝 X 光片證實為橈骨骨折，須先行復位固定。

　　當時口服中藥、外敷傷藥、紙板固定繃帶纏繞，但沒
按西醫石膏固定法，只是按萬應骨傷湯口服湯劑：當歸
15 克、赤芍 20 克、川芎 10 克、生地黃 15 克、桃仁 10
克、紅花 10 克、蘇木 10 克、澤蘭 20 克、川大黃 10 克、
三七 10 克、土鱉蟲 6 克、烏藥 10 克、甘草 10 克、骨碎
補 10 克、乳香 10 克、沒藥 10 克、炙馬錢子 1 克。

　　上方每天 1 劑，計服 1 週，其後改為成藥傷科接骨片
又續服兩週，外敷藥用至第 3 天已不痛，20 天後 X 光檢
查證實傷處已經癒合，遂去掉外敷紙板。

（十一）

五官科疾病的系統論治

◆ 概述

眼、鼻、耳、喉、口為五官，每一官都是一個獨立的小科，五官的生理結構的精細複雜程度絕不亞於五臟六腑，作為一名全科中醫雖不像專科那樣精通，但也應該知其全貌。因為人體五官九竅，竅竅相通，一處生病，互相影響，五官與內臟、經絡有著不可分割的關係。內臟之盛衰，陰陽的失調均可影響五官發生疾病，因此中醫五官科也應當從單獨的辨證論治向中醫的系統論治靠攏，將比單科獨治療效優越得多。

本文是以這個為前提，對眼、鼻、耳、喉、口五官進行系統化論治，然五官科病種不少，中醫病名混亂，所以均以西醫的病名為準。

本文主要論治眼病中的白內障、青光眼、玻璃體混濁、眼底出血、鼻炎、口腔潰瘍、咽喉炎等。

◆ 病機

眼為五官之首，五臟六腑之精氣皆上注於目，一旦臟腑失調、肝腎虧損則可導致視力下降，因目受血而能視，

當腦供血不足時，可產生一過性昏花，長期缺血則可致慢性眼疾，如白內障視網膜病變，風火濕熱可使目紅腫熱疼；肝經火旺，眼壓升高可使眼睛暴盲或漸漸發展為青光眼。

中醫認為，所有眼疾不管急性、慢性都與肝、腎有關，因此中醫治眼始終是瀉火明目、補益肝腎。

鼻炎多與外感風寒有關，風寒束肺，鼻竅不通，或鼻流清涕，即西醫所謂過敏性鼻炎；而鼻甲乾燥，肺失滋潤則患萎縮性鼻炎；心肝火旺、血熱妄行或肝腎陰虛、脾不統血則可致鼻衄。

化膿性中耳炎現代醫學認為是細菌感染，中醫認為是肝經濕熱所為，分泌性中耳炎為咽鼓管堵塞使耳內壓力不平衡所致，使中耳內有血清液體分泌，中耳炎有一些是因為鼻炎引起，因為鼻竅與耳緊緊相連。

耳鳴、耳聾多為腎虧，《黃帝內經》中講：「髓海不足，腦轉耳鳴。」腎主耳，腎精不足可導致耳鳴、耳聾。

口腔潰瘍，有急、慢性之分，復發性口瘡中醫稱「口疳」，是由於陰虛火旺，心胃火盛所致；唇風是因為過食辛辣肥甘，脾胃濕熱內生，熱燥化火上薰於唇，外受風邪侵襲，風熱相搏致唇部乾燥剝脫；口腔異味乃胃氣上逆或口腔潰瘍引起，咽喉部紅腫、扁桃體炎多是風熱、肺胃火熱使扁桃體肥大、化膿；而梅核氣（咽喉炎）是由於菸酒過度、嗜食辛辣，菸酒薰蒸耗損陰液，水不涵木，陰虛為本，氣火痰瘀為標。

急慢性咽喉炎多由外感引起，風熱感冒、火熱傷陰犯肺、肺氣壅塞使聲音沙啞、失聲。五官科諸病都有虛實之

分，急性未癒往往轉為慢性，實證多為外感六淫，而虛證則多是肝腎陰虛或心肝火旺所致。

◆ 辨證論治

老年性白內障，多為漸進性視力昏花，應以清肝明目、補肝益腎為主，臨床多用杞菊地黃湯或九子地黃湯化裁；青光眼中醫稱綠風內障和青風內障，主要治法是清肝、降壓、明目同時進行，內服開角青風湯能停止發展或慢慢恢復視力，可免於手術；玻璃體、晶狀體混濁，應疏散風熱、滲濕利水，可用飛蚊明目湯化裁治之；紅眼病為傳染性結膜炎，用桑菊消赤湯清熱疏風，1 週均癒。

眼底出血主要是肝火熾盛，應清肝瀉火、止血，用清肝明目湯化裁治之；近視眼為慢性病，主要應養成良好閱讀習慣，減少光電刺激，宜養肝益腎，可製成近視養肝丸長期服用，可提高視力；鼻炎宜散寒通竅、益氣固表、通竅排膿、滋陰潤肺等法治療，通竅鼻炎湯隨證加減可通治各型鼻炎、鼻竇炎、萎縮性鼻炎；鼻衄應清熱涼血，多用四生飲或犀角地黃湯治之；老年性耳鳴耳聾應用補腎益氣通竅法，選用益氣聰明湯加靈磁石、響鈴草、龜甲、女貞子等效果不錯。

突發性耳聾，應開鬱通竅、清肝瀉火，用突發耳聾湯治之，一般在兩週之內可以恢復。

急性口瘡可用口瘡散外治，慢性者應養陰清熱、瀉火消瘡，用養陰消瘡湯治之；唇炎、唇風一般用清熱潤燥、疏散風熱法治之（熟地黃 50 克、附子 10 克、肉桂 10 克、龜甲 20 克、黃柏 10 克、砂仁 6 克、甘草 10 克）；

牙痛常用玉女煎化裁清胃瀉火；梅核氣宜養陰、散結、化痰，用梅核慢咽湯治之；急慢性咽喉炎，應清熱解毒、養陰潤肺，用養陰潤肺湯化裁療效不錯。

扁桃體發炎，不管是外感引起還是反覆不癒，用五根湯化裁療效不凡。口腔異味（口臭），宜清胃養陰，用養陰清胃湯化裁。五官科疾病的治法，總是在清、降、通、補的範疇內周旋。

◆ 方藥分析

眼科常用藥：菊花、桑葉、石決明、石斛、穀精草、木賊草、密蒙花、蟬蛻、茺蔚子、菟絲子、女貞子、枸杞子、青葙子、楮實子、沙苑子、車前子、決明子、五味子、蒺藜。

清肝火常用藥：桑葉、菊花、青葙子、決明子、夏枯草。

瀉肝火常用藥：龍膽草、黃連、黃芩、白芍、山梔、牡丹皮、羚羊角。

平肝陽常用藥：蒺藜、菊花、石決明、磁石、珍珠。

滋肝陰常用藥：女貞子、枸杞子、白芍、青蒿、地骨皮。

養肝血常用藥：當歸、白芍、枸杞子、大棗。

鼻部常用藥：辛夷花、蒼耳子、白芷、細辛、蔓荊子、防風。

耳部常用藥：磁石、葛根、石菖蒲、路路通、響鈴草、龍膽草、木通、通草、荷葉、五味子、龜甲、炙麻黃。

　　喉部常用藥：山豆根、牛蒡子、餘甘子、錦燈果、金果欖、玉蝴蝶、射干、桔梗、烏梅、胖大海、蟬蛻。

　　口腔常用藥：西瓜霜、青黛、月石、薄荷腦、人中黃。

　　五官科常用方劑：

　　（1）九子地黃湯（蒲輔周）

　　熟地黃 30 克、山藥 30 克、山茱萸 15 克、牡丹皮 15 克、澤瀉 15 克、菟絲子 30 克、沙苑子 15 克、五味子 10 克、車前子 20 克、青葙子 10 克、女貞子 15 克、枸杞子 20 克、茺蔚子 10 克、決明子 15 克、龜甲 30 克、磁石 30 克、沉香 3 克。

　　【功效】補肝益腎、清肝明目。

　　【適應證】老年性白內障。

　　（2）開角青風內障湯（自擬）

　　石決明 20 克、菊花 15 克、茯苓 20 克、蒼朮 10 克、炒白朮 15 克、豬苓 15 克、澤漆 10 克、楮實子 10 克、夏枯草 20 克、白芍 20 克、決明子 10 克、當歸 10 克、甘草 10 克。

　　【功效】降壓明目。

　　【適應證】開角型青光眼、慢性單純性青光眼。

　　（3）飛蚊明目湯（自擬）

　　梔子 15 克、牡丹皮 15 克、桑葉 10 克、玄參 15 克、決明子 15 克、女貞子 15 克、蒼朮 10 克、黃柏 10 克、豬苓 15 克、澤瀉 10 克、車前子 15 克、木通 10 克。

　　【功效】清肝明目、利濕。

　　【適應證】玻璃體混濁、飛蚊症等導致的視力減退。

（4）桑菊消赤湯

桑葉 10 克、菊花 10 克、大青葉 10 克、荊芥 6 克、生地黃 15 克、黃芩 10 克、山梔 10 克、蒺藜 15 克、木賊 10 克、蟬蛻 10 克、赤芍 15 克、甘草 6 克。

【功效】清熱、疏風、明目。

【適應證】流行性結膜炎（天行赤眼）紅眼病。

（5）清肝明目湯

生地黃 20 克、牡丹皮 15 克、龍膽草 10 克、山梔 10 克、赤芍 15 克、菊花 15 克、旱蓮草 20 克、黃芩 15 克、黃連 6 克、蘇木 10 克、

【功效】清肝、明目、止血。

【適應證】心肝火旺型眼底出血。

（6）近視養肝丸（自擬）

黨參 60 克、炒白朮 50 克、川芎 50 克、當歸 50 克、酸棗仁 60 克、遠志 30 克、五味子 30 克、茯神 60 克、枸杞子 50 克、山茱萸 50 克、石菖蒲 30 克、蔓荊子 30 克、炙甘草 30 克。

【功效】益氣養血、養肝益腎。

【適應證】青少年近視眼。

（7）通竅鼻炎湯（自擬）

辛夷花 10 克、蒼耳子 10 克、甘草 6 克、細辛 3 克、五味子 6 克、防風 10 克、白芷 10 克、黃芩 15 克、菊花 10 克、蔓荊子 10 克、桔梗 10 克、薄荷 10 克。

【功效】清熱解毒、宣肺通竅。

【適應證】各型鼻炎、鼻竇炎。

（8）犀角地黃湯

水牛角 20 克、石決明 30 克、菊花 20 克、桑葉 10 克、鉤藤 20 克、槐花 20 克、小薊 10 克、大薊 10 克、生地黃 30 克、牡丹皮 15 克、仙鶴草 20 克。

【功效】清熱涼血、降壓止血。

【適應證】鼻衄。

（9）四生飲

生地黃 20 克、側柏葉 10 克、荷葉 10 克、桑葉 10 克、艾葉 6 克。

【適應證】各型鼻出血。

（10）烏梅鼻痔散

烏梅肉 6 克、枯礬 6 克、冰片 1 克。

【功效】消積化腐。

【適應證】鼻息肉、鼻痔。

【製備】烏梅用水泡軟，用小刀將烏梅肉刮下，棄核烘乾後與枯礬、冰片一起研粉，過 100 目篩，備用。

【用法】用小棉球蘸上述藥粉直接塞鼻，夜塞旦取。

（11）加味澤瀉湯

澤瀉 20 克、茯苓 30 克、石菖蒲 10 克、荷葉 10 克。

【功效】利濕通竅。

【適應證】慢性分泌性中耳炎、非化膿性中耳炎。

（12）吹耳散

黃連 10 克、枯礬 6 克、冰片 2 克。

【功效】清熱、解毒、利濕、收斂。

【適應證】急慢性中耳炎均可。

【製備】黃連去鬚、毛、土，洗淨晾乾，研細粉再入

枯礬、冰片混合而成。

【用法】先用 3%雙氧水洗膿耳後，再將少許藥粉吹入耳內。

（13）耳鳴、耳脹專用方

蔓荊子 10 克、石菖蒲 10 克、薄荷 10 克、路路通 10 克、防己 10 克、甘草 6 克、葶藶子 10 克、杏仁 10 克、炙麻黃 3 克。

【功效】疏風利濕、宣肺通竅。

【適應證】濕熱型耳悶、耳脹、耳鳴。

（14）**突發耳聾湯**

龍膽草 15 克、黃芩 15 克、川芎 10 克、當歸 10 克、石菖蒲 10 克、葛根 15 克、路路通 10 克、女貞子 10 克、磁石 30 克（包）。

【功效】清肝瀉火、開鬱通竅。

【適應證】肝火上擾型耳鳴、耳聾。

（15）**益氣聰明湯**

黃耆 20 克、黨參 15 克、葛根 30 克、升麻 6 克、白芍 15 克、黃柏 10 克、蔓荊子 10 克、甘草 6 克。

【功效】益氣昇陽通竅。

【適應證】氣虛耳鳴、耳聾。

（16）**養陰消疳湯、外用口疳散**

養陰消疳湯：生地黃 20 克、玄參 15 克、麥冬 10 克、知母 10 克、黃連 6 克、黃芩 10 克、牡丹皮 10 克、薄荷 10 克、甘草 6 克、竹葉 6 克。

【功效】養陰清熱、瀉火消疳。

【適應證】復發性口瘡、口疳。

外用口瘡散：青黛 15 克、黃連 10 克、枯礬 6 克、黃柏 6 克、人中白 2 克、冰片 1 克。

【製備】上藥研粉，過 100 目篩，備用。

【功效】清熱解毒、收斂止痛。

【適應證】口腔潰瘍、口瘡。

（17）雙解通聖湯

生地黃 20 克、玄參 15 克、黃芩 15 克、石膏 20 克、山梔子 10 克、桑葉 10 克、薄荷 10 克、當歸 10 克、桔梗 10 克、甘草 6 克。

【功效】清熱潤燥、疏散風熱。

【適應證】剝脫性唇炎、唇風。

（18）玉女煎化裁

生地黃 20 克、熟地黃 20 克、生石膏 20 克、麥冬 15 克、知母 15 克、懷牛膝 15 克。

【功效】清胃瀉火。

【適應證】胃火熾盛型牙痛。

（19）梅核慢咽湯

太子參 20 克、玄參 15 克、麥冬 15 克、烏梅 10 克、金銀花 15 克、石斛 10 克、桔梗 15 克、沙參 15 克、瓜蔞 15 克、清半夏 15 克、大貝母 15 克、赤芍 15 克、皂角刺 10 克、柴胡 6 克、胖大海 10 克、甘草 10 克、炮穿山甲 6 克。

【功效】益氣養陰、化痰散結。

【適應證】慢性咽炎、梅核氣。

（20）雙連解毒湯

金銀花 20 克、連翹 15 克、桔梗 15 克、玄參 15 克、

山豆根 10 克、竹葉 10 克、蒲公英 20 克、大貝母 10 克、
知母 10 克、牛蒡子 10 克、薄荷 10 克。

【功效】清熱解毒、利咽消腫。

【適應證】急慢性扁桃體炎。

（21）養陰清肺湯化裁

生地黃 20 克、玄參 15 克、麥冬 15 克、大貝母 10
克、牡丹皮 10 克、白芍 15 克、甘草 6 克、沙參 15 克、
藏青果 15 克、蟬蛻 6 克、玉蝴蝶 5 克。

【功效】清熱解毒、養陰潤肺。

【適應證】各種急慢性喉炎、音啞等。

（22）五根湯治扁桃體炎

葛根 25 克、板藍根 20 克、山豆根 20 克、白茅根 20
克、蘆根 15 克、藿香 10 克、紅花 6 克、川大黃 5 克。

【功效】清熱解毒、涼血消腫、止疼。

【適應證】急性扁桃體炎、咽喉腫疼（本劑量為成人
劑量，小兒每劑服用 3 天）。

（23）養陰清胃湯

生地黃 20 克、柴胡 10 克、黃芩 10 克、枳實 15 克、
牡丹皮 10 克、石膏 20 克、茵陳 10 克、川大黃 10 克、炒
山梔 10 克、知母 10 克、石斛 10 克、麥冬 10 克、陳皮
10 克、厚朴 10 克、甘草 6 克、焦山楂 10 克、法半夏 15
克。

【功效】養陰清胃、化痰通便。

【適應證】胃火熾盛、痰濕中阻型口臭。

（24）狐惑三聯湯

炙甘草 25 克、黃連 10 克、黃芩 10 克、半夏 20 克、

細辛 10 克、乾薑 6 克、生地黃 20 克、梔子 15 克、白芷 10 克、升麻 6 克、竹葉 10 克、藿香 10 克、木通 10 克。

【功效】清熱瀉火、排毒斂瘡。

【適應證】白塞綜合徵、狐惑症。

五官科中經方不多，大多為專科時方，常用方大致在 50 個湯頭左右，本文只介紹了最常見五官科使用的湯方 20 多個，五官科常用藥在 60 味左右，其中眼部常用藥在二十幾味，最常用的眼部用藥屬菊花、桑葉、石決明、刺蒺藜，幾乎方方都用，細小種子類藥材是眼科必用藥，有十幾種，其次為清肝瀉火藥，黃芩、山梔、白芍、黃連、石斛也是眼科常用藥。

鼻部、耳部藥味較少，喉部用藥僅次於眼部，清肺利咽藥也有十幾味，喉部用藥有一部分是外用藥。

總之眼科用藥沒離開清熱明目、活血散瘀、清肝退翳、補肝益腎；鼻部用藥沒離開益氣固表、散寒通竅、清熱瀉火；而口腔和喉部則以清熱解毒、養陰潤肺、化瘀散結的藥使用偏多。

◆ 系統論治法

（1）十子明目湯

熟地黃 20 克、生地黃 15 克、牡丹皮 15 克、山藥 20 克、山茱萸 15 克、白芍 20 克、當歸 15 克、菊花 15 克、蒺藜 20 克、石決明 30 克、決明子 15 克、楮實子 15 克、五味子 10 克、菟絲子 30 克、枸杞子 20 克、車前子 15 克、沙苑子 15 克、茺蔚子 15 克、女貞子 15 克、青葙子 10 克。

【方解】本方由明目地黃丸與九子地黃湯、杞菊地黃湯等化裁而來。眼疾諸病其根在肝腎不足，或因肝膽風熱，上擾神明，目失濡養，因此治眼科內障、玻璃體混濁、視網膜視神經萎縮及黃斑變性等皆以六味地黃湯補肝益腎為基礎，加上十個種子類中藥，以助六味益腎明目之功。因為細小種子類都含有大量養目需要的氨基酸、蛋白質，五味子、枸杞子色紅，青葙子又黑又亮，沙苑子色黃，菟絲子色黃白，車前子、女貞子色黑，楮實子、茺蔚子這些種子皆走肝、腎經；菊花、石決明、決明子均有清肝明目之功，多種種子對應眼球中的五輪，因此能治各種老年性、虛證眼疾。

【功效】補肝益腎、清肝明目。

【適應證】各類眼疾，包括白內障、青光眼、飛蚊症、視網膜病變、視神經萎縮、黃斑變性等。

角膜炎：去十子，加蟬蛻 10 克、木賊 10 克、黃芩 15 克、柴胡 10 克、蒲公英 20 克；紅眼病：去十子加蟬蛻 10 克、荊芥 10 克、桑葉 10 克；眼底出血：去十子加龍膽草 15 克、黃芩 15 克、蒲黃 10 克、蘇木 10 克；高血壓：加夏枯草 20 克、龜甲 20 克、珍珠母 10 克；糖尿病視網膜病變：加丹參 30 克、川芎 10 克、麥冬 15 克、玄參 15 克、地骨皮 20 克；眼乾綜合徵：加西洋參 10 克、麥冬 15 克、石斛 10 克、天冬 15 克；青光眼（青風內障）：加澤漆 10 克、豬苓 15 克、茯苓 20 克、夏枯草 20 克。

（2）通竅鼻炎湯

辛夷花 15 克、蒼耳子 10 克、川芎 10 克、甘草 10

克、桔梗 10 克、黃芩 15 克、細辛 5 克、白芷 10 克、防風 10 克、荊芥 6 克、薄荷 6 克。

【方解】本方由辛夷蒼耳子散加減而來，在鼻炎的數十個方劑中，唯辛夷花與蒼耳子使用頻率最高。辛夷花辛溫香散、輕揚上行、散風解表、宣通鼻竅；蒼耳子性溫潤，上行至腦巔，散風除濕，二藥加細辛、荊芥、白芷，使宣肺、通竅之功倍增；防風、羌活、川芎祛風勝濕止痛；桔梗、黃芩入肺經，宣肺化痰、清熱解毒，所以該方能適宜所有鼻科諸病。

【功效】祛風散寒、宣肺通竅。

【適應證】各種鼻炎及鼻炎引起的頭痛。

通竅鼻炎湯的加減運用：過敏性鼻炎加黃耆 25 克、炒白朮 15 克、益智仁 10 克、五味子 6 克；鼻竇炎、頜竇炎加蔓荊子 10 克、菊花 10 克；萎縮性鼻炎加玄參 15 克、生地黃 15 克、麥冬 15 克、石斛 10 克；肥厚性鼻炎加連翹 15 克、魚腥草 20 克。

（3）耳病全息湯

龍膽草 15 克、黃芩 15 克、山梔 15 克、生地黃 25 克、柴胡 10 克、石菖蒲 10 克、澤瀉 10 克、甘草 10 克、葛根 20 克、川芎 10 克、荷葉 10 克。

【方解】耳病全息湯是由龍膽瀉肝湯、益氣聰明湯等變化而來，耳科疾病實證多於虛證；中老年人耳鳴、耳聾虛證多於實證。

本方以龍膽草、山梔、黃芩、生地黃等清肝瀉火，以石菖蒲、澤瀉通竅利濕；用柴胡、葛根配伍荷葉升清降濁，川芎活血行氣，引諸藥上行於耳，不管虛實，通過臨

證加減均可治所有耳疾。

【功效】清肝降火、利濕通竅。

【適應證】耳鳴、耳聾、耳悶、耳脹及中耳炎等。

耳咽管不通者可加葶藶子 5 克、炙麻黃 3 克、杏仁 10 克；虛證耳鳴、耳聾加路路通 10 克、麥冬 15 克、五味子 10 克、磁石 30 克、龜甲 20 克、女貞子 15 克；肝陽上亢、高血壓者加夏枯草 20 克、白芍 20 克、石決明 15 克；梅尼埃病耳鳴頭眩加天麻 10 克、薑半夏 30 克、龍骨 30 克、牡蠣 30 克。

（4）養陰喉症湯

生地黃 25 克、玄參 15 克、麥冬 15 克、牡丹皮 15 克、白芍 20 克、甘草 10 克、山豆根 20 克、沙參 15 克、桔梗 15 克、射干 10 克、蟬蛻 10 克、青果 15 克、牛蒡子 10 克、大貝母 20 克、薄荷 10 克、石斛 10 克。

【方解】本方由養陰清肺湯加味化裁而來，生地黃、沙參、石斛清熱養陰；玄參、貝母清熱解毒、化痰散結；射干配桔梗、山豆根、牛蒡子解毒、化痰、宣肺、利咽；牡丹皮、白芍走肝經，平抑肝木；蟬蛻、薄荷走肺經，疏散風熱，專治咽痛音啞；甘草調和諸藥。全方養陰潤肺、清熱解毒、化痰散結而生效。

【功效】養陰潤肺、化痰散結。

【適應證】急慢性咽炎、喉炎、梅核氣、扁桃體炎。

急性扁桃體炎腫大可在上方基礎上加連翹 20 克、金銀花 20 克；慢喉喑、聲啞可加木蝴蝶 5 克、天花粉 15 克；慢性咽炎長期不癒者應加炮穿山甲 10 克、瓜蔞 15 克、烏梅 10 克。

（5）通治消疳湯

生地黃 20 克、玄參 15 克、麥冬 15 克、知母 15 克、黃連 6 克、黃芩 15 克、山梔 15 克、牡丹皮 15 克、薄荷 10 克、石膏 20 克、川大黃 6 克、甘草 6 克。

【方解】本方由養陰消疳湯、玉女煎、白虎湯、瀉黃飲等加減變化而來。其中生地黃、玄參、麥冬、牡丹皮、知母清熱瀉火、養陰潤燥、養胃生津；口腔諸病以心胃火為主，選山梔配石膏降三焦之火；黃連清心火，黃芩清肺火，二者相伍，瀉火解毒，清熱燥濕，善治上焦之實火，薄荷疏散風熱，大黃通下，給火以出路，甘草調和諸藥，因此能適應多種口腔科疾病。

【功效】養陰瀉火、清熱解毒。

【適應證】急慢性口腔潰瘍、口疳、口臭、牙周病、牙痛、唇風等。

慢性口腔潰瘍加清半夏 15 克、升麻 6 克、白芷 10 克、石斛 10 克、枳殼 10 克、防風 10 克；口臭加清半夏 15 克、藿香 10 克、佩蘭 10 克、陳皮 10 克、厚朴 10 克、蒼朮 10 克；牙痛、牙周炎加細辛 6 克、牛膝 15 克、連翹 20 克；唇風、唇瘡加當歸 15 克、桑葉 10 克。

◆ 評按

五官科疾病從表面上看各自獨立，實際均與五臟六腑相連，目為肝竅，耳為腎竅，鼻為肺竅，咽喉為脾胃兩經之要道，舌為心之苗，齒為骨之餘。

口唇屬脾，口腔病無不與心、脾、腎相關，所以口舌乃心竅。腎開竅於耳，耳通氣海，腎主耳，耳病與肺有

關。頭為諸陽之會，五官科疾病實際上就是五臟之火外洩於諸竅為之，治五官科疾病就是把實火清除，把虛火回歸原處。

五官科疾病主要是圍繞清肝瀉火、養陰潤肺、宣肺通竅、滋陰補腎的原則來遣方用藥。治五官科疾病要記住清、瀉、潤、通、補這五個字。

病案

王某，女，66 歲，2016 年 5 月 10 日就診。主訴：患者有 8 年糖尿病史，常年口服降糖西藥，又每日注射胰島素 30U，血壓 160/100mmHg，血流變檢查顯示，血脂、血黏均不正常，近年視力昏花，經眼科查驗確診為老年性白內障。

查脈弦洪、舌苔少、口乾，該患者屬糖尿病眼疾，保持血糖平穩是關鍵，但白內障的形成還是和年老體衰、肝腎虧損、雙目失養有關。

方用通治方十子明目湯化裁：熟地黃 30 克、生地黃 15 克、山藥 20 克、山茱萸 15 克、澤瀉 15 克、茯苓 20 克、牡丹皮 15 克、白芍 20 克、當歸 15 克、菊花 15 克、石決明 30 克、決明子 15 克、楮實子 15 克、五味子 10 克、菟絲子 30 克、枸杞子 20 克、車前子 15 克、沙苑子 15 克、青葙子 10 克、女貞子 15 克、茺蔚子 15 克、龜甲 20 克、川牛膝 15 克。

用法：每日 1 劑，分兩次服。

療效：服藥 3 週後，患者自訴視力增強，看東西比以前清楚，其後按上方製丸，續服有半年之久。

　　馬某，女，50 歲，某單位會計，於 2016 年 3 月 10 日就診。主訴：近 1 年多患者眼睛總是有乾澀感，用了魚肝油丸、眼藥水都無濟於事，近 1 個月發現視力下降，寫字感覺吃力，眼前總是有一個影子，去眼科門診，專家診斷為玻璃體混濁，俗稱飛蚊症。是為肝膽風熱、上擾睛明，表現為視物昏花、眼前常有黑影。

　　治宜養陰益腎、清肝明目，方用十子明目湯化裁：熟地黃 20 克、生地黃 30 克、牡丹皮 15 克、澤瀉 15 克、山藥 20 克、山茱萸 15 克、白芍 20 克、當歸 15 克、楮實子 15 克、枸杞子 20 克、車前子 20 克、菟絲子 30 克、決明子 15 克、五味子 10 克、蒺藜 15 克、沙苑子 15 克、茺蔚子 15 克、女貞子 10 克、菊花 10 克。

　　用法：水煎，每日 1 劑，服 3 週後乾眼症消失，其後製丸，口服約半年之久，飛蚊症也消失，視力明顯改善。

　　于某，男，26 歲，於 2006 年 9 月 10 日初診。自訴每年秋冬季都要發病，晨起就噴嚏不斷，然後就流清涕，有時有鼻塞感、癢感，服過不少成藥，如防芷鼻炎片、鼻炎寧沖劑，也經常使用滴鼻劑，但只能暫時緩解，過一陣又發病。脈浮數、舌質淡紅、舌苔薄白。

　　西醫診斷：過敏性鼻炎，中醫認為是肺衛不固，風寒外襲，治宜益氣固表、散寒通竅。

　　方用通竅鼻炎湯化裁：黃耆 20 克、防風 10 克、荊芥 6 克、辛夷花 10 克、白芷 10 克、細辛 6 克、蒼耳子 10 克、甘草 6 克、白朮 15 克、桂枝 10 克、益智仁 10 克、五味子 6 克、炙麻黃 3 克、蒼朮 10 克。

用法：水煎，每日 1 劑，分 2～3 次口服。

療效：服 1 週後鼻涕銳減，第二週鼻癢也消失，服 3 週後諸症皆無，到 2007 年之春再未犯病。

張某，女，33 歲，2006 年 5 月 20 日初診。自訴：患者日前曾感冒 1 週，鼻塞不通，嗅覺不靈，流黃涕，有時額頭連眼眶部痛。西醫診為額竇性鼻炎。查體見脈弦數、舌質偏紅、苔稍黃，額竇性鼻炎相當於中醫的鼻淵，其病機為濕熱蘊肺、鼻竅阻滯。

治宜清熱解毒、宣肺通竅，方用通竅鼻炎湯化裁：辛夷花 10 克、蒼耳子 10 克、白芷 10 克、細辛 5 克、甘草 6 克、桔梗 15 克、川芎 10 克、黃芩 15 克、菊花 10 克、羌活 10 克、薄荷 6 克。

用法：水煎，每日 1 劑，分 2～3 次服，每次 150ml。

療效：只服 1 週，頭痛、黃涕消失，兩週後諸症皆無，停藥後 3 個月回訪再未犯過。

王某，男，21 歲，2000 年 7 月來診。主訴：患者幼兒時就有中耳炎，5 歲後已癒，12 歲時去河中游泳時耳內進水，此後右耳時有化膿，流出黃水，每年犯病即輸液，但始終未能徹底治癒，近日又出現膿水，因輸了 1 週消炎藥無效，才想求中醫診治。

查體見面部長有粉刺，自訴便燥，嗜食肉類、燒烤，脈弦，舌質偏紅，苔少，大便乾燥。

西醫診斷：化膿性中耳炎，中醫稱為膿耳，是由肝經

濕熱、外邪入侵而為，治宜清熱、解毒、利濕法。

方用耳病全息湯化裁：龍膽草 10 克、山梔 15 克、黃芩 15 克、生地黃 20 克、柴胡 10 克、桔梗 15 克、木通 10 克、甘草 10 克、生薏苡仁 30 克、車前子 10 克、澤瀉 10 克。用法：煎湯，每日 1 劑，分兩次口服，每次約 200ml。計服 2 週後，水盡膿消，後囑患者游泳時要防止進水感染。

李某，男，55 歲，2000 年 3 月初就診。3 年來右耳一直有堵悶感，時有黃水流出，時多時少，經久未癒，西醫診為分泌性中耳炎，相當於中醫的耳閉症（膠耳）。病機為濕阻耳竅，治宜通竅利濕。

方用耳病全息湯化裁治之：龍膽草 10 克、澤瀉 30 克、茯苓 20 克、柴胡 10 克、白芍 15 克、黃芩 15 克、生地黃 20 克、石菖蒲 10 克、荷葉 10 克、甘草 10 克。

張某，男，35 歲，2011 年 4 月就診。自訴：患者 1 週前隨公司春遊，登山時忽覺有一陣熱氣至頭，下山後就感覺耳內異常，晚上耳鳴如潮水、耳悶、聽力下降、口苦口乾、便燥、小溲發黃。查體見脈弦有力、舌質紅、苔稍黃。西醫診斷：突發性耳鳴、耳聾，中醫診為肝火上擾型耳鳴、耳聾。

治宜清肝洩熱、開鬱通竅，方用耳病全息湯化裁：龍膽草 15 克、黃芩 15 克、山梔 15 克、川芎 10 克、石菖蒲 10 克、當歸 10 克、葛根 15 克、路路通 10 克、女貞子 10 克、荷葉 10 克、磁石 30 克（包）。

用法：水煎，每日 1 劑，分兩次口服。上方只用 1 週共 7 劑，服完即癒。

劉某，女，60 歲，2011 年 5 月來診。自訴：患者近 1 個月來感覺頭暈耳鳴，聽力也明顯下降，不管夜裏還是白天總有一種吹風樣的聲音影響睡眠。查體見脈弦細、尺脈沉、舌質微紅。西醫認為是神經性耳鳴，中醫認為是虛證耳鳴，證屬肝腎虧損、虛火上擾神經而致。

治宜滋陰降火、鎮靜通竅。方用耳病全息湯化裁治之：葛根 20 克、麥冬 15 克、五味子 10 克、石菖蒲 10 克、川芎 10 克、黃芩 15 克、生地黃 20 克、遠志 10 克、女貞子 10 克、龜甲 20 克、磁石 30 克（包）、荷葉 10 克。

用法：水煎，每日 1 劑，分兩次口服，每次約 150ml。計服兩週，頭暈、耳鳴消失，一年後偶遇患者說再未犯過。

王某，男，42 歲，2009 年 6 月 12 日就診。自訴：有 20 年吸菸史、飲酒史，喉部感覺異常已有 7 年，總覺咽喉部有點東西，咳不出來也嚥下不去，每次飲酒後加重，近日患流行性感冒後，喉部明顯不適，疑為長了什麼東西而來求醫。查體見脈弦數、舌質偏紅、舌苔微黃，西醫診為慢性咽炎，中醫屬梅核氣，病機為肺陰不足、虛火上炎，治宜化痰利咽、清熱散結。

方用通治方養陰喉症湯化裁：沙參 20 克、玄參 15 克、麥冬 15 克、青果 15 克、牛蒡子 10 克、石斛 10 克、

金銀花 15 克、烏梅 10 克、桔梗 20 克、瓜蔞 15 克、法半夏 15 克、大貝母 10 克、炮穿山甲 10 克、甘草 10 克。用法：水煎服，每日 1 劑，分 2～3 次服，每次 150ml。計服 3 週，症狀消失，囑少飲酒，應忌菸，回訪半年後再未犯病。

李某，男，36 歲，2009 年 11 月 12 日初診。主訴：因近來患感冒發燒，咽疼數天，打針、吃藥後外感已癒，但嗓子一直有發音沙啞感，氣力不足，發聲困難，喉部乾，但不痛也不癢，就是說話聲音異常。查體見脈弦緊、舌質偏紅、舌苔少，證屬外感風熱，火熱傷津傷肺，肺陰不足。治宜養陰潤肺、清熱解毒。

方用養陰喉症湯化裁治之：沙參 20 克、麥冬 15 克、玄參 15 克、生地黃 20 克、知母 10 克、牡丹皮 10 克、白芍 15 克、甘草 6 克、山豆根 15 克、藏青果 15 克、蟬蛻 6 克、天花粉 15 克、木蝴蝶 6 克。

用法：水煎，每日 1 劑，分兩次服。療效：上方連用 3 週後，患者發聲已正常，異物感也隨之消失。

張某，男，8 歲，2006 年 4 月 5 日就診。患者因外感發熱，咽喉腫痛 3 天，進食吞嚥時頭痛，曾注射抗生素 3 天，諸症不減，體溫微高，38℃，雙扁桃體 II 度腫大，有膿點，頷下淋巴結大如花生米，壓痛明顯。舌紅苔黃、脈弦數。西醫診斷為急性扁桃體炎。

方用養陰喉症湯合黃連解毒湯化裁：生地黃 25 克、玄參 15 克、麥冬 15 克、牡丹皮 15 克、白芍 20 克、甘草

10 克、大貝母 15 克、桔梗 20 克、牛蒡子 15 克、山豆根 20 克、金銀花 20 克、連翹 15 克、薄荷 10 克。

用法：水煎，每劑 3 天，分 3 次口服，每次 100ml。

療效：當日體溫已正常，咽痛大減，1 劑服完而癒。

蔡某，男，36 歲，2015 年 9 月初診。患者近半年來由於工作壓力大，老闆欠薪遲遲不發，常常喝悶酒，納少，不寐。查體見口舌唇部有多處潰瘍點，隱隱作痛、舌質偏紅、脈弦數。西醫診為慢性口腔潰瘍，曾服消炎片之類，無效，來求中醫治療。本病相當於中醫的口疳，病機乃上焦之陰火遲遲不消，引心胃之火上行於口唇而發，反覆不癒則為慢性口瘡。

治宜養陰清熱、瀉火清疳，方用通治消疳湯化裁：生地黃 20 克、玄參 15 克、麥冬 10 克、知母 10 克、黃連 6 克、黃芩 15 克、薄荷 10 克、甘草 10 克、清半夏 15 克、升麻 6 克、白芷 10 克、枳殼 10 克、石斛 10 克、山梔 15 克。

用法：水煎，每日 1 劑，分兩次服。療效：計服 2 週後，唇舌潰瘍點消失，囑少飲酒，忌辛辣、燒烤，多吃果蔬，至秋季 10 月，再見面告知未再犯。

曾某，女，41 歲，職業女性，2015 年 6 月 10 日就診。自訴：近半年來口中異味明顯，但自己並未察覺，只是朋友告知，其母也曾發現女兒在說話時穢氣薰人，有便秘病史。西醫診為淺表性胃炎，曾服胃舒平、蘇打片、牛黃清胃丸等，異味絲毫不減，欲求中醫診治。查體見舌質

淡紅、舌苔濁膩、脈濡弱。

按口臭、胃氣上逆、胃火熾盛、痰濕中阻治之，方用通治消痞湯化裁：生地黃 20 克、玄參 15 克、麥冬 15 克、知母 10 克、黃芩 15 克、清半夏 15 克、枳殼 10 克、薄荷 10 克、甘草 6 克、厚朴 10 克、酒大黃 10 克、陳皮 10 克、蒼朮 10 克、竹葉 10 克。

用法：水煎，每日 1 劑，分兩次服。服 1 週後患者口氣異味銳減，大便暢通。7 月初，其母來診病時說，女兒口臭病已癒。

曹某，男，67 歲，2015 年 3 月 17 日就診。自訴：近 1 個月以來下口唇總覺乾燥，多飲水也無濟於事，又塗不少軟膏均無效果，近日下唇乾裂脫皮，反覆不癒來求中醫。查體見舌紅少苔、脈弦有力。西醫診斷為剝脫性唇炎，中醫稱唇風，病機為脾胃積熱、風邪上擾。

治宜疏散風邪、清熱潤燥，方用通治消痞湯化裁：生地黃 20 克、玄參 10 克、麥冬 15 克、當歸 15 克、黃芩 15 克、牡丹皮 15 克、山梔 15 克、炙甘草 10 克、枳殼 10 克、薄荷 10 克、石膏 20 克。

用法：水煎，每日 1 劑，分兩次口服。

療效：湯劑只服兩週，其後改用黃連膏（外塗唇部），回訪得知患者已經痊癒。

十二

小兒科常見病、多發病的系統論治

◆ 概述

中醫兒科，古稱小方科，也稱幼科、啞科。小兒的生理、病理與成人有明顯的不同，所以歷來小兒病自成一科。小兒科起源於隋唐，成立於北宋，昌盛於明清，歷代先賢對兒科疾病的預防、保健、護理、診斷、治療都積累了豐富的經驗，兒科著述頗豐。歷代兒科文獻中記錄了大量的驗方、秘方、單方，是中醫兒科的寶貴財富，歷代兒科專家為中華民族的繁衍昌盛曾有過卓越的貢獻。即使在現代醫學發達的今日，臨床對小兒科雜病治療，中醫兒科仍具有不可替代的優勢。

現代的中醫兒科與古代有很大的差別，現代兒童預防保健的程序化使傳染病幾乎滅絕，如麻疹、破傷風、白喉、脊髓灰質炎、流行性腦炎等已極為少見，消化科的小兒疳積、蛔蟲症也幾乎絕跡。

現代兒科大宗疾病還以呼吸系統病、營養消化系統病為多，現代兒科的血液病，如白血病比歷代均多，神經系統的多動症、抽動症、腦癱以及小兒腎病、肥胖症、嬰兒濕疹的發病率較歷代均高。現代雖然抗生素種類繁多，但

小兒扁桃體炎、手足口病、中耳炎等並沒有減少。本文重點介紹中醫兒科常見病、多發病的系統論治。

◆ 病機

小兒形體嬌嫩，臟腑柔弱，氣血未充，小兒不能言語，言也不足為信，使兒科診斷增加了難度。歷代幼科發明了許多獨特的診斷方法，至今並不落後，現代中醫也常根據西醫的診斷，採用純中醫的療法，現代醫學的查驗方法彌補了兒科診斷的不足。

小兒診斷以望診為主，觸診為輔，不提倡影像學檢查，純中醫不參考西醫的檢查也一樣能治好小兒科諸病。

中醫認為，小兒生理特點為陽常有餘、陰常不足，陽氣偏盛致使熱病較多，熱極生火，火化生風，易產生高熱抽搐，小兒科的外感類病最多，小兒科疾病的特點是發病容易、傳變迅速、轉機最快、臟氣清靈、易於康復。

兒科門診，上呼吸道感染占 60% 以上，外感傷風咳嗽（支氣管炎）或喘息型支氣管炎、小兒肺炎、扁桃體炎（乳蛾）最為常見。西醫認為上呼吸道感染諸病皆為細菌、病毒、支原體感染而為，臨床清一色採用抗生素和激素的對抗療法，認為只要抑制細菌、病毒的繁殖就可以解決問題，但事與願違，以扁桃體炎為例，有一半以上兒童，用輸液療法並非 1 週而癒，而且屢屢犯病，因此才有患兒切除扁桃體，其實中醫治乳蛾很簡單。其他如慢性支氣管炎、小兒肺炎，中醫治癒率均高於現代醫學。

中醫認為小兒腠理不密，衛外不固易感六淫外邪，小兒體屬稚陰稚陽，受邪之後極易寒從火化，偏熱者居多，

熱邪傷肺，肺失宣降，化熱化火，氣道痰壅，氣急鼻煽而形成小兒肺炎；小兒四時感冒，以外感咳嗽為最多，內傷者極少，久咳不癒而發展為慢性咳嗽（慢性支氣管炎）也不少見。肺如鐘，撞則鳴，肺為嬌臟、五臟之華蓋，職司呼吸，肺主肅降，肺氣肅降則不會作咳，反則木火刑金，肺氣不降，氣逆而咳，但咳嗽一證也非獨肺也，五臟六腑皆可致咳；感冒咳嗽、支氣管炎常年不癒，日久則風痰不化漸成哮喘，哮喘症以痰作怪，痰生於脾濕，上儲於肺，故「脾為生痰之源，肺為貯痰之器」，肺為氣之主，腎為氣之根，肺主出氣，腎主納氣，痰阻氣逆則呼吸不利而成哮喘，由此可見，哮喘是肺、脾、腎三臟之病，小兒哮喘以肺、脾兩臟為主。

小兒消化道病常見的有腹瀉、疳積、蟲症、嘔吐、厭食等症，小兒腹瀉（泄瀉）是嬰幼兒常見病之一，小兒脾胃脆弱，腸胃嫩小，無論外感六淫或內傷乳食，卒受驚恐或過服寒涼食品均可使小兒脾胃機能失調而致腹瀉。小兒疳積是小兒津液乾枯、肌肉消瘦的一種慢性營養障礙性病症，表現為肌肉消瘦、毛髮枯焦、頭大頸細、肚大青筋暴露，小兒疳證以脾損為主，多因乳食內停、病後失調、營養缺失或蟲積內傷致疳。

小兒神志發育不全，易受驚恐，外感化火，熱極生風，手足抽動，高熱者為急驚風，其根在心、肝，預後良好；而慢驚風為脾腎兩衰、陰陽兩竭、脾虛肝盛、虛風內動，可見抽搐乏力、囟門及眼眶下陷、睡臥露睛、兩目斜視等慢驚風先兆。

小兒癲癇症，臨床以反覆突然發作、兩目上竄、口吐

涎沫或牙關緊閉、項背強直、神志不清、四肢抽搐等為特徵，本證與胎兒在母體中受驚恐有關，或因急慢性驚風治療不當，痰邪上犯，神志失聰，也有的是外傷頭顱受損，痰血瘀阻，積於心竅經絡致神志紊亂而成癇證。

其他小兒科雜症還有腎虛水腫（小兒腎病綜合徵）、小兒蛋白尿、小兒尿床、小兒疝氣、汗證，皆以虛證為多，小兒腎炎水腫蛋白尿先為上呼吸道感染引起扁桃體發炎，隨著血行傳播形成腎炎，脾虛運化無能，腎不主水，水無所制，膀胱氣化不行則形成水腫；汗為心液，心主藏血，在內為血，在外為汗，陰虛常有盜汗，但汗證也不獨為陰虛，小兒汗證多為陰陽失調、營衛不和、脾虛胃弱或心腎兩虛等；小兒遺尿症則與脾、腎、膀胱、三焦失調有關，臨床以虛寒、腎陽不足型為多見。

小兒多動症和抽動症病情類似，表現為不安定、活動過度、注意力不集中，其病機為陽盛陰衰，抽動症者多為肝旺脾虛、痰火風盛，與小兒食品中的添加劑與合成色素飲料有關，本病為現代小兒科常見病。

◆ 辨證論治

1.咳嗽

小兒支氣管炎多由上呼吸道感染引起，中醫稱為咳嗽。

傷風咳嗽，慢性者，中醫稱為內傷咳嗽，中醫對小兒支氣管炎、外感咳嗽分為風寒、風熱兩個類型。

（1）風寒咳嗽：可見鼻塞、痰稀或流涕。舌淡紅，苔白，脈浮。

【治法】辛溫解表、宣肺止咳。

【方藥】**杏蘇散化裁**：杏仁 10 克、蘇葉 10 克、半夏 15 克、茯苓 15 克、桔梗 10 克、白前 10 克、陳皮 10 克、甘草 6 克、荊芥 6 克、防風 6 克、生薑 10 克、大棗 3 枚。

【用法】3～5 歲小兒，每劑 3 天（9 次），5～10 歲每劑 2 天（6 次）。

（2）**風熱咳嗽**：可見咳嗽痰稠、涕濁黃、面赤口渴、唇紅、脈浮數。

【治法】辛涼解表、清肺止咳。

【方藥】**桑菊飲化裁**：桑葉 10 克、菊花 10 克、杏仁 15 克、甘草 6 克、黃芩 10 克、前胡 10 克、瓜蔞 15 克、桔梗 10 克、連翹 10 克、蘆根 15 克、薄荷 10 克。

【用法】3～5 歲小兒，每劑 3 天（9 次），6～10 歲每劑 2 天（6 次）。

（3）**慢性支氣管炎**：此病辨證起來十分繁瑣，但也不出寒、熱、虛、實幾種，筆者臨床以《醫學心悟》的止嗽散化裁，可以治各型慢性咳嗽。

【方藥】荊芥 10 克、紫菀 10 克、桔梗 10 克、百部 10 克、陳皮 10 克、甘草 10 克。

偏寒喉癢者加蟬蛻 6 克、防風 10 克、露蜂房 6 克；偏熱者加前胡 10 克、桑白皮 15 克、枇杷葉 6 克；痰盛者加瓜蔞 15 克、茯苓 20 克、半夏 15 克、橘紅 10 克；喘促者加麻黃 6 克、杏仁 10 克；乾咳少痰者加沙參 20 克、麥冬 15 克、百合 15 克。

【用法】3～5 歲小兒，每劑 3 天（9 次），6～10 歲

每劑 2 天（6 次）。

2.小兒哮喘

小兒哮喘是一種常見呼吸道疾病，臨床可見呼吸困難、氣急痰多、喉間有拉弦水雞樣哮聲，指紋青紅或發紫，現代醫學認為是過敏性哮喘或變異性哮喘，發病以 3～5 歲小兒為最多，也有 7～8 歲者，每年冬春反覆發作，經久不癒，臨床按虛、實、寒、熱論治。

（1）**風寒型哮喘**：咳嗽痰清，痰呈泡沫狀，喉中有痰鳴，伴有呼吸急促、怕冷、流涕、鼻塞、面色青白、唇色暗、舌苔白、脈浮緊、指紋青紅。

【治法】散寒平喘、化痰降逆。

【方藥】**華蓋散合小青龍湯化裁**：麻黃 6 克、杏仁 10 克、陳皮 10 克、蘇子 10 克、桑白皮 10 克、甘草 6 克、紫菀 10 克、款冬花 10 克、半夏 10 克、五味子 5 克。

【用法】3～5 歲小兒，每劑 3 天（9 次），6～10 歲每劑 2 天（6 次）。

（2）**風熱型哮喘**：呼吸急促、涕黃痰稠、喉間有痰鳴、口渴、小便黃、唇紅、舌苔黃、脈象浮數、指紋青紫。

【治法】辛涼宣肺、降逆平喘。

【方藥】**麻杏石甘湯化裁**：炙麻黃 6 克、杏仁 10 克、石膏 20 克、甘草 10 克、前胡 10 克、桑白皮 15 克、瓜蔞 15 克、炒白果仁 10 克、款冬花 10 克。

【用法】3～5 歲小兒，每劑 3 天（9 次），6～10 歲每劑 2 天（6 次）。

（3）**小兒過敏性哮喘**：中醫並沒有此名，實際應劃分在風寒哮喘範圍內，凡西醫診斷為過敏性哮喘可參考下方論治。

【方藥】**抗敏定喘湯**：炙麻黃 5 克、炒白果仁 10 克、殭蠶 15 克、地龍 10 克、甘草 6 克、防風 6 克、白芥子 10 克、蘇子 10 克、五味子 6 克。

【用法】3～5 歲小兒，每劑 3 天（9 次），6～10 歲每劑 2 天（6 次）。

3. 小兒肺炎

小兒肺炎常在傷風感冒後引起，臨床以發熱咳嗽、氣促、鼻煽為主症，心率加快，在 100 次/分以上，伴有口乾、煩躁、納少、舌苔黃、脈數，臨床按細菌性、病毒性及重症肺炎分三型論治。

（1）**普通細菌性肺炎**：發燒、咳嗽、體溫 38℃以上，兩肺紋理增強，白細胞計數增多，脈弦數，100 次/分以上。

【治法】清熱解毒、化痰平喘。

【方藥】**麻杏石甘湯化裁**：炙麻黃 6 克、杏仁 10 克、石膏 30 克、桔梗 15 克、金銀花 20 克、連翹 20 克、魚腥草 30 克。

【用法】水煎。3～5 歲每劑 3 天，每日 4 次，每次 75ml。

（2）**病毒性肺炎**：發熱，體溫達 39℃至 40℃，還可見咳嗽、鼻煽、呼吸急促、煩躁不安、食納減少、舌紅苔黃、脈數。

【治法】清熱解毒、化痰止咳。

【方藥】**金蘭蚤休湯化裁**（自擬）：金銀花 20 克、板藍根 10 克、蚤休 10 克、連翹 15 克、法半夏 15 克、陳皮 10 克、桔梗 15 克、石膏 30～50 克、杏仁 10 克、蘆根 15 克、浙貝母 10 克、甘草 10 克。

【用法】水煎，3～5 歲小兒，每次 75～100ml，每日 6 次。

（3）**重症肺炎**：咳嗽、高燒、氣急、鼻煽。

【治法】清熱解毒，潤肺化痰。

【方藥】**小兒肺炎合劑加減**：金銀花 20 克、連翹 20 克、石膏 30 克、杏仁 12 克、桑白皮 15 克、桔梗 15 克、露蜂房 5 克、川貝母 5 克、沙參 20 克、麥冬 15 克、玄參 15 克、黃芩 15 克、炙麻黃 5 克。

【用法】煎湯。3～5 歲小兒每劑 3 天，每日 4 次，每次 75～100ml。

4. 小兒泄瀉

現代醫學把小兒腹瀉分為感染型與非感染型兩類，以嬰幼兒為多見，中醫則分為傷食、脾虛、濕熱三種類型。傷食、脾虛相當於非感染性泄瀉，而濕熱則相當於感染型泄瀉。

傷食脾虛型腹瀉可用小兒助運止瀉湯。黨參 15 克、焦白朮 20 克、炒山藥 15 克、葛根 15 克、茯苓 15 克、炙甘草 10 克、炒麥芽 15 克、炒扁豆 10 克、炒雞內金 6 克、神麴 10 克、炒薏苡仁 20 克。

【功效】運脾、昇陽、止瀉。

【用法】水煎。1～3 歲幼兒，每劑 3 天，每天 4 次，每次 50ml。

另外還有適宜各型泄瀉的小兒外治貼臍膏：五倍子20克、吳茱萸10克、丁香10克、肉桂10克、白花前胡2克、蒼朮10克。

【製法】上藥烘乾製粉，以米醋調和為膏，每次1克藥膏貼敷臍孔，每24小時換藥1次，一般貼兩次即癒，可免小兒口服藥之難，對泄瀉脫水者只需口服糖鹽水，不用輸液，3天可癒。

5.小兒腎炎

小兒腎炎中醫稱為小兒水腫，分急、慢性兩類，可見輕度浮腫、血尿或尿中有蛋白。急性腎炎久治未癒，則可發展為慢性遷延性腎炎，除有蛋白尿、血尿外尚有乏力、納少、心悸、出虛汗、面色黃、舌質淡、脈沉。中醫分為脾腎兩虛、脾腎陽虛、陰虛血熱等型。

（1）**脾腎兩虛**（以蛋白尿為主）

【治法】益氣補腎、利尿固澀。

【方藥】**四君合二至丸化裁**：黨參20克、白朮15克、茯苓15克、山藥15克、菟絲子15克、芡實20克、女貞子10克、旱蓮草15克、金櫻子15克、陳皮10克、黑大豆20克。

【用法】水煎。3～5歲每劑服3天，每日3～4次，6～10歲每劑2天。

（2）**脾腎陽虛**（以水腫為主）

【治法】益氣補腎、利尿消腫。

【方藥】**四君合陽和湯化裁**：黃耆30克、黨參20克、白朮15克、茯苓20克、當歸10克、豬苓15克、車前子20克、鹿角膠10克、金櫻子15克、炮附子5克、

淫羊藿 10 克、炙麻黃 5 克、肉桂 30 克。

【主治】水腫型小兒慢性腎炎。

【用法】水煎。3～5 歲每劑服 3 天，每日 3～4 次，6～10 歲每劑 2 天。

（3）**陰虛血熱**（以血尿為主）

【治法】益腎養血、清熱涼血。

【方藥】**四物合二至丸化裁**：生地黃 15 克、當歸 15 克、白芍 20 克、阿膠 10 克、女貞子 15 克、旱蓮草 20 克、白茅根 15 克、小薊 15 克、豆豉 20 克、枸杞子 20 克、川續斷 10 克。

【主治】陽虛血熱型腎炎。

【用法】水煎。3～5 歲每劑服 3 天，每日 3～4 次，6～10 歲每劑 2 天。

（4）**紫癜性腎炎**：皮下有瘀斑、微癢、脈數、舌紅、尿檢有紅細胞及蛋白質。

【治法】清熱、涼血、祛斑。

【方藥】**紫草祛斑湯**：紫草 10 克、生地黃 15 克、牡丹皮 15 克、赤芍 15 克、白茅根 15 克、仙鶴草 15 克、旱蓮草 15 克、小薊 15 克、藕節 15 克。

【用法】水煎。5～10 歲小兒每劑 2～3 天，每次 100ml，每日 4～6 次。

6. 抽動症與多動症

（1）抽動症，全稱叫「抽動穢語綜合徵」，是一種神經精神障礙綜合徵，中醫屬「風證」範圍。

【方藥】**息風安神湯**（自擬）：鉤藤 15 克、殭蠶 15 克、天竺黃 15 克、石菖蒲 10 克、蟬蛻 6 克、酸棗仁 20

克、青龍齒 20 克、白芍 15 克、茯神 20 克、梔子 10 克、豆豉 15 克。

【用法】水煎。5～10 歲兒童每劑兩天，每次100ml，每日服 3 次。

（2）兒童多動症是常見兒童行為異常性疾患，臨床以注意力渙散、情緒不穩、任性衝動、活動過多為特點。本病為陰虛陽亢、虛陽浮動、陰陽失衡所致。

【治法】滋陰潛陽、安神益智。

【方藥】**潛陽養心湯**（自擬）：龍骨 15 克、龜甲 10克、石菖蒲 10 克、遠志 10 克、益智仁 10 克、酸棗仁 15克、五味子 6 克、茯神 15 克、熟地黃 15 克、白芍 15克。

【用法】水煎。3～5 歲每劑服 3 天，每日 3～4 次，6～10 歲兒童每劑 2 天，分 4 次口服。

◆ 方藥分析

小兒肺系常用藥選擇：清肺熱——石膏、黃芩、生地黃、山梔、天竺黃、地龍；解毒清熱——金銀花、連翹、魚腥草、蚤休、蘆根；潤肺養陰——太子參、沙參、麥冬、玄參、百合；平哮喘——蘇子、白芥子、萊菔子、百部、川貝母、杏仁、麻黃；利尿平喘——地龍、葶藶子、桑白皮、竹葉、竹瀝；化痰止咳——法半夏、陳皮、膽南星、橘紅、桔梗、瓜蔞；止熱咳——前胡、川貝母、百部、杏仁、枇杷葉；止寒咳——款冬花、白前、白芥子、露蜂房、側柏葉；宣肺降逆——炙麻黃、蘇子、白前、枇杷葉、陳皮、旋覆花；風癢喉癢——防風、蟬蛻、殭蠶、

荊芥；通便止咳——羅漢果、紫菀。

兒科外感常用方：

（1）外感風寒：

可見發熱怕冷、無汗、流涕、咳嗽、苔白、口不渴、指紋青紅。

【治法】辛溫解表法。

【方藥】荊防敗毒散：荊芥 10 克、防風 10 克、柴胡 10 克、前胡 10 克、茯苓 15 克、生薑 10 克、羌活 10 克、獨活 10 克、桔梗 10 克、枳殼 10 克、川芎 10 克、甘草 6 克。

（2）風熱型：

可見發燒、有汗、打噴嚏、流涕、咳嗽、口渴、唇色紅、苔薄、指紋青紫。

【治法】辛涼解表。

【方藥】銀翹散加減：金銀花 20 克、連翹 15 克、荊芥 10 克、薄荷 10 克、牛膝 10 克、桔梗 10 克、蘆根 15 克、防風 10 克、竹葉 10 克、淡豆豉 15 克、甘草 6 克。

（3）表寒裏熱：

小兒外感發燒或寒熱往來可用小柴胡湯加減，或柴葛解肌湯化裁：柴胡 10 克、川羌活 10 克、白芷 10 克、石膏 20 克、葛根 20 克、黃芩 10 克、白芍 15 克、蟬蛻 6 克、桔梗 15 克、甘草 10 克、大棗 15 克、生薑 10 克。

（4）外感引起的高燒不退可參考小兒退燒湯

【方藥】金銀花 20 克、連翹 15 克、玄參 15 克、黃芩 15 克、薄荷 10 克、知母 10 克、甘草 6 克、竹葉 10 克。

適用於外感發燒 39℃以下患兒。3～5 歲小兒每次 50～75ml，每日 3～4 次。

（5）小兒鼻塞不通，風寒、風熱均可用小兒鼻炎湯

【方藥】辛夷花 10 克、蒼耳子 6 克、防風 10 克、細辛 2 克、白芷 10 克、桂枝 10 克、黃耆 15 克。

3～5 歲小兒每次 50ml，每日 3 次；6～10 歲每次 75～100ml。

（6）小兒扁桃體炎引起高燒：可選用小兒五根湯

【方藥】葛根 15 克、板藍根 15 克、山豆根 15 克、蘆根 20 克、白茅根 15 克、藿香 6 克、紅花 3 克、川大黃 3 克。

3～5 歲小兒每劑 2～3 天，每日 3～4 次，5～10 歲每劑用 2 天。

（7）小兒高熱引起抽搐、驚厥、病情危急：可 24 小時內服下方可解。鉤藤 20 克、石膏 30 克、膽南星 10 克、地龍 10 克、殭蠶 10 克、天竺黃 20 克、蟬蛻 6 克、川大黃 3 克。

1～3 歲幼兒每次 30～50ml，每日 4～6 次；4～5 歲幼兒每次 50～75ml，每日 4～6 次。

（8）小兒反覆感冒或呼吸道感染可用小兒免疫合劑

【方藥】黃耆 50 克、炒白朮 20 克、防風 15 克、白芍 20 克、桂枝 10 克、甘草 6 克、龍骨 20 克、牡蠣 20 克、山藥 15 克、生薑 10 克、大棗 15 克。

1～3 歲每次 30ml，4～6 歲每次 50ml，6 歲以上每次 100ml，均可每日兩次。

小兒雜病常用方：

（1）**小兒水痘（山水花）**：是一種病毒性傳染病，俗稱「痘疹」。可見發熱、丘疹，一般一週結痂而癒。可服下方。

板藍根 10 克、大青葉 10 克、荊芥 5 克、連翹 10 克、蚤休 10 克、紫草 6 克、紫花地丁 10 克、生薏苡仁 30 克、薄荷 10 克、竹葉 6 克。

5 歲以下每劑 3 天，6～10 歲每劑 2 天，10 歲以上每劑 1 天，均為每日 3～4 次。

（2）**小兒腮腺炎（俗稱「腫疗水」）**：也為病毒性兒科傳染病，口服下方 1 週可解。

板藍根 15 克、連翹 15 克、蒲公英 20 克、牛膝 10 克、玄參 10 克、桔梗 10 克、大貝母 10 克、柴胡 6 克、甘草 5 克、薄荷 6 克。

5～10 歲每次 50～100ml，每日 3 次。

（3）**小兒手足口病**：是病毒性傳染病，用下方 3～5 劑可癒。

板藍根 15 克、黃連 6 克、知母 10 克、白鮮皮 10 克、甘草 6 克、牛膝 6 克、蟬蛻 3 克、金銀花 20 克、防風 10 克、蒼朮 10 克。

3～5 歲，每次 50ml；5～10 歲，每次 75ml，均為每日 3 次。

（4）**小兒遺尿症**：可用下方。

桑螵蛸 10 克、烏藥 10 克、益智仁 10 克、金櫻子 15 克、五味子 10 克、石菖蒲 10 克、炙麻黃 3 克。

3～5 歲，每次 50ml；5～10 歲，每次 75～100ml，均為每日 3 次。

（5）小兒癲癇症：可用下方。

天麻 10 克、全蟲 15 克、蜈蚣 10 條、烏梢蛇 15 克、珍珠 10 克、白礬 10 克、雄黃 3 克、殭蠶 6 克、硃砂 5 克、膽南星 10 克、人工牛黃 5 克、石菖蒲 10 克、龍骨 10 克、鬱金 10 克。

上藥加工為粉劑，裝入「0」號膠囊（每囊淨粉 0.4 克）。

【用法】1 歲以下者，每次 1 粒；1～3 歲，每次 2 粒；4～5 歲，每次 3 粒；5 歲以上，每次 4 粒。每日兩次，口服時間不少於 3 個月，再根據病情調整劑量。

（6）嬰幼兒濕疹

①內服方藥：荊芥 5 克、蟬蛻 5 克、當歸 5 克、生地黃 10 克、金銀花 10 克、土茯苓 15 克、牛蒡子 10 克、白鮮皮 15 克、何首烏 10 克、黃柏 5 克、蒼朮 10 克、防風 10 克、蒺藜 10 克。

【功效】養血、潤燥、祛風、止癢。

【用法】1～5 歲嬰幼兒每劑 5 天。

②外治方：小檗鹼黃連素片 20 片、膚輕鬆乳膏一支，二者混合調和為膏，外塗患處。

◆ 系統論治法

（1）小兒寒性肺系疾病通治方（風寒咳喘湯）

炙麻黃 5 克、法半夏 10 克、炙甘草 6 克、五味子 6 克、生薑 5 克、大棗 10 克、白前 10 克、杏仁 10 克、桔梗 10 克、茯苓 15 克、荊芥 6 克、防風 10 克、蘇葉 6 克、紫菀 10 克、陳皮 10 克。

【功效】溫肺、止咳、化痰、平喘。

【適應證】各種風寒咳嗽、急慢性支氣管炎、支氣管哮喘、過敏性哮喘，凡辨證為偏風寒呼吸道疾病均可應用。

【方解】本方由小青龍湯、三拗湯、杏蘇散、二陳湯等化裁而來，其中麻黃、杏仁、桔梗、甘草宣肺止咳、化痰平喘，半夏、茯苓、陳皮行氣化痰，荊芥、防風、蘇葉溫肺化飲，紫菀、白前降氣化痰止咳。

咳喘偏重者加地龍 10 克、炒白果仁 10 克、款冬花 10 克、蘇子 10 克、白芥子 10 克；久咳不癒加罌粟殼 3 克、蜂房 3 克；乾咳者加沙參 15 克、麥冬 10 克；喉癢者加蟬蛻 3 克、露蜂房 3 克。

小兒外感高燒不退加柴胡 6 克、葛根 15 克、大青葉 10 克、烏梅 6 克。

【用法】1～3 歲小兒，每劑 3 天，每次 30～50ml，每日 4 次；3～5 歲小兒，每劑兩天，每次 50～75ml，每日 4 次。

（2）小兒熱性肺系疾病通治方（風熱咳喘湯）

炙麻黃 5 克、杏仁 10 克、石膏 20～50 克、甘草 6 克、前胡 10 克、桑白皮 10 克、黃芩 10 克、瓜蔞殼 10 克、桔梗 10 克、大貝母 10 克、知母 10 克、紫菀 10 克、沙參 15 克、麥冬 10 克。

【功效】清熱、潤肺、化痰、止咳、平喘。

【適應證】熱性咳喘，外感發熱引起的咳喘、肺炎、咽喉炎等症。

【方解】本方由麻杏石甘湯、清金化痰湯、定喘湯、

沙參麥冬湯等化裁而來，麻黃、杏仁宣肺止咳平喘，石膏、黃芩、桑白皮清肺瀉熱，貝母、知母、瓜蔞清化熱痰，前胡、紫菀、沙參、麥冬降氣宣肺止咳，全方對證於肺系熱病證候。

　　小兒肺炎感染高燒加蘆根 20 克、金銀花 15 克、連翹 15 克、魚腥草 15 克；重症病毒性肺炎再加蚤休 10 克、板藍根 15 克、露蜂房 5 克；久咳不止加五味子 5 克、罌粟殼 2 克；喘息重者加百部 10 克、白果 10 克、款冬花 10 克、地龍 10 克；高熱驚厥抽搐者加天竺黃 20 克、殭蠶 10 克、膽南星 10 克、羚羊角粉 2 克（沖服）；小兒乳蛾去麻黃、杏仁，加玄參 10 克、射干 10 克、牛蒡子 10 克、金銀花 15 克、連翹 15 克、薄荷 6 克。

　　（3）小兒脾胃系疾病（消化道）的系統論治用小兒運脾保和湯

　　黨參 15 克、炒白朮 10 克、炒山藥 15 克、茯苓 15 克、炙甘草 6 克、炒扁豆 10 克、陳皮 6 克、炒薏苡仁 15 克、薑半夏 10 克、神麴 10 克、砂仁 5 克、炒麥芽 10 克、炒雞內金 5 克、葛根 15 克。

　　【功效】運脾、昇陽、止瀉。

　　【適應證】小兒泄瀉、厭食、納呆、腹脹、疳積、小兒胃炎等症。

　　【方解】本方由參苓白朮散、保和丸、六君子湯等化裁而成，六君子湯、白朮散運脾止瀉、促進消化，葛根昇陽止瀉，神麴、炒麥芽、雞內金運脾，半夏、陳皮、茯苓、薏苡仁利濕健脾，全方可通治小兒消化道雜症。

　　疳積者加炒萊菔子 5 克、焦檳榔 5 克、枳殼 5 克、白

荳蔻 3 克；厭食者加酒大黃 6 克、焦檳榔 5 克、白荳蔻 3 克；久瀉不止者加罌粟殼 2 克、車前子 15 克（包）；感染性腹瀉加黃連 6 克、木香 6 克、藿香 6 克、蒼朮 6 克；便燥者加羅漢果 10 克、胖大海 10 克；腹疼者加丁香 3 克、吳茱萸 3 克、肉桂 3 克。

（4）小兒心腦系疾病用系統方藥小兒腦科全息湯

天麻 10 克、鉤藤 10 克、酸棗仁 10 克、五味子 6 克、炙遠志 10 克、生地黃 15 克、甘草 6 克、膽南星 10 克、殭蠶 10 克、石菖蒲 10 克、龍骨 15 克、牡蠣 15 克、山梔 10 克、茯神 15 克。

【功效】清熱安神、豁痰祛風。

【適應證】小兒急慢性驚風、癲癇、多動症、抽動症、小兒面癱、小兒夜啼症等。

【方解】天麻、鉤藤、殭蠶祛風鎮驚，生地黃、山梔、膽南星清熱化痰，酸棗仁、五味子、龍骨、牡蠣安神養心，可系統治療小兒各種心腦失常性疾患。

小兒高熱抽搐驚厥加天竺黃 15 克、地龍 10 克、蟬蛻 3 克、烏梅 6 克；小兒癲癇症加全蟲 3 克、蜈蚣 1 條、鬱金 10 克、珍珠 10 克；抽動症、多動症加龜甲 15 克、玳瑁 10 克、蟬蛻 5 克；小兒夜啼加竹葉 10 克、蟬蛻 5 克；小兒面癱加川芎 6 克、防風 6 克、羌活 6 克。

◆ 評按

兒科歷來都是獨立的專科，在辨證論治和遣方用藥上與成人基本相同，但小兒畢竟其生理特點與成人有別，所以小兒科用藥以輕靈為主，「輕」指用量小，藥味清淡，

儘量不使用苦寒之品;「靈」指選藥精當,方雖小,但效宏,要做到畫龍點睛,用之則效;兒科許多雜病服藥不方便或小兒不配合時要與外治法相結合,如推拿、中藥敷臍療法,往往效果不錯。

兒科門診中,外感呼吸道感染占 60%以上,因此兒科系統療法中,重點突出肺系方劑,小兒其他雜病在門診中只占 20%以下,仍按常規傳統方法治療。

一個好方劑就能救活一個診所,一個好的製劑,就能救活一家醫院,傳統的兒科方劑中蘊藏諸多寶貝,兒科後繼者應努力發掘才是。

病案

張某,女,5 歲,2000 年 3 月 10 日就診。近 1 週來因外感發熱曾去門診輸液抗炎、清熱,現已經不燒,但咳嗽頻繁,早晚加重,白痰鼻塞,曾服小兒止咳糖漿未見改善。查體見舌質淡紅、苔薄白、脈浮緊。按傷風咳嗽論治,宜宣肺散寒止咳。

用通治方風寒止咳湯化裁:炙麻黃 2 克、法半夏 10克、炙甘草 5 克、蘇葉 5 克、杏仁 10 克、白前 10 克、荊芥 6 克、防風 6 克、桔梗 10 克、茯苓 15 克、紫菀 10克、大棗 10 克、生薑 3 片。

用法:水煎,每日 3 次,每次 70～100ml。療效:一劑咳減輕,二劑咳止,16 日痊癒。

于某,男,6 歲,2000 年 4 月 10 日就診。家長代訴:患兒反覆外感咳嗽 3 年之久,兩歲時曾患過支氣管肺

炎，每次寒潮來臨時都感冒，3 歲後每犯病時喉間有「水雞聲」，有痰咳不出，時有氣喘。西醫診察為兩肺紋理增粗，有水泡音。舌質淡紅、舌苔微黃、脈數。心率95～100 次/分，西醫診為慢性支氣管炎急性發作，相當於中醫的慢性咳嗽，治法應清肺止咳、降氣化痰。

可用通治方風寒咳喘湯化裁：炙麻黃 3 克、法半夏10 克、炙甘草 6 克、杏仁 10 克、白前 10 克、前胡 10克、桔梗 10 克、茯苓 15 克、桑皮 10 克、蘇葉 5 克、防風 10 克、五味子 5 克、大棗 10 克、生薑 5 克、露蜂房 3克。用法：水煎服，每劑兩天，分 6 次服，每次 100ml。療效：3 劑後即癒，其後囑每年夏季伏裏和冬季三九外貼三伏貼、三九貼，至 10 歲後再未犯病。

某男，12 歲，1999 年 11 月份因哮喘來診。主訴：哮喘每年冬季易發作，每次感冒均犯喘，曾輸過抗生素，但3 年來一直未癒，症見白痰、咳嗽、喉間有哮鳴音、脈弦滑、舌苔白。診斷：支氣管哮喘。

治宜溫肺化痰、降氣平喘，用風寒咳喘湯化裁：炙麻黃 6 克、杏仁 10 克、甘草 6 克、黃芩 10 克、桑皮 10克、薑半夏 15 克、白前 10 克、桔梗 10 克、茯苓 15 克、防風 10 克、紫菀 10 克、款冬花 10 克、五味子 6 克、蘇子 6 克、百部 10 克。用法：每劑兩天，每天 3 次，每次100～150ml，上方犯病時口服 6 天諸症皆除，春節流感盛行時患者也未犯病。

王某，女，6 歲，2006 年 4 月 8 日來診。其母親代訴

說：患兒 4 歲時開始每年冬春氣候突變時就犯咳喘，幾乎每年都去門診輸液十幾次，有時需住院 1 週方癒，但始終未治癒。2005 年春節後犯過 3 次病，4 月 6 日又犯哮喘，用成藥小兒咳喘靈口服液一盒不見效而來診。查體見脈象浮數、低燒，喉間有痰，有哮鳴音，按偏熱型哮喘治療，治宜清熱化痰、降熱平喘。方用通治方風熱咳喘湯化裁治之：炙麻黃 6 克、杏仁 10 克、石膏 15 克、甘草 6 克、前胡 15 克、法半夏 10 克、黃芩 10 克、五味子 6 克、桔梗 10 克、瓜蔞殼 10 克、知母 10 克、桑白皮 10 克、大貝母 10 克、紫菀 10 克、膽南星 10 克、地龍 10 克。用法：水煎，每劑 2～3 天，每次 100ml，每日 3 次。療效：服一劑喘咳即輕，兩劑後痰少，3 劑服 6 天後喘已停。

梁某，男，5 歲，1999 年 5 月 10 日就診。其家長代訴：5 月 4 日感冒發燒，體溫 39℃，西醫診為肺炎，曾靜滴阿奇黴素 3 天體溫仍不低於 38℃，伴見咳嗽、口乾、煩躁，西醫查驗血象提示血細胞增多，雙肺紋理增強，有水泡音。確診為細菌性肺炎，脈弦數，脈率 120 次/分，體溫 38.5℃，舌質微黃、舌質偏紅。

治宜清熱解毒、化痰止咳，用風熱咳喘湯化裁論治：炙麻黃 5 克、杏仁 10 克、石膏 30 克、甘草 6 克、前胡 10 克、桑白皮 10 克、黃芩 10 克、桔梗 10 克、大貝母 10 克、知母 10 克、紫菀 10 克、沙參 15 克、麥冬 10 克、金銀花 10 克、連翹 10 克、魚腥草 20 克、蘆根 15 克。用法：每劑 3 天，每天 3～4 次，每次 75～100ml。療效：3 劑畢體溫降至正常，咳嗽亦停。

　　患兒，2 歲，1990 年 8 月就診。患兒大便泄瀉，完穀不化，食後即瀉，大便形如蛋花，一日 6～7 次，伴見面色無華、精神倦怠、唇舌色淡、舌苔薄白、脈弦無力、指紋淡紅。診為消化不良性腹瀉，治宜助運健脾、和胃止瀉。

　　方用小兒運脾保和湯：黨參 15 克、白朮 10 克、炒山藥 15 克、茯苓 15 克、炙甘草 6 克、炒扁豆 10 克、陳皮 6 克、炒薏苡仁 15 克、薑半夏 10 克、神麴 10 克、砂仁 3 克、炒麥芽 10 克、炒雞內金 5 克。用法：每劑 3 天，每日 3 次，每次 50～75ml，只服完 1 劑即癒。

　　李某，男，11 歲，2000 年 5 月 11 日初診。患者近半年來表現出多動、注意力不集中、上課時小動作增多、學習成績下降、脾氣急躁、夜寐不安、不安心於學習。查體見舌質紅、舌苔薄、脈細弦。診斷：兒童多動症。治宜：滋陰潛陽、安神益智。

　　方用小兒腦科全息湯化裁：天麻 10 克、鈎藤 10 克、酸棗仁 10 克、五味子 6 克、炙遠志 10 克、生地黃 15 克、甘草 6 克、龜甲 15 克、殭蠶 10 克、石菖蒲 10 克、龍骨 20 克、牡蠣 20 克、茯神 15 克、益智仁 6 克。本方用酸棗仁、遠志、益智仁、茯神，安神養心益智；用龜甲、龍牡、殭蠶鎮靜潛陽；用生地黃、鈎藤、天麻、白芍清熱平肝。肝陽得潛，心神得安，多動注意力渙散自除。本方患者服 4 週後明顯好轉，學習成績上升，上課小動作明顯減少，夜間能安睡，7 月初已停服湯劑，後按上方配製水丸，又續服 40 天後諸症消失，一切恢復正常。

常見皮膚病的系統論治

◆ 概述

皮膚科疾病種類繁多，但常見的主要也就十幾種，如蕁麻疹，中醫稱為隱疹或「鬼風疙瘩」，有急、慢性兩種，數月不治可轉為慢性；帶狀皰疹，中醫稱為「纏腰火丹」；銀屑病，中醫稱「白疕」；痤瘡，俗稱「青春痘」；黃褐斑，也稱面斑、蝴蝶斑；手癬，中醫稱為「鵝掌風」；足癬，俗稱「腳氣病」；濕疹為過敏性疾患，中醫稱為「濕瘡」；脫髮，中醫稱為「斑禿」，脫髮分為普脫、全脫，本文只講斑禿，系統論治皮膚病只討論上述的十幾種。

◆ 病機

痤瘡，好發於青年男女，中醫稱為「肺風粉刺」。現代醫學認為痤瘡是內分泌障礙、雄性激素增多、代謝紊亂、皮脂腺分泌過剩、細菌感染、大便秘結等原因引起的。中醫則認為是肺經風熱燻蒸於皮膚或過食油膩辛辣之品，脾胃蘊積濕熱外犯皮膚而致。

痤瘡的形成常與遺傳基因和皮膚的類型有關，油性皮

膚的人，皮脂腺分泌旺盛，毛孔容易阻塞，感染細菌後，容易發生痤瘡，而乾性皮膚的人則不易起痘痘。女性在月經期前後，因激素水平變化，可使痘痘增多，痘痘雖然長在面部、背部，但實際上也是內科病。

面斑，學名稱黃褐斑，多發於 30 歲至 50 歲女性，個別男人也有。有些慢性病，如肝病、結核病、腫瘤、月經不調、盆腔炎等都可以誘生面斑，待病癒後斑可自除。中醫認為，黃褐斑雖然表現在面部，實際也屬內科病，其病因是腎虛不能制水，血虛不能華肉或肝鬱內蘊有熱阻於皮膚，婦人妊娠期常在頰部兩側出現蝴蝶狀斑，有人稱為「蝴蝶斑」，病理多和肝氣鬱結、虛熱內蘊有關。

帶狀皰疹，俗稱「蛇串瘡」，現代醫學認為是由水痘-皰疹病毒引起的急性皮膚病，一般沿著腋下周圍神經走向呈帶狀分佈。

中醫認為是情志內傷、肝氣鬱結、久而化火、肝經火盛或脾失健運、濕熱相搏、感染毒邪而致。

銀屑病，現代醫學認為是一種紅斑鱗屑性皮膚病，但至今病理不清；中醫認為是血燥生風，肌膚失養所致，久治不癒則耗傷氣血、風寒化熱、濕邪化燥、燥邪成毒，熱毒流竄於營血，內侵臟腑使該病久治不癒。

蕁麻疹（風疹塊），現代醫學認為是一種皮膚過敏性疾病，中醫認為蕁麻疹多因七情內傷、營衛失和、衛外不固、復感風邪或過食腥葷、刺激性食物而誘發。若素來體弱、陰虛內熱、血虛生風，氣血被耗反覆發作，可形成慢性蕁麻疹，數月甚至數年不癒。

白癜風，是一種原發侷限性或泛發性皮膚色素脫失

症,至今病理不清,目前認為與免疫紊亂、精神創傷、外傷、營養失調等因素有關。中醫認為,本病與情志內傷,肝氣鬱結,復受風邪夾濕,搏於皮膚,致氣血失和或氣滯血瘀,血不滋養皮膚有關。

濕疹,有急、慢性之分,急性者以濕熱為主,常夾有外風,風為陽邪,易襲皮毛腠理,以頭面上肢為重,風者善行而數變,來去急快,游走不定可泛發於全身,濕為陰邪,瀰漫,黏滯,夾濕蘊熱,使皮膚漸紅、灼熱、濕癢;慢性濕疹由急性濕疹反覆發作長期不癒,而形成慢性者多因血虛風燥、濕熱蘊結,其病因不外濕、熱、風三者相互作用而成。

手足癬,手癬多數為紅色毛癬菌(真菌類)引起,多由外感濕熱之毒,蘊結皮膚或由相互接觸,毒邪相染而成,手部皮膚乾燥,肌膚失養脫皮乾燥似鵝掌,因此中醫把手癬稱為「鵝掌風」。足癬俗稱「腳氣」,屬真菌感染性皮膚病,中醫認為是濕熱下注引起的。

疣,包括扁平疣和尖銳濕疣、跖疣及傳染性軟疣等,疣類多為病毒性傳染性皮膚病。中醫認為,本病多為風熱之邪搏於皮膚、肌肉或肝血失養、風熱血燥、筋器不榮所致。

總之,皮膚病的成因複雜,是體虛後受風熱濕毒之邪侵犯,衛氣不固,腠理不密,使營衛不和、氣血運行失常、肌膚失去濡養,以致發生風團、丘疹、疣、斑、脫屑、瘙癢等各種皮膚病。《黃帝內經》中說:「諸痛癢瘡,皆屬於心。」皮膚病實際與肺、脾、腎皆有關係,而不只是心。

◆ 辨證論治

　　痤瘡病人臨床頗多，辨證一般分為三型論治：即肺熱型、熱毒血瘀型及膿腫血瘀型。有白頭、黑頭之分，用手擠壓有米粒狀脂栓排出，刺頭有小膿瘡，破潰後形成色素沉著及凹陷小坑、膿腫破潰後形成疤痕紫斑，個別人會形成橘皮樣臉。肺熱型用清肺枇杷飲化裁治之；熱毒型用五味消毒飲治之；大紫包塊膿腫型用解毒消囊湯辨證治之，一般應配合濕膜外敷，能加速療效。

　　黃褐斑、面斑患者以中年婦女為多，脈多沉弦，舌質淡紫或有瘀斑，腎虧陰虛者用益腎化斑湯化裁。大面積黃褐斑用烏蛇榮皮湯為佳，睡前配合外塗面霜有利於康復。

　　帶狀皰疹（蛇串瘡），脈弦數、舌質偏紅，以肝經濕熱者占多數，用龍膽瀉肝湯或解毒清肝湯化裁，老年患者應先拔罐排毒，口服中藥解毒清肝，把瘀毒排淨，否則會形成後遺痛，後遺痛可用後遺止痛湯隨證加減治之。

　　銀屑病，中醫也辨證為尋常型、紅斑型和膿包型幾種。開始只是身上某些部位有小紅點，然後逐漸擴大，數日後上面有白色銀屑脫落，洗浴後皮膚變紅，口服辛辣食品則癢甚，銀屑病到後期一般均有血燥，白屑增厚，紅斑消退後主要應養血潤燥，治療中自始至終都要清熱利濕解毒，臨床辨證按三型論治，但三型往往不是很典型，尋常型均可按銀屑病 1 號方化裁。

　　白癜風的病理複雜，治療療程長，多服丸、散，可用白癜風丸，方便不少，初起應重視，可以治癒。皮膚症狀遍及全身則治療困難，小面積也可外塗白癜風油膏。

濕疹臨床病人最多，病史都是數月、數年不癒，皮膚表面粗糙，有苔蘚樣變化、色素沉著、抓痕，甚癢，全身任何部位均可發生，但以手足、小腿、陰囊、肛周為多，大多為慢性濕疹，臨床用通用濕疹湯化裁。

手足癬（鵝掌風），臨床最為常見，用洗劑外洗不難治療，頑固不癒者可用艾灸，療效不錯。

蕁麻疹有急慢性之分，包塊色白者為偏寒，傍晚易發，色紅者為熱，晨起易發，分別用散寒祛風湯和消風散加減治之。

扁平疣好發於手背、頸部、頭額，成片分佈，一般用掃疣湯治之，而尖銳濕疣多發於肛周、陰部暗處，大小不等，形狀各異，有分泌物，常用萆薢滲濕湯內服，加外用烏梅膏多可治癒。

斑禿，是頭髮局部突然發現呈圓形脫落如錢幣大小，一塊或數塊，內服生發丸，外用生發酊在 2～3 個月內可恢復。

◆ 方藥分析

（1）清熱枇杷飲

生地黃 15 克、牡丹皮 15 克、黃芩 10 克、山梔子 10 克、桑白皮 15 克、枇杷葉 6 克、赤芍 15 克、甘草 10 克。

【功效】清熱、解毒、涼血。

【適應證】肺經血熱所致尋常型痤瘡。

（2）五味消毒飲加味

金銀花 20 克、野菊花 15 克、紫花地丁 15 克、赤芍

20 克、牡丹皮 15 克、桃仁 10 克、甘草 15 克、牛蒡子 10 克、蒺藜 15 克。

【功效】祛風、解毒、化瘀。

【適應證】熱毒血瘀型痤瘡。

（3）解毒消囊湯（自擬）

白花蛇舌草 30 克、黃芩 15 克、連翹 20 克、生地黃 15 克、夏枯草 20 克、皂角刺 20 克、丹參 15 克、浙貝母 15 克、梔子 10 克、紅花 10 克、陳皮 15 克、甘草 15 克。

【功效】清熱解毒、消囊散結。

【適應證】囊腫型、重型痤瘡。

（4）外治痤瘡用濕膜法睡前外敷

金銀花 10 克、牛蒡子 10 克、白芷 5 克、黃芩 10 克、黃柏 10 克、蒲公英 10 克、艾葉 5 克、薄荷 6 克。

紗布包煎，取汁敷面半小時。

【適應證】各型痤瘡。

（5）益腎化瘀祛斑湯

當歸 15 克、赤芍 20 克、生地黃 15 克、川芎 10 克、丹參 20 克、桃仁 10 克、紅花 10 克、牡丹皮 15 克、天花粉 15 克、玄參 15 克、茯苓 20 克、柴胡 10 克、川牛膝 15 克、龜甲 10 克。

【功效】益腎、化瘀、祛斑。

【適應證】腎虛蘊熱型黃褐斑。

（6）李可烏蛇榮皮湯

生地黃 30 克、當歸 30 克、桂枝 10 克、赤芍 15 克、川芎 10 克、桃仁 10 克、紅花 10 克、牡丹皮 15 克、紫草

15 克、何首烏 30 克、蒺藜 30 克、白鮮皮 30 克、烏梢蛇 30 克、炙甘草 10 克、生薑 10 克、大棗 10 枚。

【功效】養血潤燥、活血祛瘀、通調營衛。

【適應證】皮膚病基本方劑。

（7）外用晚霜祛黃褐斑

白附子 60 克、白芷 50 克、西洋參 15 克、珍珠粉 30 克、天花粉 30 克、浙貝母 30 克、冰片 5 克。

【用法】用奶液調或甘油、水調均可。夜塗旦洗或睡前洗去。

【功效】祛斑增白。

【適應證】黃褐斑、雀斑等。

（8）解毒清肝湯

板藍根 20 克、龍膽草 10 克、生地黃 15 克、柴胡 10 克、黃芩 15 克、澤瀉 10 克、山梔 10 克、薏苡仁 30 克、車前子 10 克（包）、蜈蚣 2 條、延胡索 15 克、甘草 10 克。

【功效】清肝、解毒。

【適應證】肝經實火、濕熱下注、帶狀皰疹等。

（9）龍膽瀉肝湯

龍膽草 10 克、生地黃 15 克、木通 10 克、柴胡 10 克、甘草 6 克、當歸 10 克、黃芩 15 克、車前子 15 克（包）、山梔 10 克、澤瀉 10 克。

【功效】清肝、解毒。

【適應證】肝經實火、濕熱下注、帶狀皰疹等。

（10）後遺止痛湯

龍膽草 15 克、柴胡 15 克、鬱金 15 克、川芎 10 克、

赤芍 20 克、全蟲 6 克、蜈蚣 2 條、延胡索 20 克、紅花 10 克、瓜蔞 10 克、甘草 10 克。

【功效】清肝、袪風、化瘀。

【適應證】帶狀皰疹後遺痛。

（11）銀屑癬 1 號方

白花蛇舌草 30 克、蒲公英 20 克、生地黃 15 克、玄參 15 克、牡丹皮 15 克、丹參 30 克、赤芍 20 克、甘草 15 克、白鮮皮 20 克、何首烏 20 克、蒺藜 25 克、蟬蛻 10 克、薏苡仁 30 克、土茯苓 30 克、黃柏 15 克、烏梢蛇 30 克。

【功效】養血潤燥、涼血解毒。

【適應證】銀屑癬、牛皮癬。

（12）牛皮癬丸

烏梢蛇 100 克、蜈蚣 30 條、生地黃 50 克、露蜂房 30 克、土茯苓 60 克、紫草 30 克、玄參 50 克、牡丹皮 50 克、當歸 30 克、丹參 50 克、赤芍 50 克、甘草 30 克、白鮮皮 60 克、製何首烏 60 克、蒺藜 50 克、蒲公英 50 克、防風 30 克。

上藥製粉，煉蜜為丸，每丸重 6 克，每次 2 丸，每日 2～3 次。

（13）白癜風丸

當歸 15 克、川芎 10 克、製何首烏 15 克、蒺藜 50 克、丹參 20 克、蒼朮 15 克、白芍 20 克、黃耆 20 克、靈芝 10 克、威靈仙 10 克、烏梢蛇 50 克、甘草 10 克。

上藥製粉，煉蜜為丸，每丸重 6 克，每次 2 丸，每日 2～3 次。

【功效】調和氣血。

【適應證】白癜風。

（14）白癜風散

旱蓮草 90 克、製何首烏 60 克、沙苑子 60 克、刺蒺藜 60 克、紫草 45 克、蚤休 30 克、丹參 30 克、苦參 30 克、蒼朮 25 克。

上藥磨細粉，每次 6 克，每日 3 次。

【功效】調和氣血。

【適應證】白癜風。

（15）消風散加味

生地黃 15 克、當歸 15 克、蒼朮 15 克、防風 10 克、荊芥 10 克、牛蒡子 10 克、蟬蛻 10 克、苦參 10 克、知母 10 克、蒺藜 15 克、胡麻仁 10 克、甘草 15 克、石膏 20 克。

【功效】祛風清熱。

【適應證】偏熱性蕁麻疹。

（16）散寒祛風湯

黃耆 20 克、炒白朮 15 克、防風 10 克、桂枝 10 克、酒白芍 15 克、甘草 10 克、白鮮皮 15 克、炙麻黃 3 克、肉桂 6 克、烏藥 10 克、蟬蛻 10 克、生薑 10 克、地膚子 15 克。

【功效】祛風散寒。

【適應證】偏寒型蕁麻疹。

（17）通用濕疹湯化裁

生地黃 15 克、牡丹皮 50 克、玄參 15 克、蒺藜 20 克、製何首烏 15 克、土茯苓 30 克、苦參 30 克、黃柏 30

克、甘草 15 克、蜈蚣 2 條、烏梢蛇 15 克、蒼朮 15 克、白鮮皮 15 克、生薏苡仁 50 克、地膚子 15 克、忍冬藤 20 克。

【功效】清熱利濕、袪風止癢。

【適應證】各型濕疹。

（18）通用皮炎湯

生地黃 15 克、何首烏 20 克、苦參 10 克、防風 10 克、刺蒺藜 20 克、白鮮皮 15 克、皂角刺 15 克、殭蠶 15 克、玄參 15 克、地膚子 20 克、甘草 10 克。

【功效】清熱、袪風、止癢。

【適應證】神經性皮炎、牛皮癬等。

（19）外治神經性皮炎、濕疹藥膏

密陀僧 10 克、枯礬 15 克、雄黃 6 克、硫黃 10 克、銀珠 6 克、硼砂 3 克、冰片 2 克。

上藥研極細粉末，用凡士林調和為軟膏，塗患處。

【適應證】各種頑癬、濕疹、手足癬。

（20）手足癬專用方

土槿皮 30 克、苦參 30 克、黃柏 30 克、明礬 30 克、蛇床子 30 克、白鮮皮 30 克、川楝子 30 克、大楓子肉 20 克、地膚子 20 克。

水煎後洗患處，每次 30 分鐘，每日 1～2 次。

【功效】調和氣血。

【適應證】手足癬。

（21）萆薢滲濕湯

土茯苓 30 克、白花蛇舌草 30 克、蒼朮 15 克、黃柏 20 克、白鮮皮 15 克、大青葉 20 克、露蜂房 10 克、馬齒

莧 50 克、澤瀉 10 克、生薏苡仁 50 克。

【功效】清熱解毒、利濕消疣。

【適應證】病毒性疣及尖銳濕疣。

（22）掃疣湯

馬齒莧 60 克、大青葉 20 克、露蜂房 10 克、生薏苡仁 50 克。

【功效】解毒、清熱、利濕。

【適應證】疣癬，尤其治扁平疣。

（23）生髮丸

生地黃 15 克、當歸 15 克、製何首烏 30 克、側柏葉 15 克、蟬蛻 10 克、川芎 15 克、白鮮皮 15 克、刺蒺藜 15 克、女貞子 15 克、旱蓮草 20 克、枸杞子 30 克、牡丹皮 15 克、菟絲子 30 克。

諸藥磨粉，過 100 目細篩，煉蜜為丸，口服。

每丸重 6 克，每次 2 丸，日服兩次，2 個月為一療程。

【功效】養血生髮。

【適應證】脫髮。

（24）外用生髮酊

側柏葉 10 克、補骨脂 10 克、乾薑 10 克、斑蝥蟲 1 克、紅花 3 克。

75%乙醇浸 7 天，外塗患處，每日塗兩次。

【功效】養血生髮。

【適應證】脫髮。

皮膚科用藥分析：清熱涼血用生地黃、牡丹皮、紫草、玄參、槐花、水牛角；清熱解毒用白花蛇舌草、土茯

芩、露蜂房、蒲公英、金銀花、木鱉子、連翹、馬齒莧；
疏風解表用防風、牛子、荊芥、蟬蛻；養血潤燥用麥冬、
何首烏、天冬、胡麻仁、當歸；袪風止癢用蟬蛻、蛇蛻、
白鮮皮、烏梢蛇、蒺藜、苦參、地膚子；活血化瘀用三
棱、文朮、丹參、赤芍、桃仁、紅花、川芎、當歸；利水
滲濕用薏苡仁、萆薢、地龍、赤小豆、桑白皮。

　　皮膚科專藥：蕁麻疹用荊芥、防風、蟬蛻；梅毒用土
茯苓、輕粉；牛皮癬用木鱉子、菝葜、蛇蛻、皂角刺；痤
瘡用白蘞、黃芩、川大黃；濕疹用羊蹄根、狼毒（外
用）、土茯苓；白癜風用補骨脂、密陀僧（外用）、狼
毒；斑禿用斑蝥（外）；帶狀皰疹用雄黃（外）；疣癬用
鴉膽子、烏梅、五倍子；面斑用白附子、白芷、珍珠粉。

　　從上面的湯方及皮膚科用藥分析中可以發現，皮膚科
所用的中藥在 100 味左右，最常使用的有 20 餘味，幾乎
方方均用，如荊芥、防風、蟬蛻、製何首烏、刺蒺藜、白
鮮皮、蒼朮、薏苡仁、甘草、萆薢、玄參、生地黃等，皮
膚科常用湯方在 20 個左右，古方以消風散和定風丹、荊
防湯、萆薢滲濕湯、龍膽瀉肝湯用得最多。

　　皮膚科時方、驗方應用多於古方，古方中以外治用藥
多於內服，如輕粉、雄黃、青黛、巴豆、斑蝥、狼毒等。
皮膚科用藥中體現清熱利濕、養血潤燥、解毒化瘀之治則
是尤其皮膚科的病理——風、熱、濕、毒、瘀決定的。

◆ 系統論治法

　　加味烏蛇榮皮湯

　　當歸 20 克、赤芍 15 克、生地黃 30 克、川芎 10 克、

桃仁 10 克、紅花 10 克、桂枝 10 克、生薑 10 克、大棗 15 克、製何首烏 30 克、刺蒺藜 30 克、白鮮皮 20 克、牡丹皮 15 克、紫草 10 克、烏梢蛇 20 克、蟬蛻 10 克、防風 10 克、生薏苡仁 30 克、甘草 10 克。

【方解】本方由名醫李可的烏蛇榮皮湯加上蟬蛻、防風、生薏苡仁三味，以適應更多的皮膚病需要。該方仍為皮膚科的基礎方，應用時仍然要加減。

原方由桃紅四物湯合桂枝湯養血潤燥、活血化瘀、通調營衛；定風丹（何首烏、蒺藜）加防風、蟬蛻養肝益腎、養血祛風、止癢；紫草涼血；白鮮皮苦、寒，入肺、大腸、脾胃四經，功可清熱療死肌，為皮膚科通用藥；烏梢蛇藥食兼用，無毒，入肺、脾二經，能祛風通經絡；生薏苡仁入肺、大腸經，利水滲濕，可使毒邪外洩，全方通治各種皮膚病。

【功效】養血潤燥、祛風止癢、活血化瘀。

【適應證】各種皮膚病。

加味烏蛇榮皮湯加減運用：黃褐斑可加白芷 10 克、降香 15 克、菟絲子 30 克、枸杞子 15 克、淫羊藿 10 克、巴戟天 10 克、柴胡 6 克、茯苓 20 克。

白癜風可重加蒺藜至 80 克、沙苑子 30 克、女貞子 20 克、旱蓮草 20 克、狼毒 2 克。

牛皮癬加生地黃 50 克、金銀花 30 克、蜂房 10 克、土茯苓 30 克、玄參 15 克、皂角刺 15 克、木鱉子 20 克。

濕疹加金銀花 50 克、連翹 20 克、土茯苓 60 克、蒼朮 15 克、黃柏 15 克、蜈蚣 2 條。

斑禿加靈芝 10 克、側柏葉 15 克、茯苓 15 克、肉蓯

蓉 10 克、枸杞子 20 克、女貞子 15 克。

蕁麻疹加五味子 6 克、銀柴胡 15 克、地膚子 20 克。

痤瘡加桑白皮 15 克、金銀花 20 克、連翹 15 克、牛蒡子 10 克、黃芩 10 克、川大黃 10 克、白蘞 15 克。

帶狀皰疹加龍膽草 20 克、柴胡 10 克、鬱金 15 克、蜈蚣 2 條、車前子 20 克。

神經性皮炎加苦參 15 克、殭蠶 10 克。

扁平疣、尖銳濕疣加白花蛇舌草 30 克、馬齒莧 50 克、蜂房 10 克。

◆ 評按

醫學界有一句俗語：「治病不治癬，治癬必失臉。」說明癬疹一類皮膚病，想徹底治癒並不簡單。實際上皮膚病種類繁多，是最複雜的一科，有過敏性的、病毒性的、真菌性的，表面上用肉眼就能看清病灶，如丘疹、膿瘡、斑疹、結節、風團、鱗屑，但要區分清楚是什麼性質也並不容易。

有些皮膚病發展緩慢，常常數月、數年不癒，有些慢性濕疹終身不癒，所以專科醫院以皮膚科為最多。皮膚病很少危及生命，但頑固難癒，患者痛苦纏綿，醫生焦頭爛額，確為醫學的一道難題。

皮膚病雖然病在表皮，但實際上很多都是內科病反映在皮膚上，名醫李可說得好：「見皮治皮永無期。」濕、熱、燥、火往往不是單一存在，許多皮膚病發病機理都是 2 個或 2 個以上原因，風熱、風寒、濕熱，虛實夾雜，並非一臟一腑，雖然說「諸痛癢瘡，皆屬於心」，但皮膚科

病涉及肺、脾、心、肝、腎五臟，所以單去治表面皮膚，
外用藥洗洗擦擦只能暫時緩解，要徹底治癒必須有內服藥
配合。

病案

　　劉某，男，25 歲，2005 年 6 月 10 日初診。2001 年
確診為尋常型銀屑病，到處治療已達 4 年，始終纏綿不
癒。查全身皮癬散在分佈、色紅，銀屑不多，背部偏重，
頭面部少，伴見煩躁、手心熱、脈弦數、舌紅少苔，辨證
為陰虛血燥、肝火熾盛銀屑病。

　　治宜養血潤燥、涼血解毒，方用加味烏蛇榮皮湯化裁
治之：生地黃 50 克、赤芍 20 克、川芎 10 克、當歸 20
克、桃仁 10 克、紅花 10 克、白鮮皮 20 克、烏梢蛇 20
克、牡丹皮 15 克、紫草 10 克、製何首烏 30 克、刺蒺藜
30 克、土茯苓 30 克、生薏苡仁 30 克、木鱉子 20 克、甘
草 15 克、生薑 10 克、大棗 15 克。用法：每天 1 劑，分
兩次服。療效：上方服 6 週後，紅斑退下，其後製蜜丸續
服 3 個月，兩年後回訪未再復發。

　　蜜丸方：生地黃 100 克、當歸 50 克、赤芍 30 克、川
芎 30 克、桃仁 30 克、紅花 30 克、紫草 30 克、白鮮皮
60 克、甘草 30 克、土茯苓 60 克、烏梢蛇 120 克、蜈蚣
20 條、蜂房 30 克。製法用法：上方磨粉，煉蜜為丸，每
丸重 6 克，每次 2～3 丸，每日 2～3 次。

　　盛某，女，34 歲，2006 年 5 月 4 日初診。自訴：手
足寒涼、月事減少、疲勞倦怠、腰痠腿沉，去年春天發現

面頰處有淺棕色暗影，此暗影越來越大，最終形成如今的面斑。查舌質淡、苔白、脈沉遲，屬肝腎不足、血不榮面。治宜養血化瘀、滋補肝腎，方用加味烏蛇榮皮湯化裁：生地黃 20 克、熟地黃 30 克、赤芍 20 克、川芎 10 克、當歸 15 克、桃仁 10 克、紅花 10 克、桂枝 10 克、炙甘草 10 克、大棗 15 克、生薑 10 克、製何首烏 20 克、刺蒺藜 20 克、白鮮皮 15 克、丹參 15 克、烏梢蛇 20 克、菟絲子 30 克、枸杞 20 克、巴戟天 15 克、白芷 10 克、柴胡 10 克、茯苓 20 克。用法：水煎服，上方隨證加減變化，計服 7 週（42 劑）後，面斑明顯變淺，至 7 月下旬，天氣轉熱，改為蜜丸又續服近 50 天至九月下旬面斑全消，面色轉潤，月事已正常。

王某，女，20 歲，2005 年 4 月 11 日就診。患者半月來身癢，雙臂、後背起大片紅疹，午後偏重，每日均有發生，有時一日 2～3 次，見熱、吃海產品加重。體見脈弦數，舌質紅。

診為風熱型蕁麻疹，由營衛失和、風熱入侵引起，治宜祛風清熱、養血和營，方用加味烏蛇榮皮湯化裁：生地黃 30 克、當歸 15 克、川芎 10 克、桃仁 10 克、紅花 10 克、白芍 15 克、白鮮皮 20 克、甘草 10 克、紫草 6 克、蟬蛻 10 克、荊芥 10 克、防風 15 克、製何首烏 20 克、刺蒺藜 20 克、烏梢蛇 15 克、牡丹皮 10 克、大棗 15 克、生薑 10 克、烏梅 10 克、五味子 6 克。用法：水煎服，每次 150ml，每日 3 次。療效：6 劑服完後發病次數銳減，偶爾也發 1 次，4 月 18 日又進 6 劑，至 5 月 5 日其母告知

風疹塊已無，再未犯過。

曾某，女，40 歲，2006 年 8 月 7 日初診。自訴患濕疹已 3 載，中西藥吃了不少，始終未癒，年年至夏則偏重，冬季稍輕，雙手、雙足、小腿部均有苔蘚樣抓痕，夜間劇癢，影響睡眠。查體舌質紅、少苔、脈弦數，經皮膚科西醫確診為慢性濕疹，屬中醫頑癬一類，由血虛風燥、濕熱蘊阻引起，治宜清熱利濕、祛風止癢等方法。

方用加味烏蛇榮皮湯加減治之：生地黃 30 克、當歸 15 克、川芎 10 克、赤芍 20 克、桃仁 10 克、紅花 10 克、玄參 15 克、製何首烏 20 克、刺蒺藜 20 克、白鮮皮 20 克、蒼朮 10 克、苦參 10 克、烏梢蛇 20 克、生薏苡仁 30 克、土茯苓 30 克、牡丹皮 15 克、甘草 10 克。用法：水煎，每日 1 劑，分兩次服，囑第三煎外用洗手足。忌食辛辣、海鮮，服 6 週後夜間已不癢，皮膚變光潤。

李某，男，42 歲，2006 年 10 月 5 日初診。由於工作壓力大，情緒低落，長夜不眠，夜間夢多，常因惡夢驚醒。患者新年前從南方歸來後發現後腦勺及偏右側有一元硬幣大小脫髮，呈圓形，光亮無毛髮。查體見脈細弦、舌質紅、少苔，證屬血虛風盛、肝腎虧損。

治宜滋補肝腎、養血生髮，方用加味烏蛇榮皮湯化裁：生地黃 30 克、白芍 20 克、川芎 15 克、當歸 20 克、製何首烏 30 克、蒺藜 20 克、蟬蛻 10 克、白鮮皮 15 克、烏梢蛇 15 克、菟絲子 30 克、枸杞 20 克、補骨脂 10 克、側柏葉 15 克、靈芝 10 克、女貞子 10 克、肉蓯蓉 15 克。

用法：煎湯，每日 1 劑，分兩次服，同時用斑螫生髮酊（當歸 6 克、川芎 6 克、丹參 6 克、紅花 5 克、側柏葉 10 克、桑皮 6 克、斑螫蟲 1 克。浸 50 度白酒中，泡 1 週後外塗，每日早晚擦斑禿處。）療效：湯劑計服 6 週，已生絨毛樣新髮，後用上方製蜜丸服用月餘，到 2007 年 5 月已完全長出新髮。

張某，男，67 歲，2006 年 10 月 11 日來診。患者自訴近一個月來全身瘙癢，夜間尤甚，不得安眠，局部已撓破結痂，經口服濕毒清、烏蛇止癢丸半月無效來求中醫診治。查患者上臂後背有抓痕，經西醫診斷為老年皮膚瘙癢症，相當於中醫的癢風，其機理為血虛風燥，治應養血、祛風、潤燥。

方用加味烏蛇榮皮湯化裁：當歸 15 克、白芍 20 克、川芎 10 克、生地黃 30 克、牡丹皮 15 克、蟬蛻 10 克、製何首烏 30 克、刺蒺藜 30 克、白鮮皮 20 克、烏梢蛇 20 克、防風 10 克、荊芥穗 10 克、雞血藤 15 克、桃仁 10 克、紅花 10 克、夜交藤 20 克、大棗 15 克、生薑 10 克。用法：每日 1 劑，分 3 次服，每次 150ml。療效：上方連服 3 週後，瘙癢明顯減輕，囑口服歸脾丸後續治療。

張某，男，32 歲，2015 年 10 月 5 日就診。雙手及腳均有不同程度的皮損，雙手乾裂、皮厚，西醫診斷為濕疹，屬中醫的手足癬、鵝掌風之類。患者體豐肥胖，舌質淡白，舌苔濁膩，脈弦滑。患者已經治療半年不見效果才找中醫。本病雖為濕疹，西醫認為是真菌類感染所為，中

醫認為「諸痛癢瘡皆屬於心」，遂用加味烏蛇榮皮湯與萆薢滲濕湯化裁，配合外用藥物，到春節時手已完全治癒。生地黃 30 克、牡丹皮 15 克、川芎 10 克、白芍 15 克、當歸 20 克、桃仁 10 克、紅花 10 克、烏梢蛇 15 克、萆薢 15 克、白鮮皮 15 克、蒼朮 10 克、生薏苡仁 30 克、黃柏 10 克、土茯苓 30 克、土槿皮 15 克、苦參 10 克、地骨皮 15 克、桂枝 10 克、大棗 15 克、生薑 10 克、甘草 10 克。用法：煎湯，每日 1 劑，分兩次服。外用方：黃柏 30 克、土槿皮 30 克、苦參 30 克、明礬 20 克、川椒 15 克。煎湯外洗雙手、雙足。

　　劉某，男，25 歲，職員，2006 年 5 月 10 日初診。該患者自訴：前兩個月只見兩腮部有少量粉刺，可擠出白色分泌物，有癢感，漸漸向上頜部發展，局部色紫有小包塊、膿腫，破潰後裏面膿液滲出，自覺面灼熱、口苦咽乾、大便秘結。查體見舌質暗紅、舌苔微黃、脈弦數有力，證屬相火熾盛、血分蘊熱、上蒸於面，治宜滋陰降火、涼血活血。

　　方用加味烏蛇榮皮湯化裁：生地黃 20 克、當歸 15 克、川芎 10 克、赤芍 15 克、牡丹皮 15 克、桃仁 10 克、紅花 10 克、玄參 15 克、白鮮皮 20 克、蒺藜 15 克、製何首烏 15 克、白芷 10 克、烏梢蛇 15 克、黃柏 15 克、生薏苡仁 30 克、薄荷 10 克、生甘草 10 克、大棗 15 克、生薑 10 克。用法：水煎，每日 1 劑，分兩次服。上方加減服 3 週後面瘡變小，色紅紫變淺、變平，續服了 3 週後結節、膿包消失，大便暢通。

血液科疾病的系統論治

◆ 概述

現代醫學血液病按細胞的形態分類十分複雜,一般分為白細胞減少症、紅細胞增多症、缺鐵性貧血、再生障礙性貧血、過敏性紫癜、血小板減少性紫癜及傳染性單核細胞增多症等。

中醫學沒有血液病科,這些疾病的記載散落在內科諸病種中,如貧血中醫屬血虛、血證範疇;紫癜類疾病中醫屬於衄血、發斑範疇;傳染性單核細胞增多症(傳單)屬外感喉痹範疇;白細胞減少症應屬中醫虛勞範疇。

本章對臨床常見血液科疾病進行系統化論治,其中白血病劃分在腫瘤一章,這裏從略。

◆ 病機

現代醫學認為,缺鐵性貧血是由於體內鐵缺乏,影響了血紅素的合成引起貧血,正常人血液中鐵含量為 3～5克,大多數位於血紅蛋白內,少部分集存於骨髓、肝及脾內。缺鐵性貧血是血清鐵及血清蛋白降低引起的一種小細胞低色素性貧血。其原因有痔瘡出血、月經過多、消化道

滲血、兒童生長迅速而食物中的鐵含量不足，也有胃炎、胃手術切除、慢性腹瀉、鉤蟲病、結腸潰瘍出血等因失血過多而造成鐵元素損失的貧血。

中醫認為飲食不節、脾胃失調、亡血失血與脾、肝、心、腎諸臟有關，氣血少而不能上榮於面則面色無華，血虛造成肢體疲倦乏力，心血不足則心神失養、心悸少眠、頭昏眼花，肝血不足則爪甲色淡無澤。

長時間貧血也可使腎精虧損、腰膝痠軟、毛髮乾枯、脫髮，婦女可見少經或閉經等。

再生障礙性貧血（簡稱再障）是由多種原因導致骨髓造血組織（紅骨髓）減少、造血功能衰竭或部分衰竭，一組以全血細胞減少為主的綜合徵，急性者占臨床發病者10%，死亡率很高，臨床多見為慢性再障，病程可達數年不癒。

現代醫學認為，再障與口服化學合成藥物有關，如氯黴素、氯丙嗪、保泰松，以及諸多抗腫瘤藥物，如秋水仙鹼、環磷醯胺、抗癲癇、抗組胺等化學藥品均可在長時間服用後形成再障。也有些再障的病因是物理因素，如電離輻射、X 光、放射線，長時間接觸當總量達一定劑量時均可致骨髓損傷導致再障。

中醫認為再生障礙性貧血是由先天不足，外邪內侵或飲食失調、勞倦內傷，以致腎精虧損、脾氣損傷，病變部位在脾、腎，腎為先天之本，腎藏精生髓，若先天稟賦不足引起腎精虧損、骨髓不充，則精血復生無能；脾為後天之本、氣血生化之源，若因飲食勞倦損傷脾氣則無力化生氣血，統攝失職，脾腎俱損累及心、肝、肺等，致血虛為

勞。

白細胞減少症是指周圍血白細胞計數持續低於 $4.0 \times 10^9/L$ 以下，其中主要是中性粒細胞減少，當中性粒細胞的絕對值低於 $1.5 \times 10^9/L$ 時稱為中性粒細胞減少症。現代醫學認為中性粒細胞減少原因不明。

中醫認為，本病多因素體虛弱或外邪侵襲所致，多為藥物生毒或接觸放射性物質過量，致使骨髓損傷、腎精耗損，或腎陽不振、脾陽溫運不及致脾氣虛弱、氣血生化不足而致血象偏低。

血小板減少性紫癜是指由於出血、凝血機制異常所導致自發性出血或損傷後出血不止，皮膚有出血、瘀點、瘀斑，出血時間延長，分急、慢性兩種，以女人及兒童多發，中醫則稱為發斑。

急性以兒童多見，常因上呼吸道感染或病毒感染史引起，起病急，發熱畏寒，突發皮膚廣泛及黏膜出血，可見大片瘀斑，以下肢為多見，黏膜出血表現在口鼻、齒齦等處，也有胃腸道及尿路出血；慢性多發於成年女性，起病緩，出血症狀較輕，一般多見於皮膚出血點或瘀斑，慢性者病程可持續數月、數年，出血過多者可引起貧血。

現代醫學規定當血小板計數低於 $100 \times 10^9/L$ 常患此病。本病中醫稱為血衄或發斑。中醫認為，發斑涉及內、外兩種因素，如邪毒內侵、陰虛火旺、瘀血阻絡、氣不攝血，急性者多為上呼吸道感染及病毒入侵所致。

過敏性紫癜是由於血管壁滲透性或脆性增加促使皮膚及黏膜下的毛細血管出血，除有紫斑外還有腹痛、關節痛及腎水腫、蛋白尿等腎損害病灶，本病中醫稱為紫癜風。

現代醫學認為過敏性紫癜是某些過敏物質所引起的變態反應，皮膚毛細血管通透性增高導致出血；中醫認為本病發生因外感的風濕熱毒蘊於脈絡、伏於營分致血液不循常規，滲溢於皮膚肌腠之間而致皮下出現出血點而形成肌衄。

傳染性單核細胞增多症（簡稱傳單）是由病毒引起的感染性疾病，臨床常見症狀有發熱、淋巴結腫大和肝脾腫大、血中的淋巴細胞增多、血清中可查出病毒抗體，本病患者以小兒和青年人為多，中醫將本病稱為溫病或疫毒、喉痺等。本病為外邪病毒入侵，用抗生素治療無效，中醫治療效果不錯。

◆ 辨證論治

缺鐵性貧血，中醫分為氣血兩虛、脾氣虛弱、肝腎虧損等型論治。氣血兩虛型症見面色萎黃、神疲乏力、少氣懶言、心悸失眠、頭昏目花，女性則月經不調或減少、舌淡脈細，治宜氣血雙補，用歸脾湯加減；脾胃虛弱型症見食少納呆、食後飽脹、大便溏薄、四肢倦怠、面色無華、舌淡苔薄、脈緩弱，治宜健脾益氣，方用香砂六君子湯加減；肝腎虧損型症見頭昏目眩、健忘失眠、耳鳴耳聾、腰膝痠軟、髮枯易脫、皮膚乾燥、口舌生瘡、爪甲蒼白、舌淡苔少、脈細數，治療用杞菊地黃湯化裁。以上不論哪型均可加入中藥綠礬，或服西藥硫酸亞鐵片。

再生障礙性貧血，以慢性者為多見，中醫也是分為腎陰虛型、腎陽虛型及陰陽兩虛、氣血雙虧型等。

腎陰虛型症見頭昏眼花、耳鳴盜汗、手足心熱、齒

衄、肌衄、舌尖紅質淡、脈細數，治宜滋陰補腎，用大菟絲子飲、左歸丸等化裁；腎陽虛型症見命門火衰、面色㿠白、少氣懶言、形寒肢冷、夜尿頻多、舌胖有痕、脈沉細，治宜溫補腎陽、益氣生血，方用右歸丸合四君子湯化裁；腎陰腎陽皆虛，症見貧血、面色蒼白、體倦乏力、腰膝痠軟、遺精滑洩、自汗盜汗、舌淡苔白、脈沉細乏力，治宜滋補陰陽、益氣生血，方用二仙湯合左歸丸、右歸丸等化裁；氣血虧虛型症見貧血面容、頭昏腦脹、氣短乏力、食少納減，婦女則月經過多、舌質淡白、舌苔白膩等，治宜補氣生血，用歸脾湯、人參養榮湯、八珍湯、十全大補湯等化裁。

白細胞減少症，中醫常分為氣血雙虧、脾腎陽虛、肝腎陰虛等型論治，白細胞減少多呈慢性過程，常在體檢查血象時發現，各型均出現白細胞降至 $4.0 \times 10^9/L$ 以下，症見頭暈、乏力、噁心、納少、低熱、少寐或耳鳴心悸、舌質淡白、脈沉或細數，治宜益氣養血、補腎健脾、溫補脾腎等，方用人參歸脾湯、八珍湯、十全大補丸、左歸丸、六味地黃丸、烏雞白鳳丸等古方化裁。

血小板減少性紫癜，中醫分為血熱妄行、陰虛內熱、脾腎虧損、瘀血阻絡等型論治。血熱妄行型宜清熱解毒、涼血止血，常用犀角地黃湯化裁；陰虛內熱型宜養陰退熱、止血，常選膠艾養陰湯、兩地湯加減；脾腎虧虛型宜補腎健脾、固攝止血，常用歸脾湯、健脾丸等化裁；瘀血阻絡型宜活血化瘀、補氣通絡，常用桃紅四物湯、四生飲、八珍湯、小柴胡湯等化裁。

過敏性紫癜，中醫分為風熱傷絡、熱盛動血、瘀血阻

絡、肝腎陰虛等型，各型均應以疏風清營、解毒涼血止血為大法，常用知柏地黃湯、涼血消斑湯等化裁。

傳染性單核細胞增多症，中醫常分為風熱、熱毒、濕熱等型，治宜清熱解毒、利濕消腫、化痰散結等法，常選用銀翹散、清瘟敗毒散、五味消毒飲、藿朴夏苓湯等化裁。

◆ 方藥分析

（1）歸脾湯加減

當歸 15 克、炒白朮 15 克、茯苓 20 克、黨參 15 克、甘草 15 克、熟地黃 15 克、白芍 15 克、木香 6 克、龍眼肉 10 克、桑椹 15 克、綠礬 3 克。

【功效】氣血雙補。

【適應證】氣血雙虧型缺鐵性貧血。

（2）香砂六君子加味

黨參 20 克、白朮 15 克、茯苓 15 克、甘草 15 克、木香 6 克、砂仁 6 克、陳皮 10 克、山藥 15 克、生薑 10 克、大棗 6 枚。

【功效】健脾、益氣、生血。

【適應證】脾胃虛弱型缺鐵性貧血。

（3）杞菊地黃湯化裁

熟地黃 20 克、山藥 15 克、山茱萸 10 克、何首烏 10 克、茯苓 15 克、女貞子 10 克、黃精 15 克、桑椹 15 克、鹿角膠 10 克。

【功效】滋補肝腎。

【適應證】肝腎不足型缺鐵性貧血。

（4）大菟絲子飲、左歸丸化裁

菟絲子 30 克、柏子仁 15 克、何首烏 15 克、黨參 30 克、黃耆 20 克、生地黃 15 克、女貞子 15 克、枸杞子 15 克、雞血藤 20 克、當歸 15 克、白芍 15 克、天冬 10 克、陳皮 10 克、五味子 10 克、淫羊藿 10 克、巴戟天 10 克。

【功效】滋陰補腎、涼血退熱。

【適應證】腎陰虛型再生障礙性貧血。

（5）右歸丸合四君子湯化裁

人參 10 克、當歸 10 克、補骨脂 10 克、鹿角膠 10 克、巴戟天 10 克、淫羊藿 10 克、熟地黃 20 克、白朮 15 克、陳皮 10 克、肉桂 5 克、炒杜仲 10 克、附子 6 克。

【功效】溫補腎陽、益氣生血。

【適應證】腎陽虛型再生障礙性貧血。

（6）左歸飲、右歸丸、二仙湯等化裁

淫羊藿 10 克、仙茅 10 克、生地黃 15 克、熟地黃 15 克、山藥 15 克、牡丹皮 10 克、澤瀉 10 克、菟絲子 20 克、枸杞子 15 克、炒杜仲 10 克、茯苓 15 克、當歸 15 克、女貞子 15 克、旱蓮草 15 克、鹿角膠 10 克。

【功效】滋補陰陽、益氣養血。

【適應證】陰陽兩虛型再生障礙性貧血。

（7）歸脾湯、人參養榮湯、八珍湯、十全大補湯化裁

黃耆 30 克、黨參 30 克、白朮 15 克、龍眼肉 10 克、何首烏 15 克、熟地黃 20 克、當歸 15 克、白芍 15 克、阿膠 10 克、陳皮 10 克、大棗 6 枚、炙甘草 10 克。

【功效】補脾、益氣、生血。

【適應證】心脾兩虛型再生障礙性貧血。

（8）水牛角地黃湯合四生飲

水牛角絲 50 克、牡丹皮 15 克、白芍 15 克、赤芍 30 克、生地黃 20 克、側柏葉 20 克、梔子 15 克、知母 10 克、生艾葉 10 克、生荷葉 30 克、茜草 15 克、白茅根 30 克、仙鶴草 20 克。

【功效】清熱解毒、涼血止血。

【適應證】急慢性原發性血小板減少性紫癜，證屬血熱妄行者療傚尤佳。

（9）八珍湯、歸脾地黃湯化裁

當歸 15 克、熟地黃 20 克、白芍 15 克、炒白朮 15 克、茯苓 20 克、黨參 30 克、黃耆 20 克、山藥 15 克、酸棗仁 10 克、遠志 10 克、龍眼肉 10 克、甘草 10 克。

【功效】益氣養血、健脾補腎。

【適應證】原發性血小板減少性紫癜（脾腎不足型）。

（10）涼血祛斑湯

生地黃 30 克、水牛角 20 克、紫草 10 克、玄參 15 克、赤芍 20 克、槐花 10 克、牡丹皮 15 克、茜草 15 克、白茅根 30 克、大棗 10 克。

【功效】清熱、涼血、止血。

【適應證】血熱型過敏性紫癜。

（11）茜草紫癜湯

茜草根 20 克、生地黃 15 克、玄參 15 克、黃芩 10 克、防風 10 克、牡丹皮 15 克、女貞子 10 克、白芍 15 克、阿膠 10 克。

【功效】養陰清熱、涼血止血。

【適應證】陰虛血熱型過敏性紫癜。

（12）十全大補湯化裁

人參 10 克、白朮 15 克、雲苓 20 克、甘草 10 克、當歸 15 克、白芍 15 克、熟地黃 20 克、川芎 10 克、黃耆 20 克、肉桂 6 克。

【功效】益氣養血、健脾益腎。

【適應證】氣血雙虧型白細胞減少症。

（13）保元湯加味

黨參 30 克、紅參 10 克、白朮 15 克、黃耆 20 克、菟絲子 20 克、補骨脂 10 克、女貞子 10 克、山茱萸 15 克、鹿角膠 10 克、枸杞子 15 克、肉桂 6 克、雞血藤 15 克。

【功效】健脾益氣、溫腎養陰。

【適應證】陰陽兩虛型白細胞減少症。

（14）烏雞白鳳丸化裁

烏骨雞 100 克、鹿角膠 10 克、龜甲膠 10 克、阿膠 10 克、黨參 20 克、丹參 15 克、紅參 15 克、白朮 15 克、白芍 15 克、茯苓 20 克、熟地黃 30 克、當歸 15 克、川芎 10 克、枸杞子 20 克、女貞子 15 克、葫蘆巴子 15 克、砂仁 10 克、神麴 10 克、炒麥芽 15 克、黃柏 10 克、甘草 10 克。

【功效】補腎益肝、養血生血。

【適應證】各型白細胞減少症。

（15）銀翹散合藿朴夏苓湯化裁

金銀花 20 克、連翹 15 克、大青葉 15 克、黃芩 10 克、石膏 20 克、生薏苡仁 30 克、法半夏 15 克、柴胡 10 克、藿香 15 克、川厚朴 10 克、茯苓 30 克、蟬蛻 10 克、

車前子 20 克。

【功效】清熱解毒、利水消腫。

【適應證】各型傳染性單核細胞增多症。

以上沒註明用法者，皆為煎湯口服，每次 150～200ml，每日兩次。

血液科疾病常用方劑達數百個，古方應用不過 30 個，常用中藥不過百來種，益氣養血、滋腎陰、補腎陽治療各種血液病反覆應用的藥也在 50 種以上，而系統療法將數百個時方整合為 2～3 個方劑，即可通治所有血液病。

◆ 系統論治法

1. 紫癜類血液病（包括血小板減少性紫癜、過敏性紫癜）的系統療法

五草解毒涼血湯（自擬）：仙鶴草 20 克、紫草 10 克、旱蓮草 20 克、茜草 10 克、甘草 10 克、玄參 15 克、水牛角 15 克、白茅根 30 克、金銀花 20 克、連翹 15 克、生地黃 25 克、牡丹皮 20 克、丹參 30 克、赤芍 15 克、白芍 15 克。

【方解】不論哪一類紫癜，均為出血性血液病，應以清熱涼血為大法，生地黃、玄參、紫草、牡丹皮、水牛角清熱涼血、化瘀解毒；白茅根、旱蓮草、茜草、丹參、赤芍化瘀止血；金銀花、連翹清熱解毒；仙鶴草止血補虛。全方治療血熱妄行出血性疾患，由於本方可清溫解毒，對病毒引起的傳染性單核細胞增多症也可獲效。

【功效】清熱解毒、涼血止血、利濕消腫。

【適應證】各種類型紫癜、單核細胞增多症。

【用法】煎湯，每劑 1 天，分 2～3 次口服，成人每次 150～200ml，兒童酌減。

偏於過敏性紫癜加蟬蛻 10 克、荊芥 10 克、防風 15 克、白鮮皮 15 克、牛蒡子 15 克、黑小豆 20 克。免疫力過低加黃耆 25 克、白朮 15 克。

血小板減少性紫癜加麥冬 15 克、知母 15 克、石斛 10 克、阿膠 10 克、鹿角膠 10 克、雞血藤 20 克。

2. 貧血類血液病（包括缺鐵性貧血、再生障礙性貧血及白細胞減少症）

益氣溫腎生血湯（自擬）：黃耆 30 克、黨參 20 克、炒白朮 15 克、茯苓 25 克、炙甘草 15 克、當歸 20 克、川芎 10 克、酒白芍 15 克、熟地黃 30 克、何首烏 15 克、木香 10 克、砂仁 10 克、陳皮 10 克、阿膠（烊化）10 克、山藥 20 克、菟絲子 30 克、肉桂 6 克、丹參 30 克、雞血藤 20 克、大棗 15 克、生薑 10 克。

【方解】貧血類血液病以八珍湯益氣生血為君，輔以菟絲子、山藥、何首烏益腎補脾生血；木香、陳皮、砂仁、甘草行氣、溫脾、健運，以資血之源；鹿角膠、阿膠為血肉之品，可補骨髓，增加全血紅細胞。全方益氣、溫腎、生血。

【功效】益氣溫腎、健脾生血。

【適應證】缺鐵性貧血、再生障礙性貧血及溶血性貧血等。凡虛勞性白細胞減少症皆可應用本方。

【用法】煎湯，每劑 1 天，分 2～3 次口服，成人每次不少於 150ml，兒童酌減。

缺鐵性貧血者方中須入綠礬 10 克；消化不良者加焦三仙各 15 克、大棗 15 克、生薑 10 克；失眠少寐者加酸棗仁 20 克、龍眼肉 10 克、茯神 20 克、遠志 10 克等；慢性再生障礙性貧血者加仙鶴草 20 克、茜草 10 克、旱蓮草 20 克、女貞子 10 克；陽虛加鹿角膠 10 克、淫羊藿 10 克、仙茅 10 克、巴戟天 15 克、補骨脂 15 克；陰虛加女貞子 15 克、山茱萸 15 克、枸杞子 20 克、龜甲膠 10 克；溶血性貧血加茵陳 20 克、山梔子 15 克、澤瀉 10 克、益母草 20 克；白細胞減少症加淫羊藿 15 克、巴戟天 15 克、補骨脂 15 克、鹿角膠 10 克、大棗 15 克。

◆ 評按

血液科疾病發病機理十分複雜，有些病因至今尚未確定，但總的說來，大致與下列幾個因素相關：遺傳因素、感染病毒、營養代謝異常及化學、物理、免疫反應等。

中醫本沒有血液病專科，關於血液病的記載只是散見於內科雜病中，中醫認為其發病機理不外濕、熱、虛、毒、瘀幾個方面，涉及心、脾、肝、腎諸臟，只要辨證準確，中醫療法療效可觀，如中醫治療再生障礙性貧血、白細胞減少症等與西藥相較均有過之而無不及。

病案

韓某，女，8 歲，2016 年 10 月 5 日初診。其母代訴，孩子近日精神倦怠，不愛運動，有時有低燒，食慾明顯減少，小腿及臀部有對稱性出血點，色紫紅。曾去兒童醫院治療十天，但仍未徹底治癒，近日紫癜雖然少些，但

孩子說有時頭疼，腳、踝部關節疼，腹部也有不適等表現。查體見面色不華、舌質淡紅、苔薄、脈弦數，小腿、雙臂均有不少出血點，但沒成片。

本病與體質虛弱，衛外不足，風濕熱毒蘊結，滲溢於皮膚肌膜之間有關，熱滯經絡關節則腫疼，治宜祛風清營解毒、涼血止血。

方選自擬通治方五草解毒涼血湯化裁治之：仙鶴草15克、紫草6克、旱蓮草15克、茜草10克、甘草10克、生地黃15克、玄參10克、水牛角15克、白茅根20克、黃耆15克、白朮10克、荊芥10克、防風10克、白鮮皮10克、蟬蛻6克、防己10克。

用法：水煎服，每劑兩天，每日 3 次、每次75～120ml。

療效：以上方為基礎加減，計服4週後不再有斑點，但該患者脾虛乏力，又製膏方服1個月，一直至春節時才痊癒。

附：膏方方劑。

黃耆20克、黨參15克、白朮15克、山藥15克、當歸10克、丹參15克、炙甘草10克、生地黃15克、玄參10克、神麴10克、炒麥芽15克、白茅根15克、仙鶴草15克、旱蓮草15克、茜草10克、紫草6克、大棗10克、生薑10克、蟬蛻6克、白鮮皮10克、炒薏苡仁20克、大秦艽10克。10劑。

輔料：阿膠100克、麥芽糖500克、冰糖100克、蜂蜜200克。用法：每次 10～15ml，每日早晚溫開水沖服，忌食生冷、魚腥。

王某，女，48 歲，某化工廠職工，2004 年 10 月 6 日初診。主訴：患者在化工廠車間中長期接觸有毒氣體導致貧血，得病後即休假，一直不能工作，全身乏力倦怠，腰膝痠軟，有時腹脹，納少，虛腫，夜尿頻多，畏寒肢冷，刷牙時出血。查體見脈沉細無力、舌體肥大且有明顯齒痕、甲根色淡、舌質淡且無血色、苔薄白，治宜益氣養血、填精補髓、溫補脾腎。

方用自擬通治方益氣溫腎生血湯化裁：黃耆 30 克、紅參 10 克、炒白朮 25 克、茯苓 25 克、炙甘草 15 克、當歸 20 克、酒白芍 20 克、熟地黃 30 克、何首烏 15 克、木香 10 克、砂仁 10 克、陳皮 10 克、山藥 20 克、阿膠（烊化）15 克、鹿角膠 15 克、肉桂 6 克、菟絲子 20 克、丹參 20 克、雞血藤 15 克、枸杞子 20 克、補骨脂 15 克、仙鶴草 15 克。

用法：水煎，每日一劑，分兩次口服。療效：服 12 週後自覺體力增強，面色轉潤，刷牙時已無滲血，腰痠倦怠已無，脈象已應指，甲根顏色變紅。

春節後開始按上方製一料膏方，一直服至清明節，回訪患者對療效滿意，又續服膏方一料。囑適當活動，但不可做劇烈活動，忌食生冷，每週宜食 1 次牛尾湯，或用牛骨髓炒油茶常服。

王某，男，47 歲，2009 年 4 月 10 日就診。自訴有肺結核病史十幾年，結核防治所定為空洞型肺結核，近日因外感、咳嗽、咯血，為控制病灶發展服了 3 個月的異煙肼和乙胺丁醇，服藥期間曾出現過頭暈、盜汗、便燥、納

少、噁心等不良反應，白細胞計數為 $2.2 \times 10^9/L$。西醫診斷為藥物性白細胞減少症，囑暫停服抗結核殺菌藥。查體見脈弦細，舌質淡，中醫診斷為血虛、虛勞，治宜益氣養血、滋陰補腎。

方用益氣溫腎生血湯化裁治之：生地黃 25 克、熟地黃 20 克、當歸 15 克、白芍 15 克、黨參 30 克、茯苓 20 克、白朮 20 克、炙甘草 15 克、山藥 30 克、山茱萸 15 克、枸杞子 20 克、菟絲子 30 克、巴戟天 15 克、鱉甲 15 克、阿膠（烊化）15 克、女貞子 10 克、仙鶴草 20 克、陳皮 10 克、砂仁 6 克（後下）。

用法：每日 1 劑，分 3 次口服，每次 150ml。療效：服 12 劑後，頭暈、噁心、痰中血絲消失，查血象白細胞為 $3.5 \times 10^9/L$，續服 6 週後，2009 年 6 月 30 日查白細胞為 $4.5 \times 10^9/L$，諸症消失，面色紅潤，體重增加，其後曾用中藥做抗結核治療。

（十五）

腫瘤（癌症）的系統論治

◆ 概述

人體內的腫瘤包塊種類繁多，大多數為良性占位贅生物，只有極少數占位包塊能轉變為惡性，現代醫學把惡性者統稱為「癌」。

中醫自古就有關於腫瘤的記載，只是病名與西醫有別，如中醫稱肺癌為肺積，乳腺癌稱為乳岩，甲狀腺癌稱為癭瘤，直腸、大腸癌稱為腸覃，食道癌稱噎膈等。

中醫對腫瘤包塊的稱謂比較含蓄，形象而溫雅，現代醫學把惡性腫瘤稱為「癌症」，常常與「絕症」相提並論，許多人談癌色變，最終造成心理創傷而死於非命。

現代醫學在腫瘤的影像學檢查、腫瘤的定位、分期分類上比 20 世紀有長足的進步，但臨床施治上仍然在用對付細菌、病毒的方法。近些年研究的生物基因療法，靶向用藥仍然沒有脫離對抗療法的軌道，手術、化療、放療這三板斧占據著整個腫瘤治療領域，這三板斧是否真正「科學」並沒多少人去懷疑。

要治癌症就得用這三板斧，不論草根民眾還是政壇、科技菁英無一跑出這種治法，唯偶爾有鄉野的老人，因無

錢醫治而未用這些方法治療，結果發現他們 10 年後還活得不錯，令腫瘤專家大跌眼鏡。

20 世紀 70 年代，美國總統尼克森上台時曾宣佈，在 20 世紀內要完成兩項壯舉──人類登月和攻克癌症。如今 50 年過去了，人類登月早已實現，而征服癌症則遙遙無期。中醫治癌方法由於無法數字化，無法統計而沒得到認可，目前只是在民間應用，登不上現代醫學的大雅之堂。

中醫確實治好了不少腫瘤，但有人卻說用中醫的辦法即使治好了癌症也是非科學。後來又有人說西醫能明明白白地令人死去，中醫卻能使人稀里糊塗地活著，誰是誰非無人去評說。目前的腫瘤治療概況還是人云亦云，跟著現代科技大潮跑下去。

◆ 病機

現代醫學認為，癌症是因為人體細胞的基因突變引起的，是自身免疫功能障礙才得了「癌症」。《黃帝內經》云：「正氣存內，邪不可干。」中醫所謂之正氣，是對於現代醫學所講的免疫功能而言，正氣強大，一旦有變異細胞形成，很快就被強大的免疫監視系統所吞噬，腫瘤細胞不可能在人體內安營紮寨，腫瘤也就無法形成。

腫瘤的形成猶如冰凍三尺非一日之寒，有的潛伏期很長，癌細胞在人體較強的免疫系統下，能保持相對穩定，有些占位包塊、結節終生也不會發生惡變，有一句話說得好：「流水不腐，戶樞不蠹。」為什麼沒有人得心臟癌，就因為心臟不停地搏動，癌細胞無法在心中停留。

　　《黃帝內經・素問・陰陽應象大論》中講：「陽化氣，陰化形。」一語道破腫瘤的成因，意為腫瘤形成伊始是陰寒為主，因為長期陰寒過重，氣化無能才形成占位包塊。腫瘤的早期並沒什麼不適，開始也多為良性，隨著陰寒逐漸加重，氣機運行紊亂，或說「氣無轉輸之機」，陰寒的垃圾無法排出，陰陽長期失衡，免疫調節失控，才逐漸形成惡性包塊。

　　中醫認為：「邪之所湊，其氣必虛。」腫瘤開始首先是氣虛，接著是毒火內侵、六氣混雜，使人體內環境惡化，虛、毒、痰、瘀雜合為「瘤」；惡性腫瘤形成的另一個重要因素是情志損傷。凡得癌症者，大多有過精神、情志過度刺激的過程，或長期七情鬱結、情志不悅、精神沮喪，因此，許多專家認為「癌」應該屬一種「心身科」疾病，任何腫瘤的形成無不與精神、心理因素有關。

　　為什麼對抗療法治癌效果不佳，正是因為手術、化療、放療解決不了心理、情志的疾患。至於飲食所傷、環境污染、飲酒吸菸等只是形成癌症的誘因而非主因。

　　筆者認為，人體內隨著年齡的增長，所生包塊就像玉石中的瑕疵一樣，不值得大驚小怪，是生命衰老的一種退行性變化。

　　人到中年，幾乎每個人都可能長些包塊，如脂肪瘤、子宮肌瘤、乳房結節，隨著影像掃瞄技術的進步，直徑0.3mm 的小結節也能看得清楚，現代 50 歲以上的女性幾乎人人都長有甲狀腺結節，成年女性大多生有乳房結節占位，這些占位小結節大多為良性，惡化並不多見。在屍體解剖中發現 60 歲至 70 歲的老年人都有不同程度的占位包

塊，如甲狀腺瘤、脂肪瘤，幾乎人人皆有，惡性者不足5%，多數占位包塊在體內可以保持相對平衡、穩定，只要不去動它，它絕不會到處亂竄。一旦體檢發現病灶，然後反覆做 CT、RMI、掃瞄、照射，或在恐懼中手術或術後化療、放療，破壞了原來的平衡狀態，很可能使良性轉為惡性，毒瘤術後轉移是外來刺激而為，中醫則稱轉移為毒痰流注，即毒瘤在原位待不下去才搬家的，所以術後必轉移，所以才用放、化療來應對。

◆ 辨證論治

中醫治腫瘤的辨證論治主要根據脈象、舌象、甲印等，弄清病之虛實寒熱，癌症之脈象以弦、數、滑為多見，早期多為洪數，治以攻伐；中晚期脈也多為弦數，宜攻補兼施；後期癌瘤轉移，脈變細弱，正氣衰敗，宜補為主。凡正氣尚存者宜攻伐，化療或術後體虛者應以扶正為主，術後恢復不錯可以予以補，或攻補兼施。古代先哲早就對癌症的脈象做過總結：「如數脈不時，必生大疔。」這種數脈是因虛而數，所以中醫治癌始終都不能忘記扶助正氣、調節情志。

中醫治療腫瘤有清熱解毒、化痰散結、活血化瘀、以毒攻毒等方法，但以扶正祛邪為原則。常言道：「有一分胃氣，就有一分生機。」中醫治腫瘤在清熱解毒、化痰散結時也不忘保護脾胃，除了治療皮膚癌，中醫很少使用有大毒的中藥材，以毒攻毒也儘量使用有小毒者，因為小毒治病安全有效。

中醫辨證治腫瘤除了根據脈象，更要細看舌象，腫瘤

患者舌質常晦滯無華，舌質以淡紫或青紫舌為多數，舌中間淡灰色、乾澀、枯萎者為舌之敗象，食管癌、胃癌多舌苔增厚，脈數者舌中有裂紋。晚期癌症舌苔光剝，紅絳舌或青紫舌，乾燥無津，是正氣衰敗的表現，治療應以扶正為主。西醫的微觀查驗分期分類，只能作為參考，中醫沒必要去按細胞分化程度分期施治，中醫可根據脈象、舌象，只要分清楚寒、熱、虛、實就可以施治。中醫認為癌症是一種慢性病，不可能速戰速決，中醫治癌只能靠「持久戰」才能取勝。

癌症的脈象以虛、數占多數，古人云：「數脈不時，必生惡瘡。」這個惡瘡即現代癌症，幾乎所有的中晚期癌症均有熱象，少數寒者，也是熱極生寒，熱分為虛熱、血熱、濕熱、瘀熱、痰熱、毒血熱等，辨別熱的病機是辨證施治的關鍵一環。虛熱乃功能失調，癌症日久，傷陰化火，發熱時晝輕夜重、五心煩熱、口燥咽乾、舌紅、脈細數，常用知柏地黃丸、二至丸等化裁；濕熱者小便短赤、帶下惡臭、舌苔濁膩，如宮頸癌、大腸癌、膀胱癌，常用三物黃芩湯化裁；痰熱，痰飲瘀血，日久化熱，常有頭暈、手足麻木、舌苔黃膩、脈滑數，常以溫膽湯為基礎方化裁；毒熱者，一為外感邪毒，二為放、化療後癌細胞壞死入血產生血毒之熱，可用犀角地黃湯化裁；血熱表現為咯血、衄血、吐血、便血、崩漏等，舌質紅絳、脈數，常用清熱地黃湯治之；瘀熱當用血府逐瘀湯加山梔、水蛭化裁治之。但癌症的各種熱象大多不是獨立存在的，多是血熱、濕熱並存，應靈活變通施治，總之治癌應先清熱，邪熱不去不可攻與補。

治癌必須根據具體病機立法用藥，系統療法只分熱、寒即可。但有人也常把肺癌分 6～8 型論治，過於繁瑣。

總之癌症的辨證施治比普通病複雜，寒熱錯雜、燥濕相混，同一類癌症在不同的個體中表現各異，特別是中醫所接診的癌症，多數已經過西醫術後反覆化療，治療起來頗為棘手，但只要認準病機，辨證治療就可獲得較好的療效。

◆ 方藥分析

腫瘤的靶向用藥參考：

肺癌用魚腥草、金蕎麥、山海螺、蚤休、蜂房；

鼻咽癌用石上柏、山豆根、蒼耳子、蚤休；

食道癌用山豆根、冬凌草、威靈仙、代赭石、旋覆花、硇砂、石見穿；

胃癌用藤梨根、海螵蛸、川厚朴、石斛、雞內金、料江石、大貝母；

腸癌用白頭翁、馬齒莧、苦參、過山龍、羊蹄根；

肝癌用八月札、雞矢藤、茵陳、蜈蚣、水紅花子；

胰腺癌用金錢草、鬱金、腫節風、薏苡仁、八月札；

腦癌用製天南星、殭蠶、魚腦石、川芎、天麻、細辛、麝香；

乳腺癌用山慈菇、貓爪草、漏蘆、天冬、瓜蔞、蒲公英、青皮；

惡性淋巴癌用夏枯草、玄參、法半夏、黃藥子、炮穿山甲、文朮；

甲狀腺癌用黃藥子、山慈菇、海藻、昆布、牡蠣；

血癌用青黛、雄黃、墓頭回、羊蹄根；

骨癌用骨碎補、補骨脂、土鱉蟲、腫節風；

皮膚癌用信石、雄黃、苦參、白鮮皮、鴉膽子、生薏苡仁；

宮頸癌用土茯苓、墓頭回、龍葵、文朮、三七；

卵巢癌用文朮、炮山甲、水蛭、烏梅、生薏苡仁；

膀胱癌用龍葵、馬鞭草、瞿麥、萹蓄、王不留行子、海金沙、木通；

子宮癌用敗醬草、苦參、黃柏、茜草根、白茅根、紫石英。

補法（扶正）免疫調節激活中藥：

增強免疫系統（扶正中藥）用人參、黨參、太子參、西洋參、黃精、黃耆、白朮、仙鶴草、山藥、阿膠、當歸、枸杞子、山茱萸、補骨脂、麥冬、靈芝、天冬、豬苓、五味子、冬蟲夏草（北蟲草）、菟絲子、淫羊藿等。

抑制免疫（多為活血化瘀中藥）：用三七、三棱、文朮、土鱉蟲、丹參、水蛭、炮穿山甲、蝱蟲、紅花、桃仁、益母草、蚤休、山梔、龍膽草、半枝蓮、白花蛇舌草、漏蘆、石見穿、金剛藤、龍葵、白毛藤等。

以下為**抗癌有小毒中藥**（合理配伍後可放心使用）：

蜈蚣、全蟲、土鱉蟲、水蛭、天南星、白花蛇、蘄蛇、蚤休、山慈菇、黃藥子、雷丸、木鱉子、蛇莓、龍葵、漏蘆、白英、急性子、天葵子、蜂房、山豆根、兩頭尖、蛤蚧、乾蟾皮等。

廣譜抗癌中藥：

白花蛇舌草、半枝蓮、半邊蓮、白英、藤梨根、山海

螺、石見穿、腫節風、烏骨藤、過山龍等。

常用抗腫瘤藥對：

白花蛇舌草 30～60 克、半枝蓮 30～60 克。

【功效】清熱解毒、利水消腫。

【適應證】各種癌症，屬廣譜抗癌藥對。

白花蛇舌草 30～60 克、仙鶴草 30～60 克。

【功效】清熱解毒、補虛止血。

【適應證】各種癌症，屬廣譜抗癌藥對。

白花蛇舌草 30～60 克、白英 20～30 克。

【功效】清熱解毒、化瘀消腫、祛風利濕。

【適應證】各種癌症，屬廣譜抗癌藥對。

白花蛇舌草 30～60 克、薏苡仁 30～60 克。

【功效】清熱解毒、健脾利水滲濕。

【適應證】適宜胃癌、腸癌、息肉等治療。

白花蛇舌草 30～60 克、蚤休 10～20 克。

【功效】清熱解毒、消腫止疼、抗癌散結。

【適應證】適宜各種癌，也屬廣譜抗癌藥。

夏枯草 15～30 克、蚤休 10～20 克。

【功效】清熱解毒、散結消腫。

【適應證】適宜惡性淋巴癌屬痰火鬱結者。

夏枯草 15～30 克、半夏 10～15 克。

【功效】清瀉肝火、解鬱散結、燥濕化痰。

【適應證】適宜乳腺癌、淋巴癌、甲狀腺癌等。

夏枯草 15～30 克、牡蠣 20～50 克。

【功效】清瀉肝火、軟堅散結、斂陰沉潛。

【適應證】適宜高血壓頭痛、甲狀腺癌瘤、腮腺腫大、顱內腫瘤等。

薏苡仁 30～60 克、牡蠣 20～50 克。

【功效】利水滲濕、健脾止瀉、軟堅散結。

【適應證】常用於癭瘤、瘰癧、帶下等症。

薏苡仁 30～60 克、烏梅 15～30 克。

【功效】健脾利濕、軟堅散結。

【適應證】常用於子宮癌、卵巢癌等。

石見穿 15～60 克、半枝蓮 15～30 克；

【功效】清熱解毒、化瘀散結、消腫化痰。

【適應證】常用於消化道（胃、食管、胰腺）腫瘤及膀胱癌、前列腺癌。

石見穿 15～60 克、石上柏 15～30 克。

【功效】清熱解毒、活血利濕、止痛。

【適應證】常用於鼻咽癌、肺癌、宮頸癌等。

石見穿 15～60 克、急性子 15～30 克。

【功效】解毒散結、降氣活血。

【適應證】常用於賁門癌、食管癌。

山慈菇 10～15 克、貓爪草 10～30 克。

【功效】消腫解毒、化痰散結。

【適應證】常用於乳腺癌、淋巴癌、甲狀腺癌等。

山慈菇 10～15 克、土貝母 10～20 克。

【功效】消腫化痰、解毒散結。

【適應證】常用於喉癌、乳岩、瘰癧、癱疽等。

蜈蚣 1～3 克、土貝母 10～20 克。

【功效】清熱解毒、化痰散結。

【適應證】常用於治頑痰、毒瘤、食管癌、淋巴癌等。

蜈蚣 1～3 克、全蠍 3～6 克。

【功效】祛風通絡、攻毒散結、熄風鎮靜、止痛。

【適應證】肺癌、肝癌、淋巴癌、胃癌等均常應用。

蜈蚣 1～3 克、莪朮 10～30 克。

【功效】攻毒散結、破瘀消積。

【適應證】用於甲狀腺癌、肝癌等。

莪朮 10～30 克、豬苓 15～20 克。

【功效】破血祛瘀、利水滲濕、止痛。

【適應證】腹水癌、胸腔積液、癌性胸疼等。

莪朮 10～30 克、三棱 15～30 克。

【功效】破血祛瘀、消積止痛、增強免疫力。

【適應證】常用於肝癌、宮頸癌、甲狀腺癌等。

蟲類抗腫瘤藥物應用參考：

常用動物性蟲類抗腫瘤中藥有二十幾種，最常應用的有全蟲、蜈蚣、土鱉蟲、水蛭、殭蠶、炮穿山甲、露蜂房、鼠婦、蛤蚧、地龍、羚羊角粉、黑螞蟻、鱉甲、龜甲、九香蟲、小白花蛇這 16 味基本沒毒或者僅有小毒。毒性較大的動物藥有斑蝥蟲、紅娘子、蟾酥、乾蟾皮、山蛩蟲、蜣螂蟲、虻蟲等。

全蟲，鹹、平，入肝經。熄風止痙、攻毒散結、通絡止痛。煎湯 3～5 克，研粉 1～2 克。

蜈蚣，辛、溫，入肝經。熄風止痙、攻毒散結、通絡止痛，煎湯 1～3 克，研粉 0.6～1 克。

露蜂房，味甘、平，入胃經。攻毒、殺蟲、祛風。煎湯 6～12 克，研粉 1.5～3 克。

水蛭，味鹹，入肝經。破血、逐瘀通經。煎湯 6～10 克，研粉 1 克。

土鱉蟲，味鹹、辛，入肝經。破血逐瘀、續筋接骨。煎湯 6～10 克，研粉 1～1.5 克。

地龍，鹹、寒，入肝、肺、膀胱經。清熱熄風、平喘、通絡、利尿。煎湯 10～20 克，研粉 1～2 克。

殭蠶，鹹、辛、平，入肝、肺經。祛風止痙、化痰散

結。煎湯 10～15 克，研粉 2～5 克。

羚羊角，鹹、寒，入心、肝經。清肝熄風、降火潛陽。研粉 0.5～1 克。

蛤蚧，鹹、平，入肺、腎經。補肺益腎、納氣定喘。研粉 3～6 克。

鼠婦，味酸、溫，入肝、腎經。破瘀利水、解毒止痛。煎湯 10 克。

黑螞蟻，平、肝，入肝、腎經。益氣補腎、調節免疫、抗衰老、抗風濕等。

九香蟲，鹹、溫、無毒。行氣止痛、溫中壯陽。煎湯 3～6 克。

白花蛇，鹹、甘、溫，入肝經。祛風、活絡、定驚。研粉 0.5～1 克。

炮穿山甲，味鹹、微寒，入肝、胃經。通經下乳、祛瘀散結、消腫排膿、祛風通絡。湯劑用 6～10 克或研粉。

乾蟾皮，性涼、味辛，有小毒，入肝、胃經。解毒、消腫、利水，湯劑 3～6 克。

蟾酥，性涼、味辛，有大毒。消腫、止痛、強心。多外用，內服，每日 15 毫克。

蟾衣，味涼、辛，無毒（或微毒）。消腫解毒、抗腫瘤。研粉，每日 0.5～1 克。

山蛩蟲（馬陸），味辛、溫。破積、解毒，治癥瘕、痞滿、癰腫、毒瘡口。研粉服每日 1～3 克。

虻蟲，味苦，性微寒，歸肝經。破血逐瘀，煎湯，每日 6 克。

蜣螂蟲，寒、鹹、有毒，入胃、肝經。攻毒破瘀、通

便定驚。煎湯 3 克。

斑蝥蟲，味辛、性寒，大毒。攻毒蝕瘡，內服，每日 15～20 毫克。

蟲類抗腫瘤藥的具體應用：

肺癌常選用地龍、蜂房、全蟲、蟾衣、山蛩蟲，陰虛有熱加鱉甲、龜甲、殭蠶，氣短加蛤蚧。

胃癌常選用炮穿山甲、乾蟾皮，止痛常選用鼠婦、九香蟲。

食道癌常選用壁虎、生水蛭、炮穿山甲。

肝癌常選用乾蟾皮、乾鱉蟲、全蟲、蜈蚣、斑蝥、鼠婦、土狗乾。

子宮癌常選用壁虎、黑螞蟻。

膀胱癌常選用乾蟾皮、土鱉蟲、黑螞蟻、水蛭。

具有廣譜抗腫瘤作用的蟲類藥：

全蟲、蜈蚣、炮穿山甲、水蛭、殭蠶、蛩蟲、鱉甲、龜甲、鼠婦、九香蟲、乾蟾皮、蟾衣等。

蟲類藥物中多含有動物異性蛋白，能抑制癌細胞的蛋白質合成，致使癌細胞萎縮，以毒攻毒，直接殺死癌細胞，是天然的化療藥物。雖然蟲類藥物也含有毒性蛋白，但比人工合成的化療藥物溫和，且均為口服給藥，相對來說毒性較小，諸多蟲類藥大多有小毒、微毒，複方給藥使毒性減低，如全蟲、蛩蟲、殭蠶、炮穿山甲、水蛭、鱉甲、龜甲、鼠婦、九香蟲毒性很低，眾多植物性抗腫瘤藥無法與之比擬。

諸多劇毒的抗癌蟲類藥已有成品製劑，按劑量使用也

不會中毒，如斑蝥素、華蟾素、蟾酥膏，而蟾衣幾乎無毒，可放心食用。有小毒的蟲類藥經過配伍也很安全，但一定要根據病情需要使用。

在湯方中加上 3～5 味蟲類抗腫瘤藥可使療效倍增。

常見癌症專方（自擬）：

1. 肺癌

沙參 30 克、麥冬 20 克、玄參 30 克、天冬 20 克、百合 20 克、杏仁 15 克、浙貝母 20 克、牡蠣 50 克、瓜蔞 20 克、紫菀 15 克、山海螺 30 克、金蕎麥 30 克、白花蛇舌草 30 克、半枝蓮 30 克、鱉甲 20 克、炙甘草 15 克、全蟲 6 克、蜈蚣 2 條。

【功效】清熱解毒、潤肺止咳、化痰散結。

【適應證】各型肺癌中晚期、肺腺癌、鱗癌，小細胞、大細胞均宜。

【用法】每劑兩天，每日 3 次，每次 150ml。

2. 肝癌

柴胡 15 克、白芍 20 克、枳殼 15 克、川厚朴 10 克、甘草 10 克、鬱金 20 克、平蓋靈芝 20 克、文朮 15 克、三棱 15 克、水紅花子 30 克、丹參 30 克、桃仁 10 克、土鱉蟲 10 克、黃耆 50 克、生薏苡仁 60 克、八月札 30 克、全蟲 6 克、蜈蚣 2 條。

行氣止痛可加綠萼梅 15 克、香附 15 克、延胡索 15 克、川楝子 10 克。黃疸形成加茵陳 30 克、山梔 15 克、大黃 10 克。腹水形成加腹水草 20 克、大毛 20 克、檳榔 15 克、豬苓 15 克、川牛膝 15 克。納少者加神麴 10 克、炒麥芽 15 克、炒雞內金 10 克。

【功效】疏肝行氣、化瘀消積、瀉火解毒。

【適應證】各型中晚期肝癌、膽管癌。

3. 胰腺癌

太子參 30 克、炒白朮 20 克、清半夏 30 克、茯苓 30 克、甘草 15 克、厚朴 15 克、枳殼 15 克、柴胡 15 克、白芍 25 克、黃連 10 克、黃芩 20 克、木香 15 克、鬱金 20 克、大黃 10 克、八月札 30 克、延胡索 30 克。

【功效】清熱解毒、舒肝和胃、行氣止痛。

【適應證】各型胰腺癌，早、中、晚期均宜。

4. 食管癌（包括賁門癌）

冬凌草 30 克、山豆根 30 克、旋覆花 20 克、急性子 15 克、威靈仙 30 克、薑半夏 30 克、石見穿 30 克、鬱金 20 克、瓜蔞 20 克、降香 20 克、黃藥子 10 克。

【功效】清熱解毒、降氣化痰。

【適應證】中晚期食管癌、賁門癌，術後或沒做手術但吞嚥困難者均可。

附：食管癌開道散，雄黃 1 克、青黛 10 克、硃砂 5 克、月石 5 克、硇砂 2 克、芒硝 15 克、大貝母 15 克、急性子 15 克、天龍 10 克、五靈脂 10 克、山豆根 10 克、射干 10 克、炮穿山甲 10 克。

【用法】上藥研磨極細粉，每日 3 次，口含少許，徐徐吞下。

【適應證】食管癌未手術吞嚥困難者。

5. 胃癌（攻補兼治專方）

藤梨根 60 克、文朮 15 克、炒白朮 20 克、太子參 20 克、茯苓 30 克、川厚朴 15 克、枳殼 15 克、生雞內金 10

克、五靈脂 15 克、全蒲公英 15 克、神麴 15 克、炒麥芽 15 克、生薏苡仁 50 克、料江石 30 克。

呃逆加旋覆花 15 克、代赭石 20 克、蘇梗 10 克、陳皮 10 克、薑半夏 20 克。疼甚者加延胡索 20 克、川楝子 15 克、九香蟲 10 克、八月札 20 克。出血、便血加刺蝟皮 15 克、三七 10 克。

【功效】舒肝和胃、活血化瘀、行氣止痛。

【適應證】各型中晚期胃癌，分化、未分化均可。

【用法】每劑兩天，每日 3 次，每次 150ml。

6. 大腸癌（包括直腸癌、結腸癌）

黃耆 30 克、紅參 10 克、生白朮 30 克、升麻 10 克、甘草 10 克、馬齒莧 50 克、白英 30 克、過山龍 30 克、槐花 15 克、炒地榆 30 克、生薏苡仁 60 克、全蟲 6 克。

【功效】化濕消積、清熱解毒、昇陽舉陷。

【適應證】各型各期腸癌。

【用法】每劑兩天，每日 2～3 次，每次 150～300ml。

7. 乳腺癌

夏枯草 25 克、蒲公英 50 克、連翹 20 克、文朮 15 克、三棱 15 克、山慈菇 10 克、玄參 30 克、天冬 20 克、路路通 10 克、漏蘆 10 克、瓜蔞 20 克、青皮 15 克、當歸 15 克、鹿角霜 15 克、白芍 20 克、鬱金 20 克、香附 15 克、浙貝母 30 克、生牡蠣 30 克、炮穿山甲 10 克。

【功效】疏肝解鬱、化瘀散結、清熱解毒。

【適應證】各期各型乳核、乳岩、乳癖。

【用法】每劑二煎，每日服兩次，每次 200ml。

8. 膀胱癌

黃耆 30 克、丹參 30 克、當歸 20 克、茯苓 30 克、豬苓 30 克、王不留行子 30 克、桃仁 10 克、紅花 10 克、黃柏 10 克、白茅根 20 克、龍葵 20 克、白英 30 克、生薏苡仁 60 克。

水腫甚加澤瀉 15 克、白朮 15 克、大毛 20 克。血尿重者加旱蓮草 20 克、三七 10 克、女貞子 10 克、豆豉 30 克、小薊 15 克。排尿澀痛加益母草 20 克、海金沙 15 克、車前子 20 克。腎功能不全加附子 10 克、川大黃 10 克。

【功效】清熱利濕、利水消腫、化瘀止痛。

【適應證】各期膀胱癌，無論有沒有做過手術均可以使用。

【用法】每劑兩天，每次 200ml，每日 2～3 次。

9. 甲狀腺癌

夏枯草 30 克、玄參 30 克、大貝母 20 克、牡蠣 50 克、三棱 15 克、文朮 15 克、黃藥子 10 克、柴胡 10 克、鬱金 15 克、瓜蔞 20 克、膽南星 10 克、海藻 30 克、炮穿山甲 10 克。

【功效】疏肝解鬱、化瘀散結。

【適應證】各種癭瘤、甲狀腺癌。

【用法】每劑兩天，每日 2～3 次，每次 150～200ml。

10. 鼻咽癌

夏枯草 30 克、玄參 30 克、石上柏 30 克、蒼耳子 10 克、川芎 10 克、白芷 10 克、辛夷花 15 克、腫節風 30

克、射干 10 克、山豆根 30 克、全蟲 6 克、露蜂房 10
克。

【功效】清熱解毒、祛風散結、通竅止痛。

【適應證】各型鼻咽癌，未經手術治療者尤佳。

【用法】每劑兩天，每日 3 次，每次 150ml。

11. 喉癌專方

太子參 20 克、天冬 15 克、麥冬 15 克、五味子 10
克、白英 20 克、天花粉 15 克、夏枯草 20 克、石見穿 20
克、土貝母 15 克、大貝母 15 克、桔梗 15 克、射干 10
克、黃芩 15 克、山豆根 15 克、牛蒡子 10 克、青果 10
克、石斛 10 克、蟬蛻 6 克、全蟲 6 克、甘草 10 克。

【功效】清熱解毒、化痰散結、益氣養陰。

【適應證】各型各期喉癌，未經手術治療者尤宜。凡
喉部異物感、音啞、乾咳、痰中帶血絲、喉部不適均可應
用。

【用法】煎湯，每日 1 劑，2～3 次口服，每次
150ml。

12. 淋巴系統腫瘤

夏枯草 30 克、牡蠣 50 克、山慈菇 10 克、貓爪草 15
克、土貝母 30 克、炮穿山甲 10 克、鱉甲 15 克、玄參 30
克、黃藥子 10 克、瓜蔞 15 克、天葵子 10 克、皂角刺 30
克、甘草 10 克、天花粉 15 克、柴胡 10 克、昆布 15 克、
神麴 10 克、炒麥芽 15 克、炒雞內金 10 克。

【功效】解毒消腫、化痰散結。

【適應證】早、中期淋巴系統腫瘤。

【用法】每劑兩天，每日 2 次，每次 200ml。

13. 前列腺癌

黃耆 30 克、黨參 20 克、淫羊藿 10 克、巴戟天 10 克、肉蓯蓉 10 克、王不留行子 30 克、桃仁 10 克、紅花 10 克、當歸 15 克、赤芍 20 克、土鱉蟲 5 克、炒水蛭 5 克、黃柏 15 克、知母 15 克、豬苓 20 克、車前子 20 克、滑石粉 20 克、瞿麥 20 克、萹蓄 20 克、川牛膝 15 克、土茯苓 50 克、生薏苡仁 50 克。

【功效】益氣補腎、活血化瘀、利尿通淋。

【適應證】各型、各期前列腺癌，無論有沒有做過手術均可使用。

【用法】每劑 2 天，每日兩次，每次 200ml。

14. 骨肉瘤（骨癌）

獨活 15 克、桑寄生 10 克、川續斷 20 克、骨碎補 10 克、狗脊 10 克、威靈仙 20 克、川芎 10 克、當歸 15 克、熟地黃 30 克、杜仲 10 克、懷牛膝 15 克、補骨脂 10 克、腫節風 15 克、龜甲 20 克、全蟲 6 克、薑黃 10 克、烏骨藤 20 克、過山龍 20 克。

【功效】補腎壯骨、通絡止痛、軟堅散結。

【適應證】各種良性、惡性骨肉瘤或其他癌症、骨轉移性癌瘤均宜。

【用法】每劑兩天，每日兩次，每次 150～200ml。

◆ 系統論治法

1. 肺癌的系統論治

（1）沙參 30 克、麥冬 20 克、天冬 15 克、百合 15 克、玄參 15 克、全瓜蔞 15 克、山海螺 20 克、蚤休 10

克、浙貝母 15 克、杏仁 15 克、黃芩 20 克、生地黃 20 克、茜草根 10 克、海浮石 20 克、金麥草 30 克、牡蠣 30 克、紫菀 15 克、生半夏 15 克、生甘草 20 克、蘆根 15 克、白英 20 克、白花蛇舌草 30 克、半枝蓮 30 克、桑黃 10 克、桔梗 15 克、仙鶴草 20 克、全蟲 10 克、蜈蚣 2 條。

【功效】扶正祛邪、清熱解毒、化痰散結、養陰潤肺。

【適應證】各型、各期肺癌，包括肺腺癌、肺鱗癌及肺纖維化等肺系諸症。

【用法】每劑兩天，每日 3 次，每次 150ml。

（2）肺癌水丸或顆粒劑系統療法。

濃縮煎湯取汁：生地黃 200 克、瓜蔞 100 克、生半夏 150 克、玄參 150 克、天冬 150 克、麥冬 150 克、百合 150 克、蚤休 100 克、杏仁 150 克、紫菀 150 克、牡蠣 200 克、仙鶴草 200 克、白英 200 克、金麥草 300 克、石見穿 200 克、蘆根 100 克、半枝蓮 200 克、白花蛇舌草 200 克。

磨粉：西洋參 100 克、沙參 100 克、大貝母 150 克、茜草 100 克、土貝母 100 克、山海螺 100 克、黃芩 100 克、桑黃 150 克、全蟲 60 克、蜈蚣 20 條、海浮石 100 克、生甘草 60 克、桔梗 100 克。

【製作】以上兩方混合，壓製顆粒，包裝為每袋 10 克。

【用法】每次 1 袋，每日 2～3 次。

【功效】扶正祛邪、清熱解毒、化痰散結、養陰潤

肺。

【適應證】各型、各期肺癌，包括肺腺癌、肺鱗癌及肺纖維化等肺系諸症。

2. 消化道癌症的系統論治（胃、食管、肝膽、胰、大腸、結腸等）

黃耆 30 克、黨參 20 克、炒白朮 15 克、茯苓 20 克、半夏 20 克、陳皮 15 克、砂仁 10 克、木香 10 克、川厚朴 15 克、枳殼 15 克、炙甘草 15 克、炒麥芽 20 克、炒雞內金 10 克、靈芝 10 克、神麴 15 克、柴胡 15 克、白芍 20 克、鬱金 15 克、生薏苡仁 50 克、八月札 30 克、丹參 20 克、黃芩 15 克、黃連 10 克、川大黃 10 克、五靈脂 20 克、乾薑 15 克、香附 15 克。

胃癌加藤梨根 30〜60 克、料江石 30 克。

食管癌加旋覆花 15 克、威靈仙 30 克、急性子 15 克、石見穿 30 克。

大腸癌加升麻 10 克、馬齒莧 30 克、苦參 15 克、炒地榆 20 克、槐花 10 克、過山龍 20 克。

胰腺癌加延胡索、蓽澄茄、半枝蓮。

肝癌加鱉甲 15 克、土鱉蟲 6 克、全蟲 6 克、水紅花子 25 克、雞矢藤 15 克、三棱 15 克、莪朮 15 克。

膽管癌加茵陳 30 克、山梔 20 克、文朮 10 克、三棱 10 克、桃仁 10 克、紅花 10 克。

【功效】扶正袪邪。

【適應證】消化道所有腫瘤，低分化、未分化、高分化各型各期均宜。

註：上方可按量加減製丸或顆粒口服。

3. 淋巴癌、甲狀腺癌、乳腺癌的系統論治

夏枯草 20 克、柴胡 10 克、浙貝母 20 克、土貝母 15 克、山慈菇 10 克、瓜蔞 20 克、玄參 15 克、炮穿山甲 10 克、鬱金 20 克、文朮 10 克、三棱 10 克、甘草 10 克。

淋巴系統腫瘤加貓爪草 15 克、天葵子 10 克、蜈蚣 2 條、全蟲 6 克。各科瘻瘤加海藻 20 克、黃藥子 10 克、川楝子 15 克。

乳岩（乳腺癌）加蒲公英 50 克、連翹 20 克。

【功效】疏肝解鬱、化痰散結。

【適應證】淋巴系統腫瘤、甲狀腺瘤、乳房腫瘤等。

【用法】每日 1 劑，煎湯，分 3 次口服，每次 150ml。

【療程】1～3 個月為一療程。

4. 婦科盆腔腫瘤系統論治

白英 30 克、半枝蓮 30 克、白花蛇舌草 30 克、土茯苓 30 克、苦參 15 克、龍葵 15 克、三棱 15 克、文朮 15 克、生薏苡仁 50 克、甘草 10 克。

子宮癌出血加黃耆 20 克、升麻 10 克、旱蓮草 20 克、槐花 10 克、仙鶴草 20 克、生蘆根 10 克。

卵巢癌盆腔積液加豬苓 15 克、澤瀉 15 克、茯苓 20 克、當歸 15 克、白朮 15 克、海藻 20 克。

肝氣鬱結者加香附 15 克、川楝子 15 克。

絨毛膜上皮癌加桃仁 10 克、紅花 10 克、王不留行子 30 克、紫草根 15 克。子宮肌瘤加鱉甲 20 克、紫石英 30 克、桂枝 10 克、茯苓 20 克、牡丹皮 10 克。

【功效】清熱利濕、解毒散結。

【適應證】各期子宮癌、卵巢癌、絨毛膜上皮癌、宮

頸癌及子宮肌瘤等。

【用法】每劑兩天，每日兩次，每次 200ml。

上方不用辨證可用下方替代：

白英 30 克、白花蛇舌草 30 克、半枝蓮 30 克、土茯苓 30 克、苦參 15 克、龍葵 15 克、三棱 15 克、文朮 15 克、生薏苡仁 60 克、紫石英 30 克、桂枝 10 克、牡丹皮 15 克、桃仁 10 克、紅花 10 克、赤芍 20 克、黃耆 20 克、升麻 10 克、仙鶴草 30 克、益母草 30 克。

功效與適應證、用法同上。

5. 腦部腫瘤的系統論治

夏枯草 30 克、雙鉤 20 克、天麻 15 克、石菖蒲 15 克、膽南星 15 克、炙遠志 10 克、白附子 15 克、川芎 30 克、白芷 15 克、白芥子 10 克、牡蠣 50 克、生地黃 30 克、石決明 30 克、地龍 20 克、細辛 10 克、全蟲 10 克、蜈蚣 2 條、魚腦石 20 克、甘草 15 克。

【功效】化瘀通絡、化痰散結。

【適應證】膠質瘤、垂體瘤、腦膜瘤、劇烈頭痛、眼疼，凡惡性、良性腦實質性占位均可應用，不用辨證。

【用法】每劑兩天，每日兩次，每次 200ml。

6. 腫瘤的多靶點系統論治

（1）熱化平調湯系統：

太子參 30 克、生半夏 30 克（或法半夏 30 克）、麥冬 20 克、生地黃 30 克、瓜蔞 20 克、生薑 10 克、平蓋靈芝 30 克、豬苓 30 克、玄參 20 克、甘草 15 克、蒲公英 50 克、石斛 15 克、生薏苡仁 60 克、鱉甲 30 克、牡蠣 50 克、大貝母 20 克、海藻 30 克、炒雞內金 10 克、神麴 15

克。

【方解】太子參、麥冬、生地黃、石斛、玄參、貝母養陰清熱，牡蠣、法半夏、瓜蔞、大貝母化痰散結，鱉甲、牡蠣軟堅沉潛，薏苡仁、豬苓、海藻利水排毒，雞內金、神麴、生薑護胃消導，蒲公英、薏苡仁抗腫瘤，靈芝平肝、護肝，全方位調節免疫，不治癌而瘤自消。

【功效】養陰清熱、化痰散結、扶正祛邪。

【適應證】各種熱化腫瘤、占位包塊。

【用法】每劑兩天，每日兩次，每次 150～200ml。

（2）寒化「平調湯」系統：

人參 10 克、黃耆 30 克、乾薑 10 克、生白朮 30 克、炙甘草 15 克、白芥子 15 克、平蓋靈芝 30 克、浙貝母 20 克、炮附子 15 克、肉桂 6 克、炙麻黃 6 克、熟地黃 20 克、山茱萸 20 克、豬苓 20 克、牡蠣 30 克、玄參 20 克、海藻 20 克、生薏苡仁 50 克。

【方解】人參、黃耆、生白朮、乾薑、炙甘草、靈芝益氣、增強免疫、扶正祛邪；熟地黃、炙麻黃、白芥子、附、桂溫陽祛寒邪；海藻、薏苡仁、豬苓利濕降濁；玄參、貝母養陰散結。

全方調節陰陽平衡，不治癌而腫塊自消。

【功效】溫陽散寒、化痰散結、增強免疫、利濕降濁。

【適應證】各種寒化腫瘤、占位包塊。

【用法】每劑 1 天，每日兩次，每次 200ml。

（3）多靶點系統製劑（超微粉直接口服或製粒）。

平調顆粒製作：

①磨粉部分（過 100 目篩）：人參 100 克、西洋參 100 克、炒白朮 100 克、陳皮 60 克、酸棗仁 80 克、丹參 60 克、琥珀 50 克、五味子 50 克、合歡花 50 克、薤白 60 克、牡丹皮 60 克、木香 50 克、豬苓 100 克、當歸 60 克、白芍 60 克、鱉甲 100 克、肉桂 50 克、浙貝母 120 克、延胡索 60 克、龍骨 100 克、澤瀉 50 克、山茱萸 100 克、平蓋靈芝 100 克。

②煎湯濃縮部分：生地黃 300 克、生薏苡仁 300 克、麥冬 200 克、天冬 200 克、黃精 200 克、柴胡 150 克、神麴 150 克、生半夏 100 克、瓜蔞 300 克、枳實 150 克、川厚朴 150 克、炮附子 100 克、乾薑 150 克、甘草 150 克、鬱金 200 克、玄參 200 克、茯神 200 克、山梔 200 克、大黃 100 克、黃耆 300 克、夏枯草 200 克、白花蛇舌草 300 克、仙鶴草 300 克、藤梨根 300 克、半枝蓮 300 克、大棗 150 克、牡蠣 300 克。

【製作】①＋②，混合後按 1：1 湯藥比壓粒，包裝為每袋 10 克（細度在 120 目左右）。

【用法】每次 1 袋，每日 3 次。若用 100 目微粉，6 克/袋，每日兩次。

【適應證】各種腫瘤、占位包塊，以及各種慢病須長期調養者，或術後、化療後均可用本「平調顆粒」。

【功效】平衡陰陽、調節免疫、零毒抗癌。

◆ 評按

目前，手術、放療、化療這「三板斧」仍然是治療腫瘤的主流形式，但癌症的早期治癒率不過 30%，而晚期

僅為 5%，為什麼癌症患者的死亡率居高不下？是因為這「三板斧」只是治療了有形的可視占位實體，任何先進的手術都無法切除肉眼看不見的癌細胞，所以無法解決術後的轉移和復發。

現代醫學治癌的觀念忽視了整體，對於基因突變、腫瘤實體占位，並沒有從根本上找原因，這是現代醫學治癌失敗的癥結所在。所以，腫瘤治療又產生了「生物免疫療法」及「分子靶向療法」等，但現代流行的靶向治療藥物應用面狹窄，特異性較強，仍屬於「攻擊」觀念，單靶點，只考慮占位瘤體。

中醫也有靶向治療，與西醫的單靶點不同，中醫的分子靶不僅作用於瘤體，更能全方位調整紊亂的免疫系統，屬多靶點整體系統論治、私人訂製、一癌一方，扶正與祛邪並重，事實已證明其療效的遠期 5～10 年生存率已遠遠超過現代醫學的方法。

中醫認為治癌的大道是以人為本，只要延長生命、提高生活品質，不一定非得以消除占位實體為主，對一些非關鍵部位的瘤體可以帶瘤生存，扶正培本，改善整體環境，即「攻城不下，攻心為上」，「神治」永遠大於「形治」，扶正與攻邪並重，隨機論治，而非一味攻殺。本療法最大難題是就醫的觀念，習慣勢力太強大，多數人還不明確現代醫學抗癌療法的缺陷。

腫瘤本身就是一個慢性病，不可能速戰速決，因此，中醫的多靶點系統療法推進緩慢。筆者認為，腫瘤不論對中醫還是西醫都是一個巨大的課題，中西醫必須攜手共進，才有希望攻克癌症的難題。

病案

　　徐某，男，70 歲，退休西醫師。2014 年 8 月 7 日在體檢中發現右肺小結，大者直徑 1cm，小者直徑 0.5cm，雙肺多發小結節，8 月 18 日入院行 CT 掃瞄，確診為右肺腺癌（PT4N2Ml），雙肺多發轉移右肺門、淋巴轉移、肝囊腫、左腎結石。2014 年 10 月去北京某腫瘤醫院做過 EGFR 基因測定，當年 10 月 30 日又一次做 CT 掃瞄，對比 8 月 18 日的結果表明結節增大，大者直徑超 1.3cm，2014 年 11 月 7 日開始按程序行 3 個週期化療。化療進行至第二次就出現嚴重不良反應，開始厭食、數日睡眠不佳、消瘦、血象降低，至 2015 年初即停止化療，行中醫保守療法至今。

　　2015 年 2 月 26 日初診，查心率 100 次/分，血壓 150/90mmHg，脈弦數、舌質淡、苔少、乾咳、少痰、痰中無血絲、胸不痛、面色晦暗、消瘦。中醫認為數脈不時即生大疔，該患者雙關脈弦數，是由於長期脈絡瘀阻、集結為肺多發結節，生於肺，但肺之占位無不與肝、脾有關，肺絡不通是因為長期肝經火盛，阻礙肺氣之沉降，濁氣阻絡而為肺結節，治宜養陰潤肺、散結祛邪。

　　方用通治方熱化平調湯化裁：太子參 30 克、法半夏 30 克、麥冬 20 克、生地黃 30 克、瓜蔞 20 克、玄參 30 克、石斛 15 克、浙貝母 60 克、魚腥草 30 克、豬苓 30 克、三七 15 克、蚤休 15 克、鱉甲 30 克、桑黃 10 克、牡蠣 30 克、炒雞內金 10 克、神麴 15 克、海藻 30 克、生薏苡仁 60 克。用法：每劑 2 天，每日 2～3 次，每次

150ml。療效：上方加減計服 8 週情況良好，飲食改善、面色轉潤、睡眠改善、體重略增、咳已減輕、由無痰轉為白痰。自訴比化療時好了許多，至 2015 年 5 月後則按病情製微粉顆粒沖服。

2017 年 12 月時患者仍健在。平調顆粒方（2016 年 8 月 10 日處方）：①磨粉部分（過 100 目篩）：太子參 100 克、沙參 100 克、百合 80 克、麥冬 80 克、浙貝母 120 克、黃芩 80 克、桑黃 100 克、鱉甲 100 克、丹參 100 克、酸棗仁 100 克、鬱金 60 克、炒雞內金 60 克、豬苓 100 克、炒白朮 100 克、白芍 80 克、牡丹皮 80 克、殭蠶 30 克、全蟲 30 克、蜈蚣 15 條、紫菀 60 克、甘草 30 克。②煎湯濃縮部分：生地黃 300 克、瓜蔞 300 克、天冬 200 克、牡蠣 300 克、白英 300 克、白花蛇舌草 300 克、半枝蓮 300 克、山海螺 150 克、仙鶴草 300 克、生薏苡仁 300 克、夏枯草 200 克。製作：①＋②，混合按 1：1 湯藥比壓製顆粒，包裝每袋 6 克。用法：每次 6 克，每日 3 次。

祝某，男，63 歲。2016 年 6 月 1 日初診。自訴：2016 年春節過後就咳嗽，很長時間未癒，後來服了些消炎止咳藥已緩解，但自今年 6 月開始咳嗽加重，夜間氣管部有水雞聲。隨後去醫院查驗結果為左支氣管淋巴占位、肺大泡、胸腔有少量積液，經 CT 平掃 7 月份確診為支氣管肺癌晚期。查脈弦數，心率 75〜90 次/分，血壓 130/80mmHg，左關弦脈，雙手肝掌陽性，面部有蜘蛛痣。主訴：睡眠、吃飯尚可，只是咳嗽不斷，手足心熱。曾用射干麻黃湯合一貫煎等治療月餘，自 2016 年 6 月開

始曾用下方治過數週：太子參 30 克、麥冬 20 克、生地黃 30 克、玄參 20 克、石斛 15 克、法半夏 20 克、陳皮 15 克、茯苓 30 克、前胡 20 克、瓜蔞 20 克、浙貝母 30 克、鱉甲 20 克、靈芝 15 克、豬苓 20 克、牡蠣 30 克、海藻 30 克、甘草 15 克、石上柏 30 克、山海螺 30 克、金麥草 30 克、杏仁 15 克、桔梗 20 克、白芍 20 克、牡丹皮 30 克。用法：每劑 2 天，每日 3 次，每次 150ml。

療效：2016 年 6 月 1 日始至 2016 年 11 月末，服中藥 60 餘劑，病情穩定，肝掌色變淺，咳嗽已輕，有白色痰，精神良好，自覺已沒病。

2016 年因外感病情加重，反覆發燒不退，低燒時體溫 38℃，高燒時達 39℃，上午較輕，日落後加重，2016 年 12 月 15 日查脈 105 次/分，噁心、頭痛、納呆、出虛汗。曾用下方 6 劑發燒退下：沙參 30 克、麥冬 20 克、五味子 10 克、桂枝 15 克、炙麻黃 10 克、生薑 15 克、薑半夏 50 克、白芍 20 克、大棗 20 克、杏仁 20 克、蜂房 10 克、蘆根 30 克、石膏 60 克、玄參 20 克、紫草 10 克、大貝母 30 克、蟬蛻 10 克、車前子 30 克（包）。用法：4 劑服 6 天，每次 150ml，每日 4 次。療效：4 劑後發燒已去。

該患者 2017 年用湯劑和中藥破壁顆粒（1000 目微米級粉粒），服用 1 年，現將破壁超微顆粒方抄錄如下：西洋參 60 克、沙參 30 克、百合 50 克、麥冬 40 克、大貝母 60 克、杏仁 30 克、殭蠶 30 克、鱉甲 60 克、桑白皮 30 克、知母 30 克、蛤蚧 4 對、露蜂房 30 克、地龍 30 克、蟾衣 50 克、蛋蟲 100 克。另配合煎湯方藥：生薏苡仁 300 克、白花蛇舌草 300 克、仙鶴草 200 克、地骨皮 150

克、石見穿 150 克。製法：按湯粉 1：1 比例壓製顆粒。

用法：每次 3～5 克，每日 2～3 次。

2017 年 11 月 7 日主訴：近日動則氣喘，開始僅為夜間氣喘，感覺胸悶氣短而不得平臥，後來就逐漸加重，不管平臥、側臥都有氣短之象，查脈弦數、舌質淡有裂紋、少痰。曾服下方 10 劑（半月）而胸悶氣短停，夜間又能安睡。紅參 10 克、沙參 30 克、麥冬 20 克、五味子 10 克、瓜蔞 20 克、前胡 15 克、浙貝母 30 克、桃仁 15 克、生地黃 25 克、酒大黃 10 克、桑白皮 20 克、細辛 6 克、炙麻黃 10 克、法半夏 20 克、射干 15 克、紫菀 20 克、款冬花 15 克、生薑 10 克、大棗 20 克、知母 15 克、蛤蚧 2 對（不去頭足）。用法：每劑兩天。每天 3 次，每次 150ml。療效：在服湯劑同時曾用發皰灸配合治療，到 2018 年 2 月患者情況良好，一切正常。

張某，男，67 歲，2014 年 10 月 5 日初診。自訴：近兩個月來食後飽脹，上腹部不舒服，大便不爽、納少，夜間有時鈍疼。患者自己以為是消化不良吃了不少消導藥，也用過奧美拉唑、胃痛寧等均未獲效。9 月初，由兒子帶去某腫瘤醫院查驗，做胃鏡檢查證實在胃竇部有一個 3cm×4cm 大小的占位包塊，病理顯示為低分化胃腺癌晚期，可先化療再行手術，患者本人不同意化療而求中醫保守治療。查體見脈搏 75 次/分，血壓 130/80mmHg，脈沉緩，苔白，舌下有瘀斑，神志清醒，睡眠尚可，只是胃脹而食慾減退，體重開始下降，僅兩個月下降約 5 公斤。胃部腫瘤為本虛標實證，開始和一般胃炎無差別，到了晚期

則納少、消瘦或有便血，中醫認為是正氣不足，邪氣凝聚，氣滯、痰濕、瘀血蘊結，胃氣不降積聚於胃部而形成腫塊，實際胃癌就是胃部生了一個惡性疔瘡，破潰則會產生便血。

治宜益氣健脾、疏肝和胃、化痰散結、清熱解毒等方法，方用消化道癌系統方化裁：黃耆 30 克、黨參 20 克、炒白朮 15 克、茯苓 20 克、法半夏 20 克、陳皮 15 克、砂仁 10 克、木香 15 克、厚朴 20 克、枳殼 20 克、炙甘草 15 克、炒麥芽 20 克、炒雞內金 10 克、神麴 15 克、柴胡 15 克、白芍 20 克、鬱金 20 克、生薏苡仁 50 克、八月札 30 克、丹參 20 克、黃芩 15 克、黃連 10 克、川大黃 15 克、五靈脂 20 克、乾薑 15 克、藤梨根 50 克、料江石 30 克。用法：水煎服，每劑兩天，每日 3 次，每次 150ml。上方每週 4 劑，連服 12 劑後，腹脹消除，食慾增加，夜寐得安，近月餘夜間已不痛。在服湯劑時還服用偏方蛤蟆油煎蛋（即用炸蟾蜍的油煎雞蛋），每日兩個，計服 30 個。該患者現已年過 70 歲，2017 年春曾檢查，胃中包塊已消失，體重增加 5 公斤，一切恢復正常。為防止復發，以上方為基礎化裁後製成顆粒，又服用半年之久。

桑某，男，56 歲，2015 年 3 月初診。出院病志載，2014 年 10 月初患者在大連醫院確診為直腸、乙狀結腸癌。入院診斷：乙狀結腸癌（CTxNxMo），術後出院診斷為直腸癌（PT4N2Mo）、雙腎結石、雙腎囊腫、竇性心動過緩。於 2014 年 11 月 5 日行腹腔鏡直腸癌姑息切除法及盆腔腫物切除術，住院 16 天，術後沒有化療。2015

年 3 月患者因餐後腹部脹感來診。術前腸鏡顯示在距肛門 15～22cm 結腸處有浸潤性病變，病理活檢顯示低分化腺癌、印戒細胞癌。當時患者精神、睡眠佳，飲食一切正常，只是少腹部時有隱疼腹脹，便不成形，也無膿血便。出院診斷：直腸癌 PT4N2Mo、雙腎結石、雙腎囊腫、竇性心動過緩。本案直腸癌病案其發病機理為濕熱蘊結、濕熱毒邪浸潤腸管，距肛門 15～22cm 處正是腸曲處，素日肯定排便不良，蘊結為毒，所以治宜化濕解毒、昇陽舉陷、清熱降濁等方法。

方用消化道癌系統方化裁：黃耆 25 克、黨參 30 克、炒白朮 20 克、茯苓 25 克、半夏 15 克、陳皮 10 克、升麻 10 克、木香 10 克、砂仁 6 克、川厚朴 15 克、枳殼 15 克、炙甘草 10 克、柴胡 10 克、白芍 15 克、生薏苡仁 50 克、黃連 10 克、酒大黃 15 克、馬齒莧 30 克、苦參 15 克、炒地榆 20 克、香附 15 克。用法：煎湯，每日 1 劑，分兩次口服。療效：上方計服 4 週後諸症皆無，排便順利，腹脹消除，食慾好，體重增加，後製成顆粒服半年左右，到 2017 年末，無任何不適。

李某，女，47 歲，於 2014 年 6 月 2 日來門診求治。臨床資料：2012 年 12 月 8 日，患者在某醫院確診為卵巢癌 IIIc 期、慢性宮頸炎、盆腔積液。12 月 17 日，患者行卵巢根治手術，病理檢查定為左側卵巢漿液性囊腺癌（低分化），術後曾化療 6 個療程。主訴：全身乏力、無食慾、腹部寒涼感、腰痠腿沉、頭暈。刻診：心率 75 次/分，血壓 90/60mmHg，脈沉、舌質淡。辨證：所謂的卵

巢根治術，是指在全身麻醉下將子宮全部切除，清理切除盆腔多個增大的淋巴結，僅僅是肉眼所見之變異有形物，而沒有見到的更小的惡性淋巴瘤手術不可能清除，所以要化療。但盆腔占位、增生、積液的根本原因手術刀並未觸及。中醫認為，盆腔病變是濕熱蘊結、毒邪為患，因此治宜清熱利濕、溫經散寒、解毒散結。手術雖然表面上根治了，實際上並沒有根治，所以所謂根治術是一種誇張的說法，根治了為何還化療 6 個療程？所以這個說法不科學。現在患者術後已 1 年多，仍體虛乏力、納呆，是化療後一直沒有恢復所致。所以必須先補而後攻。

方藥：紅參 15 克、白朮 15 克、茯苓 20 克、清半夏 20 克、陳皮 10 克、枳殼 10 克、川厚朴 10 克、黃耆 20 克、附子 10 克、炙甘草 10 克、炮薑 10 克、肉桂 6 克、益母草 20 克、王不留行子 30 克、生薏苡仁 50 克、桃仁 10 克、蒲黃 10 克、懷牛膝 20 克、神麴 10 克、炒麥芽 15 克、炒雞內金 10 克、酒大黃 20 克。用法：煎湯，每劑兩天，每天兩次，每次 150ml。療效：上方連服 3 週後體徵好轉、食慾增加、面色轉潤、睡眠和頭暈都已改善，於是在 2014 年 7 月初則改用系統方為主，行攻補兼施法維持生命。黃耆 20 克、炒白朮 15 克、升麻 10 克、當歸 15 克、陳皮 10 克、豬苓 20 克、澤瀉 15 克、生薏苡仁 50 克、三棱 10 克、文朮 10 克、土茯苓 30 克、苦參 20 克、龍葵 15 克、白花蛇舌草 30 克、白英 30 克、半枝蓮 30 克、桃仁 10 克、紅花 10 克、仙鶴草 30 克。

用上方曾製成顆粒服 1 年之久，2015 年末回訪患者仍健在，感覺自己病已癒，精神愉快。

附錄一

中藥飲片微粉化工藝評價

　　中醫藥的劑型一直以丸、散、膏、丹著稱，但臨床中醫還是以湯劑為主要劑型，湯劑雖然古老，但現代高科技時代仍然應用不衰，足以證明湯劑有可觀的療效。湯劑最大的優點是可按病情辨證施治、隨證加減，湯劑是私人訂製藥方，與中成藥的共性截然不同。湯劑的缺點是口味欠佳、劑量太大、口服不方便，不適應現代人的要求，除非中西醫輪番施治，實在不癒時才去硬著頭皮喝下苦味的湯劑，所以使湯劑使用的範圍受限。

　　要改革湯劑，古今都想過不少辦法，如散劑，但散劑應用面小，不是什麼病都適宜用散劑。

　　在南北朝時期，有人研究煮散法，就是把中藥飲片磨成 30～50 目粗粉，用絹布包煎，水煮 5～10 分鐘，服湯，棄其渣，雖然可替代湯劑，但劑量小，療效並不盡如人意。

　　現代人又試製了中藥飲片的濃縮顆粒劑，已做了十幾年仍沒有正式確立其療效，主要瓶頸是一為造價太高，二為顆粒的組方沖服不同於湯劑，且對藥材的浪費不小。目前又有人欲用中藥微粉化替代湯劑，微粉化是設備的能力

問題，過去根本無法辦到，而現代已成為現實，中藥飲片的微粉化是最有希望替代湯劑的方案。中藥微末粉，常被稱為「破壁飲片」。

微粉，是指把中藥材加工成微米級別的粉末，微米是百萬分之一米（μm），被稱為微粉的中藥材的粒徑在10～20μm之間（500～1000目），被稱為超微粉級別。一般動植物的細胞直徑在 10～100μm，若將中藥材加工至 10μm 左右，中藥材的細胞壁被打破，可顯著提高中藥材的生物利用度，因為微粉吸收好，療效也大幅度提高，微粉化中藥材的好處大致有以下幾點：

（1）中藥微粉與過去的散劑（100～120 目）相比，中藥材粒徑要小數倍，中藥在體內的粒徑越小吸收就越好，所以微粉的細度平均在 500 目以上，療效必將提高。

（2）微粉化的飲片，使起效時間加快，絕不次於湯劑，適宜現代人快速治癒的心理要求。

（3）口服劑量小，每劑湯藥毛重平均在 200 克左右，而微粉化則 20 克即足矣！用微粉加工的蜜丸可節省 1/10 至 1/3 的藥量，但療效不減。

（4）湯劑在煮沸過程中有一部分揮發油跑掉，而飲片中的脂溶性物質在水浸湯劑中並不溶於水，微粉化即可解決煎湯的損失。

（5）微粉化中藥的口感好於湯劑，如果矯味也比湯劑容易。

（6）用微粉加工膏方將變得十分簡單，半個小時即可完成，而人工熬製膏方需要半天時間，因此用微粉製膏方可使成本大大降低。

（7）外治貼膏類若採用微粉，既不要油炸，也不要乙醇浸出，可節省大量的原料和溶媒，膏藥的摻藥量將減少，即可達到原來的效果但使成本降低。

掌握系統化中醫療法，如能配合超微粉技術，可使醫院門診效益更上一層樓，只要有一台微粉加工機械就可生產出 500～1000 目的微米級中藥，完全可以替代大碗湯劑，微粉化工藝技術可使飲片的使用範圍擴大，更適應現代社會之要求。

附錄二

系統論治湯頭歌括一覽表

腦科	**健腦全息湯** 腦科全息夏神草 補陽還五全蟲跑 天鉤鬱金石膽志 生地枳實不能少	**中風全息湯** 中風全息赤白芍 桃紅四物祛風妙 天鉤烏蛇石膽志 龍牡全蟲地龍好
心系	**溫陽復脈湯** 人參瓜蔞薤白湯 黃耆丹參合木香 四逆湯中桂枝上 赤芍紅花化瘀良	**養心平律湯** 生脈桂枝白芍草 生地黃連肉桂少 棗仁茯神丹參志 芎歸澤瀉龍牡好
肺系	**溫肺化痰飲** 肺寒射干麻黃前 杏仁桔梗冬化菀 二陳湯中桂枝見 細辛乾薑五味全	**清肺化痰飲** 肺系熱病桑貝前 沙參麥冬黃芩菀 知母瓜蔞地龍配 杏仁桔梗甘草全
肝硬化	**軟肝強肝湯** 軟肝湯用白朮軍 梔子生地配鬱金 黃耆二丹歸鱉甲 二苓二芍伍茵陳	**養陰消水湯** 養陰消水麥西參 丹梔生地杞茅根 二苓知芍瀉鱉甲 大毛靈芝伍茵陳
	溫陽利水湯 溫陽利水五苓散 前仁大毛牛膝安 四逆湯中加熟地 人參益氣不一般	

慢性肝炎	**慢肝清降湯** 慢肝清降用二參 豬苓茯苓配鬱金 加味逍遙生薏米 牛角鱉甲肝立新	
黃疸	**解毒退黃湯** 退黃金錢重茵陳 前仁滑石鬱赤軍 二苓虎澤梔薏米 生地牛角板藍根	
膽石症	**柴芩清膽湯** 柴芩清膽四逆散 通裏攻下大黃兼 鬱金木香金錢草 茵陳山梔膽可安	
胃腸道	**和胃通降湯** 和胃通降用枳殼 香附丹參桂枝搖 半夏瀉心全用上 白朮白芍柴胡妙	**大黃薏仁闌尾湯** 大黃薏米闌尾湯 蛇草公英伍敗醬 丹皮赤桃冬瓜子 行氣止痛楝木香
腎系	**通治腎炎湯** 腎炎湯用坤丹參 黃耆白朮薑茅根 濟生腎氣去丹皮 溫陽利水有精神	**清腎降濁湯** 降濁湯用坤丹參 二芍山藥草澤軍 耆朮雲苓清半夏 土苓前仁白茅根
	三金排石湯 腎石三金赤牛膝 地龍澤瀉瞿萹蓄 桃仁不留棱莪朮 前仁滑石琥不理	

婦科	**婦科烏陳湯** 婦科諸病烏陳湯 香附烏藥青囊方 生化白芍用途廣 坤草活血調經良	**婦科八珍湯** 山藥八珍用黃耆 山藥五味合山萸 龍牡骨脂淫羊藿 菟巴肉桂配枸杞
風濕骨科	**萬應痛痺湯** 痛痺四逆威靈仙 杜枝蒼麻草薢安 二活歸芎芍苡米 防己伸筋血藤全	**萬應骨傷湯** 骨傷桃紅四物湯 烏軍蘇木澤蘭香 三七土蟲馬錢子 申薑乳沒川斷強
糖尿病	**通治消渴湯** 消渴湯中用參連 山藥山萸茯苓甘 葛知肉桂花粉配 烏麥生地五味全	**通治下消湯** 下消水腫五苓散 附子乾薑牛膝安 重用黃耆益母草 大黃一味不一般
甲狀腺	**通用消癭湯** 消癭湯用青陳皮 茯草夏貝消痰氣 玄麥龜甲黃藥子 章參白芍大生地	**通方消囊飲** 消囊飲用二甲菇 二皮昆藻海石浮 貝婁玄鬱黃藥草 二夏牡蠣棱莪朮
血液科	**五草解毒涼血湯** 涼血雙連赤白芍 甘玄丹參水牛角 丹皮茅根大生地 仙鶴茜紫旱蓮草	**益氣溫腎生血湯** 生血八珍大棗薑 砂陳丹參阿膠香 首山肉桂菟絲子 血藤黃耆補血良
腫瘤	**熱化平調湯** 熱化腫瘤靈芝米 冬夏斛藻薑牡蠣 豬鱉貝婁蒲金麴 二參甘草細生地	**寒化平調湯** 寒化平調靈芝米 芥貝參玄豬牡蠣 附桂麻薑漂海藻 朮耆萸肉甘熟地

目部	**十子明目湯** 眼病十子地黃湯 歸芍菊花蒺藜上 潛陽平肝屬石決 靈活化裁效更強
鼻部	**通竅鼻炎湯** 鼻病通竅用荊防 辛芷薄荷甘草羌 黃芩桂梗辛夷花 川芎蒼耳頭痛良
耳部	**耳病全息湯** 耳病全息用龍膽 梔子黃芩最清肝 生地澤瀉石菖蒲 柴葛川芎薄荷甘
喉部	**養陰喉症湯** 養陰清肺喉症湯 沙參桔梗青牛蒡 石斛蟬蛻山豆根 薄荷射干喉中暢
口部	**通治消瘡湯** 通治消瘡黃芩連 生地川軍甘草玄 石膏知母薄荷配 丹梔麥冬口病痊
皮膚科	**加味烏蛇榮皮湯** 烏蛇榮皮薑桂棗 二皮防風甘紫草 桃紅四物生薏米 蒺藜蟬蛻首烏好

脾肺心腦	風寒咳喘湯 風寒咳喘二陳湯 五味桔梗大棗薑 杏蘇白前用紫菀 荊芥防風炙麻黃	風熱咳喘湯 麻杏石甘治熱喘 沙參麥冬二母菀 桑皮前胡瓜蔞殼 桔梗黃芩肺可安
	小兒運脾湯 小兒運脾用六君 昇陽止瀉山葛根 砂米扁豆化濕氣 麥芽神麴炒內金	小兒腦科全息湯 小兒腦科棗仁甘 龍牡生地茯神安 天麻鉤藤石膽志 梔子五味配殭蠶

系統療法「一覽表」中有關的小方湯頭

1. **六君子湯**：人參、白朮、茯苓、甘草、半夏、陳皮。
2. **桃紅四物湯**：桃仁、紅花、當歸、川芎、芍藥、熟地黃。
3. **八珍湯**：人參、白朮、茯苓、甘草、熟地黃、當歸、白芍、川芎、大棗、生薑。
4. **補陽還五湯**：生黃耆、當歸、赤芍、川芎、桃仁、紅花、地龍。
5. **射干麻黃湯**：射干、麻黃、紫菀、款冬花、半夏、生薑、細辛、五味子、大棗。
6. **加味逍遙散**：牡丹皮、山梔、柴胡、當歸、白芍、茯苓、白朮、甘草、薄荷。
7. **濟生腎氣湯**：熟地黃、山藥、山茱萸、澤瀉、牡丹皮、茯苓、附子、肉桂、牛膝、車前子。
8. **十子地黃湯**：生地黃、山藥、山茱萸、牡丹皮、澤瀉、菟絲子、枸杞子、決明子、青葙子、女貞子、車

前子、茺蔚子、五味子、沙苑子、楮實子。

9. **烏蛇榮皮湯**：生地黃、當歸、赤芍、川芎、桃仁、紅花、桂枝、牡丹皮、紫草、蒺藜、白鮮皮、何首烏、烏蛇、炙甘草。

10. **半夏瀉心湯**：半夏、黃連、黃芩、乾薑、黨參（人參）、炙甘草、大棗。

11. **養陰清肺湯**：生地黃、玄參、麥冬、白芍、牡丹皮、貝母、甘草。

12. **五苓散**：桂枝、白朮、茯苓、豬苓、澤瀉。

13. **真武湯**：製附子、茯苓、芍藥、白朮、生薑。

14. **生化湯**：當歸、川芎、桃仁、炮薑、甘草。

15. **烏陳湯**：烏藥、陳皮、當歸、川芎、芍藥、香附、甘草。

16. **二陳湯**：陳皮、半夏、茯苓、甘草。

17. **四逆湯**：附子（製）、乾薑、炙甘草。

18. **生脈飲**：人參、麥冬、五味子。

19. **人參瓜蔞薤白湯**：人參、瓜蔞、薤白、川芎、鬱金。

20. **青囊丹**：香附、烏藥。

後記

為何要換個方法學中醫

　　筆者曾經寫過一本《換個方法學中醫》，這本書只是泛泛地談了些學中醫的方法，並沒有具體說明到底換個什麼樣的方法，而這本《換個方法學中醫——中醫開方速成法》大致可以講明白這個問題。

　　現代人學中醫，不論是科班學習，還是自學、跟師學徒均有兩難、三不足。兩難是指中醫的臨床操作，即中醫的辨證論治和切脈而言，三不足是缺乏文化自信、傳統文化的底蘊不足和現代人思維觀與中醫思維相悖。這兩難和三不足嚴重地束縛著中醫的傳播和發展。西醫不到 200 年就傳遍全球，在中國僅用了 100 年就成為當今中國的主流醫學。而中醫自漢代以來，已越 2000 年，今天只能是「邊緣醫學」或者稱「替代醫學」。

　　中醫學屬中國的原創醫學，國人學習都感覺難，那外國人學習就可想而知了。在全球化的今天，中醫僅僅是針灸學很快席捲全球，而辨證論治這塊兒，世界各國還遠遠沒有掌握。為什麼中醫學傳播、發展緩慢，原因是多方面的，既有歷史的原因，也有中醫自身的原因，因為中醫屬東方象思維醫學，與現代人的邏輯思維觀恰好相反，因此

現代人學習中醫不論中外都感覺有些難。筆者提倡換個方法學中醫的原因也在於此。

其實學中醫並不難，在古代，特別是明、清時代名醫輩出，古人學中醫並不難，清代傷寒大家柯韻伯曾言：「仲景之道，至平至易，仲景之門，人人可入。」清代名醫陳修園曾著有《醫學實在易》，他認為學習中醫並不算難。然而古代學中醫的人文化底蘊普遍高於現代人，「秀才學醫，籠中捉雞」，一語道破現代人學中醫的難點是國學文化的缺失，由於文化的斷層，國人看文言文需要翻譯過來才能明白，但譯文與原文總是兩回事，傳統文化的底蘊不足是現代人學中醫的主要障礙。以下對這兩難、三不足提出一些看法，供初學中醫者參考。

切脈，為中醫的四診之一，望、聞、問、切，習慣上切脈放在四診之末，實際上切脈應該為四診之首，切而知之謂之巧，中醫不會脈診不可能為醫。

如何學會切脈，醫家各有不同的體驗，學切脈和學游泳一樣，學游泳必須下水實練，在岸上無論如何練也不可能學會，俗話說：「熟讀王叔和，不如臨床多。」王叔和著有《脈經》，單背誦脈學理論，不去臨床練習是不能學會切脈的，學切脈是一種體驗過程，指法與脈法都必須實際操作，切不可紙上談兵。

中醫好的脈手，一般的胃炎、甲亢、心臟病，婦人的月經不調、胎位、是否懷孕、胎兒是女是男等問題，一搭手在一分鐘之內便可知曉，優秀的脈手可透過脈診得知腫瘤占位的大小、位置及結石的情況，但學脈並非速成，跟師也不少於 3 個月才能掌握大概情況，隨著臨床能力的提

高，切脈也就很自然能學會，所以說切脈也不算太難，但學到優秀水準者不多。切脈和練針刺一樣要在年輕時學好，少年學脈指腹靈敏度、感應程度高，所以學切脈不要超過 30 歲。

辨證論治要比切脈難些，一個中醫師一輩子都在完成三個字，即脈、證、方，《傷寒雜病論》的精髓是方證的對應。中醫師的能力大小，也要看查脈識證，知犯何逆，是否能與脈、證、方吻合。《傷寒論》113 方，每方均對應不同的證候，但中醫的方劑數萬首，不僅要掌握經方，還要會用時方、專方、驗方，應用起來十分繁瑣。

初學者就是把「湯頭四百味」背誦得滾瓜爛熟，也不一定能看好病，高檔次中醫最少要掌握 500 個湯頭，全科中醫單會傷寒經方也感到不夠用，初學中醫者大小湯頭最少也要掌握 200 個，如今筆者把古方、時方、經方、專方，經過系統化分析、歸納，縮減到 30～40 個，只要下點工夫把這 30 多個系統化處方能熟練應用，就可以完成臨床操作，所以辨證論治這一難就可以迎刃而解了。

現代人缺乏文化自信有其歷史原因，「五四」新文化運動以來西學東漸，現代科學大潮的衝擊矯枉過正，使民族的傳統文化大傷元氣，傳統國學文化一蹶不振。自 1840 年鴉片戰爭到現代這一百多年來，隨著東西方文化的交融與碰撞，國人已從睡夢中清醒過來，對於傳統文化切不可一概否定，正確的觀念是取其精華，去其糟粕。中醫則是傳統文化中一顆燦爛的明珠，雖然古老，但仍然在為現代人的健康服務。如中醫的針灸術在 20 世紀 70 年代就曾風靡全球。曾有人講過：「越是民族的東西，就越是

世界的。」國人經過百年東西方文化較量，看到了民族的希望，對傳統文化已充滿自信，學中醫大有用武之地。在全球化的今日，中醫不僅是中國的，中醫具有普世的價值觀，好東西世界各民族都需要。

文化底蘊不足是現代人學中醫的最大障礙。學習中醫必須通人文、重經典，要有國學文化的基礎，但現代人從小學到中學是以現代邏輯思維去學習了大量的數、理科學知識，從小就有電腦、手機、計算機陪伴成長，這些知識技能與中醫文化相差太遠，學中醫要有唐詩宋詞的韻律、四書五經的國學知識、古代書法和琴棋書畫的薰陶，這樣升入中醫藥大學，才能如魚得水。

現代人普遍文、史、哲知識匱乏，而數、理科學知識綽綽有餘，現代人已經失去了學習中醫的大環境，所以一代比一代要難，改變這一難題必須重視現代與傳統的關係。社會的進步、科學的發展，使許多傳統的東西將被遺忘，改變這個現實絕非是個人行為能達到的，必須引起全社會的重視。

至於思維觀與中醫學相悖，現代人從小學開始接受的教育均以邏輯思維為主，特別是到了中學，數、理、化都是以還原論、邏輯思維的分析、歸納方法為主，而中醫屬象思維，運用天人合一整體觀，二者正好相反，一個向東，一個向西，因此現代人的知識面只適應學現代科學，學西醫遊刃有餘，學中醫則相差甚遠。要改變這種現實，就要從小抓起，山東省中醫藥大學在 20 世紀 80 年代曾辦過中醫少年班，30 年後這些孩子 80% 都成了名中醫，曾有人統計調查過三屆國醫大師中，平均開始學中醫的年齡

是 13 歲，可見早期培養思維觀的重要性。

現今社會科學技術突飛猛進，醫學領域雖然查驗設備已經進入智能化時代，但生命體的結構並非都可以應用高科技就可以解決，智能設備無論如何先進也無法替代人腦，因為生命體不僅僅是一個形體結構，還有一個看不見的精、氣、神部分。中醫是古老的傳統科學，與現代科學不可等閒視之，我們如何處理傳統與現代的關係，這就好比從原來的四合院搬進了 30 層高樓大廈，並沒有感到十分優越，甚至還在思念四合院的風貌。

現代不少非中醫學科的學生，到了 30 歲後才發現中醫是個寶貝，許多西醫改學中醫者也是在臨床中逐漸認識到中醫的有效性，年過半百的人愛好中醫者也很多，但此時他們記憶力減退，背誦中醫湯頭歌訣談何容易！不論是科班學生，還是西醫改學中醫及社會諸多愛好中醫者，都應當換個方法學中醫，可以少走彎路，但願筆者研究的中醫系統論治能助您一臂之力。

秩　新

參考書目

[1] 祝世訥.中醫系統論與系統工程學 [M].中國醫藥科技出版社：北京，2002.

[2] 薛振聲.十年一劍全息湯 [M].中國中醫藥出版社：北京，2004.

[3] 周建偉，張凡.全息診療學 [M].四川科學技術出版社：成都，2008.

[4] 方能齋，鄭福星.實用中西醫結合臨床指南 [M].天津科學技術出版社：天津，1991.

[5] 郭博信.中醫是無形的科學 [M].山西科學技術出版社：太原，2013.

[6] 陳欣.陳欣談癌症的中醫診治 [M].山西科學技術出版社：太原，2013.

[7] 陳沫金.克癌寶典 [M].山西科學技術出版社：太原，2014.

[8] 李可.李可老中醫急危重症疑難病經驗專輯 [M].山西科學技術出版社：太原，2002.

[9] 王烈.嬰童金方 [M].吉林科學技術出版社：長春，2002.

[10] 仝小林.重劑起沉痾 [M].人民衛生出版社：北京，2010.

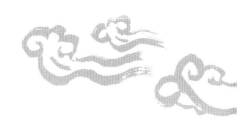

國家圖書館出版品預行編目資料

換個方法學中醫 / 陳勝威主編 ——初版，
——臺北市，大展出版社有限公司，2022 [民 111.08]
　　面；21公分—（中醫保健站；111）
　　ISBN　978-986-346-383-2（平裝）
　　1.CST：中醫
413　　　　　　　　　　　　　　　　　111008614

【版權所有・翻印必究】

換個方法學中醫

主　　編／陳勝威

責任編輯／翟昕

發 行 人／蔡森明

出 版 者／大展出版社有限公司

社　　址／臺北市北投區（石牌）致遠一路 2 段 12 巷 1 號

電　　話／（02）28236031，28236033，28233123

傳　　真／（02）28272069

郵政劃撥／01669551

網　　址／www.dah-jaan.com.tw

E-mail／service@dah-jann.com.tw

登 記 證／局版臺業字第 2171 號

承 印 者／傳興印刷有限公司

裝　　訂／佳昇興業有限公司

排 版 者／菩薩蠻數位文化有限公司

授 權 者／山西科學技術出版社

初版 1 刷／2022 年（民 111 年）8 月

定價／420元

●本書若有破損、缺頁請寄回本社更換●

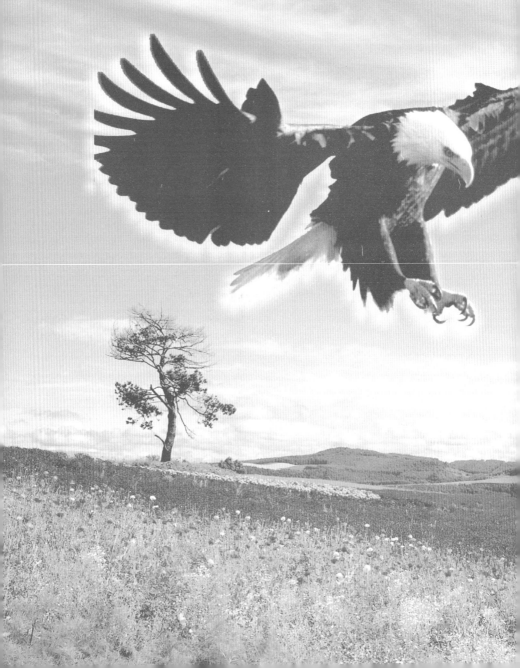

大展好書　好書大展
品嘗好書　冠群可期

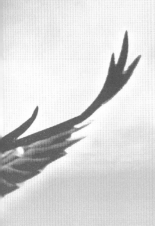

大展好書　好書大展
品嘗好書　冠群可期